国家卫生和计划生育委员会"十二五"规划教材
全国高等医药教材建设研究会"十二五"规划教材
全国高职高专学校教材

供口腔医学、口腔医学技术专业用

口腔医学美学

第 3 版

主　编　于海洋　胡荣党
副主编　张华坤　周　芳　唐　勇

编　者 （以姓氏笔画为序）

于海洋（四川大学）　　　　　　周　芳（西安医学院）

王　杭（四川大学）　　　　　　胡荣党（温州医科大学）

李俊颖（四川大学）　　　　　　徐　屹（四川大学）

吴树洪（重庆医科大学）　　　　唐　勇（安徽医学高等专科学校）

张华坤（黔东南民族职业技术学院）　彭书海（厦门医科高等专科学校）

张凌琳（四川大学）

编写秘书　李俊颖（四川大学）

人民卫生出版社

图书在版编目（CIP）数据

口腔医学美学 / 于海洋，胡荣党主编 . —3 版 . —北京：人民卫生出版社，2014

"十二五"全国高职高专口腔医学和口腔医学技术专业规划教材

ISBN 978-7-117-20006-6

Ⅰ . ①口… Ⅱ . ①于… ②胡… Ⅲ . ①口腔科学 – 医学美学 – 高等职业教育 – 教材 Ⅳ . ①R783

中国版本图书馆 CIP 数据核字（2014）第 278700 号

| 人卫社官网 | www.pmph.com | 出版物查询，在线购书 |
| 人卫医学网 | www.ipmph.com | 医学考试辅导，医学数据库服务，医学教育资源，大众健康资讯 |

口腔医学美学
第 3 版

主　　编：于海洋　胡荣党
出版发行：人民卫生出版社（中继线 010-59780011）
地　　址：北京市朝阳区潘家园南里 19 号
邮　　编：100021
E - mail：pmph @ pmph.com
购书热线：010-59787592　010-59787584　010-65264830
印　　刷：三河市宏达印刷有限公司（胜利）
经　　销：新华书店
开　　本：787×1092　1/16　印张：18
字　　数：438 千字
版　　次：2003 年 8 月第 1 版　　2015 年 1 月第 3 版
　　　　　2021 年 5 月第 3 版第 16 次印刷（总第 36 次印刷）
标准书号：ISBN 978-7-117-20006-6/R · 20007
定　　价：59.00 元
打击盗版举报电话：010-59787491　E-mail：WQ @ pmph.com
（凡属印装质量问题请与本社市场营销中心联系退换）

出版说明

全国高职高专口腔医学和口腔医学技术专业卫生部规划教材第一轮于2003年8月出版，第二轮教材于2009年5月出版，均为教育部、卫生部国家级规划教材。目前，第二轮教材使用已逾5年。按照《医药卫生中长期人才发展规划(2011—2020年)》《教育部关于"十二五"职业教育教材建设的若干意见》等文件精神，随着我国医药卫生事业和卫生职业教育事业的快速发展，高职高专医学生的培养目标、方法和内容有了新的变化，教材编写也需要不断改革、创新、健全课程体系、完善课程结构、优化教材门类，从而进一步提高教材的思想性、科学性、先进性、启发性、适用性。为此，在国家卫生和计划生育委员会领导下，在高等医药教材建设研究会指导下，人民卫生出版社经过全国范围的调研，组织200余位编委编写了第三轮全国高职高专口腔医学、口腔医学技术专业规划教材。

第三轮教材修订紧紧围绕高职高专口腔医学和口腔医学技术专业培养目标，突出专业特色，注重整体优化，以"三基"为基础强调技能培养，以"五性"为重点突出适用性，以岗位为导向、以就业为目标、以技能为核心、以服务为宗旨，力图充分体现职业教育特色，进一步打造我国高职高专口腔医学和口腔医学技术专业精品教材，推动专业教育的发展。本轮教材修订坚持传承与创新的统一，坚持教材立体化建设发展方向，突出实用性，力求体现高职高专教育特色。在坚持教育部职业教育"五个对接"基础上，教材编写进一步突出口腔医学和口腔医学技术专业教育和医学教育的"五个对接"：和人对接，体现以人为本；和社会对接；和临床过程对接，实现"早临床、多临床、反复临床"；和先进技术和手段对接；和行业准入对接。注重提高学生的职业素养和实际工作能力，使学生毕业后能独立、正确处理与专业相关的临床常见实际问题。

本轮修订的全国高职高专口腔医学、口腔医学技术专业规划教材共14种，其中新增《口腔设备学》，同时将《口腔工艺技术概论》修改为《口腔工艺管理》。

主编和编者为来自全国26个省市自治区的高职高专口腔医学、口腔医学技术专业教学一线的专家学者。在全国高等医药教材建设研究会和全国高职高专口腔医学和口腔医学技术专业教育教材建设评审委员会的组织和指导下，对第三轮教材内容反复修改，对体例形式也进行了统一规范。针对口腔医学、口腔医学技术两个专业不同的学习要求，多本教材在各章章首分别列出两个专业的学习目标，并设置了小结、思考题等模块，同时鼓励各教材结合自身内容特点在正文中以插入文本框的形式增设一定篇幅的拓展内容，如"知识拓展"、"课堂互动"、"案例分析"等，以便于教师开展形式多样的教学活动，拓宽学生视野，提升教学效果。此外，根据学科特点及教学需要，本套教材中《口腔解剖生理学》、《口腔组织病理学》、

《口腔修复学》、《口腔医学美学》改为全彩印刷,以便教学与理解。

本轮教材还配套有网络增值服务内容,经过编委们的讨论与制作,围绕纸质教材,将大量难以在纸质教材中表现出来的内容,以视频、动画、彩色图片的形式展现,在人卫医学网教育频道(edu. ipmph. com)平台上形成便捷的在线数字化资源教学包,为教师提供教学素材支撑,为学生提供学习资源服务,以利于帮助学生有效掌握课本知识,熟练操作技能,增强学习效果,适应各级各类考试。

教 材 目 录

序号	教材名称	版次	主编	主审
1	口腔工艺管理(含网络增值)	1	吕广辉　岳　莉	
2	口腔解剖生理学(含网络增值)*	3	马　莉　原双斌	
3	口腔组织病理学(含网络增值)	3	宋晓陵　杨丽芳	
4	口腔内科学(含网络增值)	3	顾长明　杨家瑞	
5	口腔颌面外科学(含网络增值)	3	胡砚平　万前程	
6	口腔预防医学(含网络增值)*	3	李　月　吕俊峰	
7	口腔修复学(含网络增值)*	3	姚江武　麻健丰	
8	口腔正畸学(含网络增值)	3	左艳萍　杜礼安	
9	口腔材料学(含网络增值)	3	王　荃　马惠萍	赵信义
10	口腔医学美学(含网络增值)	3	于海洋　胡荣党	
11	口腔固定修复工艺技术(含网络增值)*	3	李长义　李水根	
12	可摘局部义齿修复工艺技术(含网络增值)*	3	林雪峰　潘　灏	
13	全口义齿工艺技术(含网络增值)*	3	王跃进　景先明	
14	口腔设备学(含网络增值)	1	李新春	

注:* 为教育部"十二五"职业教育国家规划立项教材

第二届全国高职高专口腔医学和口腔医学技术专业
教材评审委员会名单

主任委员：

马　莉　唐山职业技术学院

副主任委员：

姚江武　厦门医学高等专科学校

杨家瑞　广州医科大学

委员（以姓氏笔画为序）：

丁存善　泰州职业技术学院　　　李新春　开封大学

于海洋　四川大学　　　　　　　宋晓陵　南京医科大学

王　荃　昆明医科大学　　　　　陈凤贞　上海医学高等专科学校

王跃进　佛山科学技术学院　　　林雪峰　中山大学

左艳萍　河北医科大学　　　　　赵信义　第四军医大学

吕广辉　赤峰学院　　　　　　　胡荣党　温州医科大学

吕俊峰　苏州医学高等专科学校　胡砚平　厦门医学高等专科学校

纪　晴　厦门医学高等专科学校　原双斌　山西齿科医院

李　月　深圳职业技术学院　　　顾长明　唐山职业技术学院

李长义　天津医科大学

秘书长：

刘红霞　人民卫生出版社

秘书：

蒋　菁　唐山职业技术学院

王　璐　人民卫生出版社

网络增值服务编者名单

主　编　于海洋　胡荣党

副主编　张华坤　周　芳　唐　勇

编　者（以姓氏笔画为序）

于海洋（四川大学）

王　杭（四川大学）

李俊颖（四川大学）

吴树洪（重庆医科大学）

张华坤（黔东南民族职业技术学院）

张凌琳（四川大学）

周　芳（西安医学院）

胡荣党（温州医科大学）

徐　屹（四川大学）

唐　勇（安徽医学高等专科学校）

彭书海（厦门医科高等专科学校）

前　言

随着人民生活水平的提高,人们对口腔健康的追求,不再局限于没有"痛苦和缺损"的功能和简单的美学需求,不少患者对容貌美、个性美等提出了更高的目标。因此,对口腔医学美学的研究和学习,也得到了更多口腔医师、技师的关注。口腔医学美学理论和技术涵盖了口腔修复学、牙体牙髓病学、颌面外科学、牙周病学、修复工艺等各口腔医学主要的分支,同时又有着其特点。

从学科史上看,口腔医学美学是口腔医学中的新兴学科。它与其他的口腔医学学科不同,在研究人体口腔的生理、病理以及治疗方式外,更以研究口腔颌面部的美学规律、探究美学治疗方法为主。学习口腔医学美学,也让我们从一个新的角度,梳理口腔医学的新发展脉络。

本次再版,是根据厦门主编人会议精神,广泛征集了各院校相关一线专家和教师的意见和建议,并结合近年来国际口腔美学治疗趋势进行的。与时俱进,在书的框架方面进行了较大的改动。本版口腔医学美学的章节可以划分为理论基础和临床实践两个部分。第一章、二章,从理论基础的角度,介绍口腔医学美学的概念、基础知识;第三章至第十章,则分别介绍口腔医学美学在口腔修复、口腔技术、牙周、牙体牙髓、正畸、颌面外科以及口腔保健的实际运用。形与色是美学的基础,对研究口腔的美学而言,能记录影像的口腔摄影是最好的工具。因此,在这一版中,还特别加入了口腔医生和技师必知必会的口腔摄影的内容。

在教材的形式上,为了让学习过程更直观明白,此版教材增加了大量的四色套印插图,让本教材具备了"形式美";在内容上,为了增加对临床实践的启发和指导性,加入了大量的口腔亚学科的临床实践内容,并从美学要点入手,对临床内容进行了梳理;针对口腔医学技术的学生,增加了美学修复工艺技术部分的内容,同时也让口腔医学学生能了解修复工艺相关的美学知识。

口腔医学美学是一个新兴的口腔学科,也是正在蓬勃发展的学科。随着社会经济的发展,人们的口腔美学需求不断增加,口腔医生也会需要越来越多的口腔医学美学知识。相信这本书一定能够为我国的口腔美学高等教育事业的发展作出应有的贡献。

衷心感谢第 1 版、第 2 版的全体同道和本版编委们对《口腔医学美学》认真工作和无私付出!谢谢本书秘书李俊颖所做出的大量组织协调、文件汇总、编辑等工作。

为了进一步提高本书的质量,以供再版时修改,因而诚恳地希望各位读者、专家提出宝贵意见。

于海洋

2014 年 3 月于华西坝

目 录

第一章　口腔医学美学概论

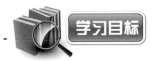

学习目标

口腔医学专业：

1. 掌握：美的概念与美的形式；形式美的概念和基本规律；口腔医学美学的学科内容。

2. 熟悉：口腔医学美学的学科内容。美的基本范畴；医学人体美的特点；美容医学基础知识。

3. 了解：美学发展历史；人体黄金分割知识及其临床应用；口腔医学美学的发展历史；口腔医学技术专业；口腔医学美学的发展历史。

口腔医学技术专业：

1. 掌握：口腔医学美学研究内容；形式美的概念和基本规律。

2. 熟悉：医学人体美的特点；美容医学基础知识；口腔医学美学研究内容。

3. 了解：美学发展历史；人体美的特点。

第一节　美学基础

美学是研究美的本质、美感产生的原理和规律及其在审美实践活动中的应用的一门学科。美学既是哲学的一个分支，也和心理学密切相关。18 世纪，德国著名哲学家鲍姆嘉通在《诗的哲学沉思》中首先提出了美的概念，并在之后的研究中对美学的研究对象和对审美活动的评价都作出了系统、深入的探讨。1750 年，鲍姆嘉通的专著《美学》第一卷的出版标志了美学作为一门独立的学科正式形成，而鲍姆嘉通则被国际社会公认为"美学之父"。

一、美的基本概念

"爱美之心,人皆有之。"

美是普遍存在于所有人类的本能追求。无论种族、性别、年龄，也无论古代或是现代，只要有人类存在的地方就存在着对美的追求和各种形式的审美活动。美的含义十分广泛，从

1

自然界中的动物植物、山川河流到人类社会活动中产生的各种文化艺术、精神情感等都有美的存在。从不同的出发点以不同角度观察,运用不同的思维方法分析,美可有多种不同的解释和定义。

知识拓展

美的发展历史

古汉语中的象形文字"美"是由头戴配饰的人的形象表示,在古代人们用羽毛或者兽骨、牛羊角等材料制作成头饰进行人体装饰。另一种说法是"美"由"羊"和"大"、"羊"和"人"组合而成,以畜牧业为主的原始社会中,羊代表的是美味的食物和御寒的衣服,这些都是原始社会时期人类对美的追求的一种简单体现(图1-1)。

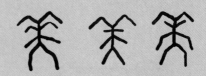

图1-1 象形文字"美"的几种变化形式

鲍姆嘉通第一次引入美学概念时,用意为"对感官的感受"的希腊文 aesthetica 来表示美学,强调了美是一种感受,是人类对感性认识的完善,更加深入地阐明了美的本质。19世纪,随着心理学的发展和完善,人们开始用心理学的观点和方法来解释和研究美的本质,把审美经验和审美心理作为美学研究的中心。按人的不同心理需求层次,美也可以分成几个层次:满足基本生理需求的美,如美食、美酒、温暖宜人的自然气候等,可以让人产生生理快感,进而在生理快感的基础上产生了美感;满足社会和情感需求的美,如受人尊敬、被人理解、相互关爱等都可以让人产生各种美的情感体验;满足人对真理的追求,对自我的实现,即是理性的美,如在音乐、绘画、文学创作等艺术活动中,艺术家通过对现实生活的洞察,逐渐发现并掌握了美的规律并应用于其作品中,从而创作出一件件经典的、传世的艺术作品。

（一）美的范畴

审美主体:审美实践中形成的具有一定审美能力的人。审美客体:即审美对象,是能使主体产生欣赏愉悦的客体。美即是审美主体与审美客体的统一。审美客体对审美主体产生的心理影响丰富而多样,按审美主体感受到的心理体验种类来分,美大致可以归纳为以下几个范畴:

1. 崇高的美 是一种由主体的形象、特质、内涵或精神等给予客体激励、庞大、赞叹、敬佩等强烈的美的体验。崇高可以是自然美,自然界的崇高美体现在人与自然互动过程体验到的震撼、惊叹、叹为观止的自然景观:如宏伟高大的珠穆朗玛峰,奔腾不息的黄河壶口瀑布,电闪雷鸣、风雨交加的自然气候等。崇高也可以是社会美,体现在社会活动出现的让人赞叹、感动、敬佩、佩服、叹服等值得学习的各种精神:如在逆境中与困难作斗争、在挫折中从不屈服的顽强拼搏精神;不畏强权与邪恶,不怕引诱与蛊惑,敢于在面对所有邪恶、丑陋、卑鄙等丑的事物时挺身而出的英雄主义精神;为了他人利益、集体利益、国家利益等原因无私奉献自己的时间、精力甚至生命的奉献主义精神。崇高更可以是艺术的美,艺术手段可以将自然界中的崇高美和社会中的崇高美加以抽象、加工、整理,得到更加纯粹、更加震撼人心的美。

2. 优美 是审美对象和审美主体间的一种和谐关系。在审美活动中,被认为优美的审美客体在外观属性或内在属性上常表现为缓和、柔美、精致、细腻等特性。审美主体感受到的心理感觉主要为轻松、惬意、欢欣、舒适等相对较平静的情绪体验。如诗人描述的"小荷才露尖尖角,早有蜻蜓立上头"(图1-2)所表达的意境:荷塘里,连片的碧绿荷叶中点缀着朵朵莲花,荷叶间的蜻蜓自由地随意飞舞,让人联想起初夏的清新;又如芭蕾舞剧演员,以曼妙的身姿作出各种优雅的屈伸、旋转等舞蹈动作,以柔美的肢体动作来表述一个美丽的传说故事等等(图1-3)。优美的事物对人通常具有平静、松弛、舒缓的心理作用,如优美的轻音乐和淡雅的清香都可以让人更快地入睡。

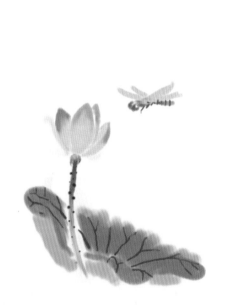

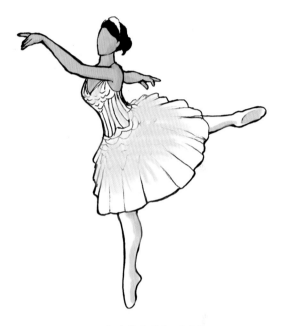

图1-2　诗人所表达的优美意境　　　　　图1-3　优雅的芭蕾舞蹈动作

3. 悲剧　是一种内容美。悲剧作为一种美的形式广泛存在于人们的日常生活和现实社会中。悲剧区别于日常生活中的不幸和惨剧,如各种意外事故、家庭破裂、疾患贫困、自然灾害等都不属于美学上的悲剧范畴。只有当这些不幸的事情发生时,其所涉及的人或事中出现了让人触动、感动、共鸣或震撼等具有认同属性的情感因素时,才具有美学意义上的审美价值。如解放军战士在抢险救灾中为了拯救人民群众的生命财产安全而牺牲了自己的生命;又如贫困地区的父母为了让孩子能接受教育而省吃俭用、辛勤劳作等行为或现象。悲剧的美给人的心理体验类似于崇高的美,它让人振作、激励、奋发、无畏,是一种较强烈的心理感受。艺术家将现实生活中的悲剧提炼、升华,创作出了无数让人感动的戏剧、小说、电影、电视等文化作品。

4. 喜剧　令人发笑的美。喜剧的形式包括滑稽与幽默。滑稽是通过简单的动作或表情让人直接发笑,适合男女老幼各种人群;幽默则是通过一定的语言或肢体语言表现出一段完整的让人发笑的情节内容,有一定的文化性,不同文化背景的人群对幽默的理解不尽相同。喜剧最典型、最直接的普遍效果就是让人发笑而产生单纯的快乐体验。从生活中提炼的喜剧艺术有两种主要的表现形式:讽刺嘲笑和自嗔自嘲,人们或通过对生活中的丑、恶进行挖苦、嘲讽来表达批判和鄙夷的情绪,或通过对自身缺点的自嘲、自省来表达自身对勇敢、

3

智慧、力量等美的素质的追求向往。

（二）美的形式

美无处不在、包罗万象，它广泛存在于自然环境、人类社会和思想意识中。按美涉及的领域可将美分为以下几种基本形式：

1. 自然美　自然美是指各种自然事物呈现出来的美。自然美侧重形式，是事物的各种自然属性的组合形式。自然属性是指颜色、形体、线条、声音、气味、温度、质感等人的审美感官可以感知的属性。自然美可以是大的自然环境，如身处辽阔的草原、一望无际的平原、整齐的草地和清新的空气都使人感到心旷神怡。自然美也可以是微小的生物体，如漂亮的蝴蝶、盛开的花朵都让人觉得美丽动人。从审美意义上说，自然美并不是一成不变的，因为作为审美主体的人，各有不同的成长经历和社会、文化背景，其审美经验必然会受到其所处社会的文化观念影响。同一自然事物在不同历史时代、不同种族国家，乃至不同性别年龄的人的眼中，呈现出的美都是不一样的。

2. 社会美　相对于自然美的看得见摸得着，社会美是一种纯粹的内容美，其本质是以感性形式表现出来的善。人类在长期的社会实践中，为了满足自身的人际交往需求和各种情感需求，慢慢积淀出了种种或善良的、或可贵的、或高尚的行为美，这些美的行为在社会活动中进而又让行为双方都感受到诸如互助互爱、相互关心、受人尊崇等精神上的愉悦体验，美的行为得到美的结果。评价社会美的标准，不是光看它是否使某个人或某些人感觉愉悦，而是要看是否符合大多数人的需要、目的和利益，是否有利整个社会向好的、进步的方向发展。

自然美和社会美都属于现实的美，它们在现实生活中普遍存在，互相交织，共同构成了我们多彩多姿的生活环境。

3. 艺术美　指将现实生活中的美按照一定的审美观点、审美思想进行总结、概括、去伪存真、取其精髓，提炼出美的规律，然后将美的规律集中、充分地应用到各种艺术作品和艺术创作中，使之能更精确、充分地表达美的本质。艺术美来源于现实中的自然美和社会美，但却高于自然美、社会美，经过艺术家创作、提炼后的艺术美更加强烈、鲜明、纯粹、理想化。艺术美在给人以美的享受的同时，还能提高人们的审美能力，推动社会进步发展。从宏观上说，揭示美的规律并运用美的规律进行创作是艺术美的本质（图1-4）。

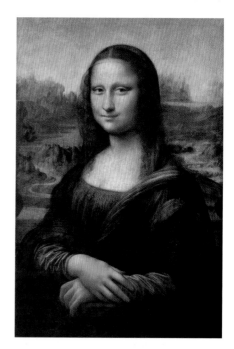

图1-4　艺术的美

4. 科技美　包括科学美和技术美。

科学美表现在人类对宇宙万物的运行规律、社会发展的演变规律等自然的或社会的真理的追求过程中，运用的科学研究方法、思维形式、各种科学研究活动，及其产生的结论和理论体系。人对真理的追求本身就是出于爱美的天性，求真和求美的共同点是将事物有序化、简洁化、规律化。而求真的过程中出现了人类的各种知识学科：数学、物理、哲学、化学等等乃至美学本身，都是人类在求真的道路上探索出来的各种研究方法和思维形式。最后，各学科的研究结果也是一种美。著名物理学家爱因斯坦认为,一个正确的物理定律必须是简约的、美的,正如他的质能方程"$E=mc^2$"。这即是一种理性的美,充分显示了人类最崇高的理性和智慧的一种高层次的美。

技术美表现在人们对各种已发现的科学规律进行实际应用,通过发明、创造等形式对客体进行加工从而得到的能够改善人类生存环境、改善人们生活体验的各种先进技术。如果把科学家们比做一双能洞察万物之美的眼睛,那发明家们则是能将这些美挥洒于画卷之上的艺术之手。在最近的一个世纪里,人类在自然科学上取得的飞速发展为人类带来了无数有价值的科技产品:从抗生素到电灯电视,从基因技术到宇宙飞船,从器官移植到口腔种植修复等等,这些技术的应用极大地改善了人类的生存体验和生活质量。两千年前人类的平均寿命只有 20 岁,18 世纪增长到 30 岁,到 1985 年世界人口平均寿命骤增至 62 岁,这正是技术美的最直接体现。

(三) 形式美

形式美是指构成事物的外在自然属性及其组合规律呈现出来的审美特征。自然属性是指色彩、质感、形状、声音等审美主体可以感知的感性因素,这些感性因素的组合规律即是形式美的法则、规律。

1. 构成形式美的感性因素

(1) 色彩:色彩是不同波长的光波辐射在人眼中所产生的不同主观感觉。人眼能看见的光波波长介于 390~770nm 之间,从较长光波到较短光波给人的感觉依次是红、橙、黄、绿、青、蓝、紫七种基本颜色。其中"红、黄、蓝"为三种基本色,称为三原色,三原色按不同比例调和可以产生人肉眼可分辨的所有颜色。红、橙等颜色又称暖色系,青、蓝等则是冷色系。

特定的色彩可以给人以特定的审美感受。总体上暖色系可以调动、激发人的情绪,而冷色系则给人以平息、抑制作用。红色:暖色系的代表颜色,给人以两种典型的情感体验,一是热烈、兴奋,如中国传统节日庆典、婚嫁喜事等都以红色进行装点、打扮。二是警告、危险,自然界中很多红色生物都具有进攻性或是毒性,所以人类的天性中也带有对红色的警觉,人们利用这种警告作用设计了很多日常工具如交通红绿灯、火警警示标牌、各种禁止标志等;黄色:明亮度较高的颜色,给人以明快、活泼的感觉;绿色:代表着生命,让人感觉生机勃勃、生气盎然;蓝色:冷色系的代表,让人感觉幽静、安宁、忧郁;白色让人感觉明晰、洁净,属于一种中性的颜色,对情绪影响较小,可以避免疲劳,因此广泛应用于医院的室内墙壁、家具装修、医护人员的工作服等;黑色则代表着庄重等。需要提出的是某些特定的颜色对于处在不同文化长期影响下的人会产生不同的影响,如白色在西方国家代表着纯洁而在我国则包含了不吉祥的含义;我国封建社会时期象征高贵和皇权的黄色在基督教地区则象征出卖耶稣的犹大。

(2) 形体:形体是事物存在的外在空间形式,是视觉审美的一项重要感性因素。

1) 点:是形体的基本元素,在一维上延伸成线,二维上扩展成面,三维上形成体,从而形成各种不同的形体审美元素。

2) 线:是点的运动轨迹,不同形状的线条给人以不同的审美感受,是主要的形体感性因素。圆润的曲线给人以舒适、柔和、优美、丰满等感觉;锋利的锐角和折线给人以不安、危险、方向指示性等感觉;直角、直线给人以稳定、刚毅、力量感。如人体的轮廓曲线,男性和女性因身体结构、皮下脂肪厚度等区别导致男性身体轮廓线偏向直角、直线,给人以阳刚、力量、稳重的感觉(图 1-5),而女性轮廓则相对偏圆润、曲线,给人以柔和、优美之感(图 1-6)。

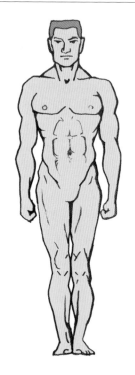
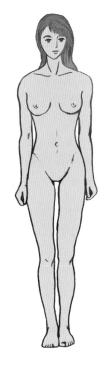

图 1-5　男性轮廓趋向直线　　　图 1-6　女性轮廓趋向曲线

3）面：主要用来表现物体的形状。面的基本形式有方形、圆形和三角形。方形给人以安全、可靠、稳重、严谨的感觉，大多数建筑物基本结构都是以方形为主；圆形给人柔和、充实、运动、美的感觉，很多绘画、雕塑、舞蹈等艺术作品中都大量运用了圆形；三角形给人以多样的感觉：正三角代表稳定、持久、端庄，倒三角则让人感到不安、危险、倾覆感，其他方向的三角形则带有方向指示性等。

4）体：是点、线、面的有机结合。现实生活中大部分物体都是立体形态，但在视觉效果上，体给人的审美体验通常和线、面相同，不同的是观察者变换角度后通常可以在一个立体形态上观测得到各种不同的轮廓线和投影面，所以体给人的感觉比线和面更复杂、更多样、更强烈。

（3）声音：是听觉审美的感性因素。声音是发声体的振动通过周围介质向外界扩散形成的一种能量波，即声波。声波有三个要素：频率、振幅和波形，人耳能辨别的声波频率范围是20~20 000Hz，低于此区间的称为次声波，高于此区间则称之为超声波。如人的声音高低即为频率，取决于声带的长短、质地及声带紧张度，女性与儿童较高，男性较低。而振幅即是声音的大小，音量越大、振幅越大。波形则是声音的音色，人声的音色取决于额窦、上颌窦、胸腔等人体的共鸣腔形态，乐器的音色则取决于发声体的质地及乐器共鸣腔形态。音乐是形式美的重要元素，是各种声音按一定的节奏、变化规律组合在一起产生的让人产生不同情感体验的一种形式美。高音给人的感觉是高亢激昂，低音给人以稳重、柔和之感，强音让人振奋，轻音让人平静，快节奏让人激动、兴奋，慢节奏让人安宁、舒适。

2. 形式美规律　相对于内容美，形式美给人的感觉更普遍、更直接、更具体，因此形式美的理论更明确、严谨和系统。人类在长期的审美活动中，对形式美的感性因素组合规律进行了经验总结，形成了以下形式美的基本规律。

（1）单纯与齐一：又称整齐律，是最简单的形式美规律。单纯指形式美的各构成因素间无明显的差异和对立。如颜色相近、大小长短相同、形状类似等，能给人有序、明净、舒适的感觉。齐一又称反复，指同一种形式重复出现，让人感觉整齐、规律。如"齿如编贝""齿如贝齐"等成语体现了古人对牙齿的整齐、美观的一种认识。（图1-7）

（2）对称与均衡：对称指物体或图形在某种变换条件下，其某些部分有规律重复的现象，亦即在一定变换条件下的不变现象。根据变换条件不同又分辐射对称与左右对称（图1-8）。人体的表面解剖结构大多为左右对称，如双眼、眉、双耳、口角、两侧同名牙的对称。对称给人以端庄稳重、威严和谐的审美感受。均衡则是一种动态的对称，指两个或两个以上的形体以一个轴心为中心排列，各形体元素自身的变化、受力或以轴心为参照的运动趋势、空间距离大体相近。

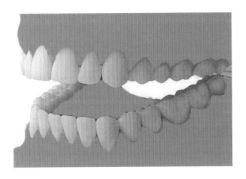
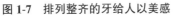
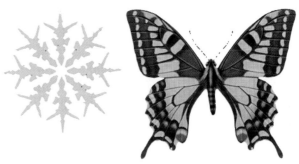

图1-7　排列整齐的牙给人以美感　　　　图1-8　雪花是辐射对称，蝴蝶是左右对称

　　对称和均衡隐含着单纯与齐一的规律，两者都是一种趋向于有序的状态。一方面，人作为一种高度有序的有机生命体，对有序状态有着天然的亲和感，因此有序是形式美的根本规律，所有的形式美都要建立在此基础上。另一方面，人无论从生理感官还是心理体验上，重复的感受完全相同的事物会产生审美疲劳，因此在有序的基础上必须发生变化才能产生美。

　　（3）调和与对比：调和是若干个差异性的元素以相近的形式互相组合、融合，从而趋向于统一、一致，在变化中保持一致的过程。如颜色中的黄色与白色，颜色不同但明度相近；再如红色与粉色、蓝色与绿色、紫色与红色等都是既有区别又有相通，使人感到融洽而不矛盾、和谐而统一。对比是若干个差异性的元素以相区别的形式组合在一起，形成强烈的反差，使人感到强烈、醒目、鲜明。如"唇红齿白""目如点漆"等都是强烈对比产生的美。

　　（4）比例与匀称：比例是指事物整体和局部，或事物自身各部分之间的度量关系。匀称是符合审美规律，能引发美感的恰到好处、协调适中的比例关系。最有名比例——"黄金分割比"是日常生活中最常见的能引发美感的比例。而在人体美学中，人的容貌、躯干、身高、臂长等更是存在着多种的多样的比例关系（图1-9）。

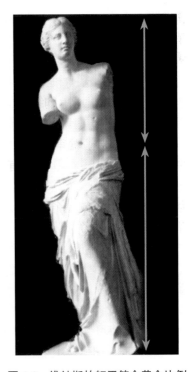

图1-9　维纳斯的躯干符合黄金比例

（5）节奏与韵律：节奏是指某一元素在相同的时间间隔内重复出现的形式。节奏广泛存在于自然界和生物体，如日夜交替、季节变更、心脏搏动、行走动作等。节奏能引起听觉、视觉、触觉单纯的快感，还能增强艺术作品的感染力。韵律则是在节奏的基础上赋予一定的变化而形成的各种感性因素，能使人接受到不同的情感体验，给人以丰富的精神享受。

（6）多样与统一：形式美的最高形式，又称和谐。是指在形式上存在差异的个体在相互组合、形成一个整体形式时，其各种个性差异间相互协调、作用，共同产生新的整体美。多样与统一是形式美的高级规律，是对整齐律、对称、对比、比例、韵律等形式美基本规律的高度概括。日常生活中的形式美通常不是由单一的形式美规律所组成，绝大部分是各种基本形式美的组合。如人的牙列，一副能称之为美的牙齿必须满足以下形式美规律：①整齐：包括牙的排列整齐和牙的大小、解剖形态相互接近；②对称：左右同名牙形态、颜色、牙长轴方向等相同；③对比：唇红部的颜色、牙龈色与牙齿颜色、肤色形成健康的对比；④比例：上颌中切牙符合黄金矩形，各牙唇面大小须在一定比例范围内；⑤节奏：如从唇颊面观，上颌中切牙大于侧切牙，上颌尖牙大于第一前磨牙大于第二前磨牙，上颌第一磨牙大于第二磨牙大于第三磨牙。在修复治疗时，如果破坏天然牙的这种固有节奏韵律，就破坏了牙列的整体美感。以上的审美元素共同构成了牙列形式美的多样与统一规律（图1-10）。

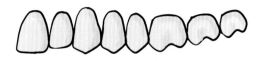

图1-10 牙列的美由多种形式美法则共同构成

形式美是美的固有规律与人类审美思维相结合的产物，它既具有美的固有规律所体现的独立性，也具有人类审美思维所带来的相对性。如直线给人刚劲有力之感、曲线使人感觉柔美流畅，红色使人兴奋、蓝色使人抑制等，都是形式美独立性的体现；但同样的一副面孔容貌分别给东方人和西方人评判，或者分别给古代人和现代人评判，得到的审美评价显然会大相径庭，这就是人们审美思维方式不同产生的相对性。

二、美感与审美

（一）美感

美感是指审美主体接受审美客体刺激所引起的感受、体验、认识、评价和理解等一系列心理活动。美感通常是人在审美活动中与审美客体相互作用时产生的一种独特的瞬时心理体验，这种体验可以是由生理刺激引起的，但获得的满足是一种精神上的快乐与愉悦，超越了动物性的生理快感。例如食物的烹饪制作，不仅仅是需要满足人对各种营养的需求，更要在色、香、味、造型设计、食物搭配等要素上做更高的追求，而根据不同的时令、节日和民族传统更产生了各色各样、五花八门的特色美食，人们在享用这些美食、满足基本生理需求的同时，也在享受着各种美食文化给我们带来的心理、精神上的愉悦。

1. 美感的生理特性　美感的产生首先必须是人通过生理感知器官来感受审美客体的刺激。

人的触觉器官皮肤，在接受适度的触摸、按压时，在生理上会产生一定的快感，在拥抱、握手、亲吻等动作时触觉将这些生理刺激传递给大脑还产生更高层次的心理美感。

人的听觉在生理上能接收到频率在20~20 000Hz之间的声波，而能让人感觉舒适的声波频率范围是32~4096Hz，另外声波压力高于125dB时人会有明显不适。音乐的频率和声波压力在此适度范围内可以使人产生各种生理、心理变化,如快节奏、高亢的音乐可使人呼吸加快、心跳增速;平缓、柔和的慢节奏乐曲可以有使人心绪宁静、催眠等功效;有些音乐可以使人释放心理压力,缓解紧张情绪,甚至对某些疾病有治疗作用。

人的视觉是主要的审美途径。对物体颜色、形体等审美信息的感知都是通过视觉来捕获的。各种不同的颜色和形体能引起人的一系列生理心理反应,正如马克思所说:"色彩美是最普及的美。"

2. 美感的心理特征　美感虽然是由生理感官刺激引起的,但它不等同于感官刺激满足后的生理快感,美感是属于人类的一种高级情感活动,是人类众多心理因素综合的结果。

(1) 直觉性:是美感心理活动的重要特征。即审美主体对审美客体的美的评价和判断是直接作出的,无需根据理性经验作逻辑推理而直接获得的审美结果。

(2) 愉悦性:美感是一种愉悦性的心理体验。这里的愉悦性不单纯指高兴、快乐,而是包括了审美活动中主体感受到的所有崇高的、优美的、悲剧的或是喜剧的等等不同范畴的特殊心理体验。

(3) 超越性:美感是超越性的心理活动。人在审美活动中是单纯的感受和欣赏,超越了基本的趋利避害心理,超越了功利主义心理,也超越了基本生理需求等等。诸如各种高空速降跳伞、徒手攀岩等极限体育运动,也许从利害角度来说是高风险运动,容易受伤甚至可能导致死亡,从功利角度看也没有明显的经济价值,从生理需求层面看只会使人感觉疲劳、恐惧、超体力负荷,但极限运动爱好者们正是在从事这些体育运动的过程中得到了美的体验。

(4) 差异性:美感具有差异性。主要包括时代性的差异、区域性的差异和个体性差异。如古代以胖为美、有些少数民族以纹面为美、现代社会人的穿着打扮千差万别等都反映了美感作为一种心理活动,必然具备不同历史时代、文化差异以及个体的心理学差异特征。

(二) 审美

1. 审美的概念　审美是人们在长期社会实践过程中对美的欣赏、认识、理解与创造的过程。

审美行为的承担者称之为审美主体。而被审的对象称之为审美客体。审美活动必须由审美主体、审美客体和审美实践构成,称之为审美关系。

2. 审美主体的特征　人作为健全审美主体通常需要具备以下基本条件:

(1) 健全的审美感官和正常的生理功能:审美主体必须能正常地接受各种审美信息,如视觉、色觉、触觉、听觉等生理功能正常。

(2) 健康的心理和丰富的情感:审美主体的心理状态和个人情感不能和普遍人群相差太多。

(3) 一定的文化素养和理性思维能力:如让没有文言文基础的人去评价《诗经》的美学价值将毫无意义。

3. 医学审美主体的特征　在医学审美活动中,医护人员作为医学审美主体除了需要具备一般审美主体必须具备的基本条件外,还需要熟悉医学审美所具有的特殊性。

(1) 医学审美主体是多元化的,医护人员、患者及患者家属都是审美主体,医学审美活动是在医患双方共同参与的情况下完成审美判断和评价。

(2) 医学审美主体的医患双方在审美活动中都具有利害性,医疗活动过程可能会对患者的美观产生直接影响,同时也对医护工作者产生经济利益和社会需求等方面的影响,从而导致医患双方都不可能以完全旁观的超然姿态来进行审美活动,这是与普通概念上的审美的非利害性特征不同的地方。

(3) 医学审美主体间的审美知识非对等性。医护人员熟悉专业知识、具备临床经验,对医学审美的把握趋向合理,而患者的审美能力相对较弱、利害关系更强,期望值也较高。医学审美主体之间的这种非对等性容易引起医患纠纷,需要在医疗活动中通过充分交流来缩小这种非对等性。

4. 审美客体的特征　客观事物作为审美客体必须具备三方面的内在因素。

(1) 形象性:审美客体必须具备一定的感性形象。它可以是颜色、形体、声音、气味、质地等自然属性,也可以是行为、思想、性格、精神等社会属性,是可以被人感知的、引起审美主体产生审美活动的现实存在。

(2) 感染性:审美客体要使审美主体产生美的体验,不仅需要具备具体的感性形象,还需要具有一定的感染力,才能引起审美主体的感知、想象、理解等一系列心理活动,使审美主体在生理、心理上获得满足与享受。

(3) 多样性:人作为审美主体进行审美活动时,必然会受到人的生理和心理特点影响。单一的、重复的生理刺激会使人产生生理疲劳,如长时间观察某一简单物体,人的视觉感官能力会下降甚至消失(图1-11);单一的、枯燥的感性因素也会让人产生审美疲劳,如人们长时间生活在一个单调的环境中会感到压抑、乏味,就会用体育运动、旅游等方式进行调节。审美客体必须具备多种多样的感性因素才能充分调动审美主体的感官和心理活动,产生丰富多彩的审美体验。

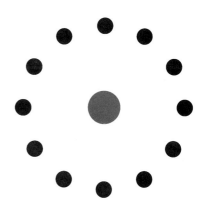

图1-11　盯住图像中间的红点一段时间后,黑点逐渐消失

(唐　勇)

第二节　医学美学

美学在现代医学最初应用于整形外科,两次世界大战带来的大量的战争创伤导致的畸形与伤残,给医学提出了整形、修复的要求。二战后,随着社会稳定、经济技术飞速发展和人民生活水平的日益提高,人们对自身美的要求和通过医疗手段改善容貌、体态的需求与日俱增。同时,随着医疗技术水平的不断提高和医学实践经验的长期积累,美容医学整形外科逐渐从传统的外科分离出来,形成一门独立的学科。1975年,法国成立了国际美容医学联盟。1988年,由邱琳枝、彭庆星主编的《医学美学》正式出版,标志着我国医学美学学科的正式形成。

医学美学有着众多分支学科,如美容外科、口腔医学美学与美容牙科学、美容皮肤科、美容中医学等。其研究对象为人体的形态美规律,以及塑造、修饰人体形态美的医学技术理论。

一、人体的美

人体是人类社会生活中最广泛、最重要的审美对象,对人体的审美是人类对自身的认识的体现,人体美是医学美学研究的核心内容。

狭义的人体美是指人的身材比例、五官容貌的形态美。广义的人体美不但包括人体的外在形态美,还包括了气质风度、言谈举止、思想性格等内在美。

（一）人体美的要素

1. 人体的比例　比例与匀称是形式美规律中的一项重要基本规律。人体的形式美,主要表现在人体各解剖结构之间及其与人体整体之间的比例关系。人体的比例是指人的整体与局部、局部与局部之间的数学度量关系,它形成了人体整体结构的基础,和谐、标准的人体比例体现了人体的遗传、生长、营养及生理功能的健康程度。

人类对人体美的认识历经了漫长的探索过程。古埃及人就已经开始了对人体标准比例的研究,古希腊和古罗马的雕塑家们在其雕塑作品中对人体比例做出了更为精确的表达,此后因为文化、宗教等因素对于人体美的研究出现停滞,一直到意大利文艺复兴之后,艺术家们又开始重新将人体美作为形式美研究的核心内容,建立了系统的、准确的人体美学理论。

知识拓展

黄金比例

　　毕达哥拉斯,古希腊数学家,在几何图形研究中首先发现了"黄金比例"概念的数学内涵,即为 $(\sqrt{5}-1):2$,其数值近似等于 0.618（图1-12）。这个数值随后被发现在人体的比例中广泛体现,并在绘画、雕塑、建筑、工程设计等多方面产生了深远的影响。

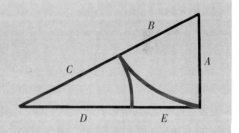

图1-12　几何中的黄金比例
（A=(D+E)/2,B=A,D=C,则 E:D=0.618）

文艺复兴时期的艺术家与科学家达·芬奇,首次应用了"黄金比例"这一称谓并沿用至今。达·芬奇运用解剖学、统计学等科学方法对人体进行了细致、精确的美学研究,提出人体美的比例标准为:双臂平展长度等于身长,头长为身高的 1/8,肩宽为身高的 1/4,人体自然中心为脐,以脐为圆心所做的圆可以被人的手、脚触及等。达·芬奇的这些观点至今仍可作为标准男性人体比例的参照蓝本（图1-13）。

巴龙通,近代人体比例学说的代表人物之一,其人体美学观点主要有:成年男性身高为 7.5 个头高,头至臀为 4 个头高,肩宽一般小于 2 个头高,肩至肘、掌根至中指尖等于 1 个头高,髋宽为 1.5 个头高,膝以下为 2 个头高（图1-14）。

比例与匀称是人体形式美规律的一项

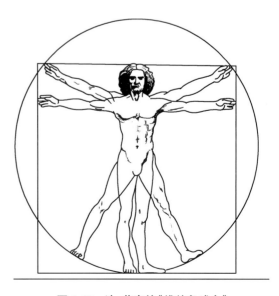

图1-13　达·芬奇的《维特鲁威人》

重要表现形式,人们在研究人体美时发现,在健康人体的容貌和形体结构中存在着许多非常规律化的比例形式,这些美学经验被广泛地运用到各种美容医学实践活动中,促进了医学人体美理论的发展和完善。

(1) 人体黄金点:黄金分割率相关的点三角形、矩形及指数,人体黄金分割在数学上是一种数字比例关系,其数值大约等于1∶1.618或0.618∶1或近似于8∶5的关系。黄金分割在人体比例中随处可见(图1-15)。

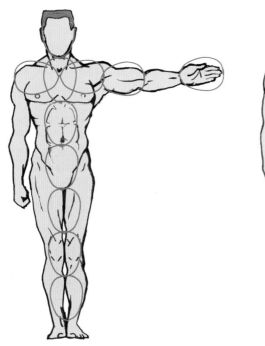

图1-14 巴龙通的头身比例观点

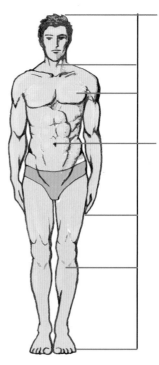

图1-15 人体的黄金比例

脐:颅顶至足底的人体全长,脐为黄金分割点,脐以上与脐以下的比值是0.618∶1。

喉结:头顶至脐部,喉结是分割点,之间的比值近似0.618。

风市穴:双手自然下垂中指尖的部位,为足底至头顶之分割点。

肘关节(鹰嘴):肩峰至中指尖之分割点。

膝关节(髌骨):足底至脐之分割点。

乳头:乳头垂直线与锁骨和腹股沟相交之线段被乳头分割为黄金比例,上段为短端,下段为长端。

(2) 人体三等分点(图1-16):

眉间点:前发际至颏底连线,上1/3

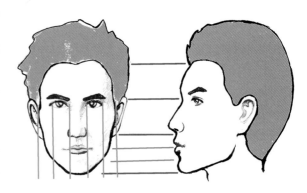

图1-16 面部三等分

红线所示为"大三停",面下1/3高度又可再分为"小三停",蓝线所示为"五眼"

与下 2/3 之分割点。

眉峰点:眉毛外 1/3 与内 2/3 分割点。

鼻下点:前发际至颏底连线,下 1/3 与上 2/3 之分割点。

唇珠:鼻底至颏底连线,上 1/3 与下 2/3 之分割点。

颏唇沟正中点:鼻底至颏底连线,下 1/3 与下 2/3 之分割点。

口角点:正面观,两侧口角将口裂水平延长线与颜面轮廓交点之间的线段三等分。

(3) 人体黄金矩形:黄金矩形,为宽与长之比值为 0.618 或近似于该值的长方形。人体中也有许多黄金矩形,也是人体美的基础之一。

鼻部轮廓:鼻翼为宽,鼻根至鼻下点间距为长。

唇部轮廓:静止状态时,上下唇峰间距为宽,口角间距为长。

外耳轮廓:耳屏至耳轮外缘间距为宽,耳轮上缘至耳垂下缘间距为长。

躯干轮廓:肩宽与臀宽的平均数为宽,肩峰至臀底间距为长。

手部轮廓:手指并拢时,掌指关节水平线为宽,腕关节至示指尖间距为长。

(4) 人体黄金指数:黄金指数为两条线段比例关系为 0.618 或近似于此值。人体面部躯干四肢中有许多线段之间存在着这种比例关系。

鼻唇指数:鼻翼宽度与口角间距宽度之比。

唇目指数:口角间距宽度与两眼外眦宽度之比。

上下唇高指数:面部中线的上下唇红高度之比。

面目指数:两眼外眦间距与眼水平线的面宽之比。

切牙指数:下颌中切牙与上颌中切牙宽度之比。

四肢指数:肩峰至中指尖连线为上肢长,髂嵴至足底连线为下肢长,两者之比,近似于 0.618。

眉内眦间指数:眉间距与内眦间距之比。

眉瞳眼裂指数:眉瞳高与眼裂长之比。

眼裂眉指数:眼裂长与眉长之比。

(5) 人体黄金三角:黄金三角为底腰之比为 0.618 的等腰三角形,其顶角 36°,底角各为 72°。

人体黄金三角形有:

外鼻正面观呈黄金三角。

外鼻侧面观呈黄金三角。

鼻根点与两侧口角点组成的三角形(图 1-17)。

两肩端点与头顶中央组成的三角形。

2. 人体各部位的美学要素

(1) 头面部:容貌美是人体美的核心内容。主要有以下美学特征:

1) 正面观:

三停:前发际至眉间点,眉间点至鼻下点,鼻下点至颏下点三段距离称为三停,以三段长度相近为美。

小三停:鼻下点至口裂,口裂至颏唇沟,颏唇沟至颏下点三段称为小三停,三段长度相近为美。

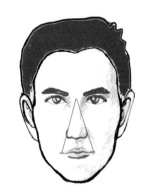

图 1-17　鼻根点与鼻翼连线及口角连线形成黄金三角

五眼:正面观,面部在眼裂水平上的五个线段即左耳—左眼外眦—左眼内眦—右眼内眦—右眼外眦—右耳之间距离大致相等(图 1-16)。

眼睛:一般睑裂宽度为 30~34mm,高度为 10~12mm。上睑缘闭合时距离眉 15~20mm。眼内眦较低,睑裂角 48°~55°;眼外眦较高,睑裂角 60°~70°。眼平视前方时上睑覆盖角膜约 2mm,下睑与角膜相切,角膜整体外露约 50%~80%。上睑最高点位于其中内 1/3 交界处,下睑最低点位于其中外 1/3 交界处。东方人的眼睑皮下脂肪较厚,多为单眼皮,上眼睑突出覆盖角膜较多,睫毛向前下生长,西方人眼睑则较薄,在提睑肌作用下易产生皱褶,睫毛上翘。

眉:男性眉位于眶上缘处,粗而密,线条趋于平直;女性眉位于眶上缘上方,细而疏,线条趋于圆弧。眉峰为眉最高点,位于中外 1/3 交界处。眉内侧缘平齐眶上缘鼻侧,外侧缘位于鼻翼和眼外眦延长线上(图 1-18)。

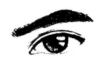

图 1-18　眼睛、眉的美学特点

鼻:鼻的形态地域差异较大。按正面观鼻底的方向大致可分为向上、水平、向下三大类。鼻的整体轮廓接近于黄金三角形。

口唇部:男性一般口唇较为宽厚,女性偏小而菲薄。口角位于两眼平视时的瞳孔垂线上,口唇放松时上颌切牙自然外露 1~2mm,唇峰、人中、唇珠等结构较为清晰时给人以生动、立体的美感。在口角的延长线上,与眼外眦垂线相交处可有酒窝,以女性多见。

2) 侧面观:侧面观的颜面轮廓是美容医学相关学科的重要研究内容。主要有以下美学要素:

侧面观审美价值较为突出的是颜面的前缘轮廓线,主要包括:额、额鼻角、鼻背、鼻唇角、上唇、下唇、颏唇沟和颏部。额部略向后倾斜;额鼻角大约为 125°左右;鼻梁高,鼻背线接近直线为美;鼻唇角在 90°~95°之间。从鼻到唇及颏部的审美主要根据三者相互关系来评价,常采用 Rickettes 平面来衡量:即从鼻尖到颏前软组织的连线,上下唇均应位于此平面的后方,其中下唇较上唇略近约 2mm(图 1-19,图 1-20)。

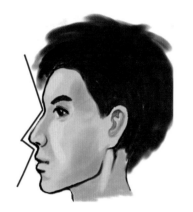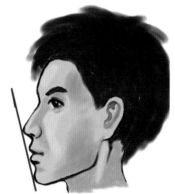

图 1-19　侧面轮廓前缘　　　　图 1-20　鼻唇颏相互关系

下颌下缘与下颌角、下颌升支后缘及耳共同组成了侧面观轮廓的下缘和后缘,根据下缘与后缘的关系或下颌下缘与眶耳平面的夹角可以将侧貌分为三种类型:高角型、低角型和均角型(图 1-21)。

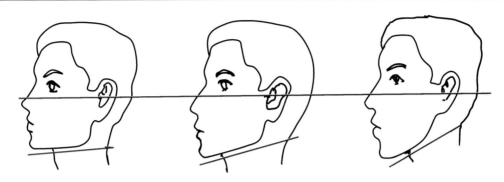

图 1-21　低角型,均角型,高角型

耳:侧面观耳斜向后上方,与鼻背平行。上缘与眉平齐,下缘平齐鼻底。

(2)颈部:颈部前缘上下界是下颌下缘和锁骨,后缘上下界是枕骨粗隆和第7颈椎突。正常男性颈较粗短,喉结大而低,胸锁乳突肌明显,侧面观颈部上粗下细;正常女性颈较细长,喉结小而高,甲状腺较男子发达,侧面观上细下粗,胸锁乳突肌较不明显,颈部两三条横纹称维纳斯项圈,为女性特有。

颈部常见的不良形态有肥胖导致的粗短颈、不良习惯或疾病等原因导致的探颈、缩颈、斜颈、仰颈等。

(3)肩部:正常肩部上缘与水平线夹角小于45°,角度过小者为平肩,角度过大者为塌肩,角度为负者为耸肩。男性三角肌发达,肩峰高。女性肩峰较低。

(4)背部:男性背部肌肉发达,第12肋粗长,肩胛骨大,背宽呈方形。女性背部肌肉不发达,肩胛骨小,胸椎后突度大与颈椎前突组成S形,因皮下脂肪较厚,整体呈光滑圆形。异常背形有驼背、平背、鞍形背。

(5)胸部:正常胸廓为上小下大的桶状,男性因三角肌、胸背肌发达而成为上大下小。

男性胸廓大而宽且胸肌发达,女性胸廓小而窄且下部内收明显,因此从外观上看女性下腹较长,腰际位置较高。异常胸型有扁平胸、桶状胸、鸡胸和漏斗胸。

(6)腰腹部:男性腰椎较直,肌肉发达,腰部粗圆,上腹可见腹直肌隆起,下腹较平。女性腰椎前突骶椎后突侧面观呈S形,正面观因骨盆外展,与腰部形成明显的曲线。女性趾骨较前突,上腹平滑窄小,下腹略突。脐位于腹部中线、3~4腰椎间的人体黄金分割处,女性因皮下脂肪较厚,脐多呈凹陷的喇叭形(图1-22)。

(7)四肢:上肢自然下垂时,肘部与肋弓下缘等高,腕部与趾骨等高,双臂外展时,两中指尖间距等于人体全长。手部形态:手掌与中指长度比为4:3,中指长度等于手掌宽度,小指尖伸直时平齐或超过无名指末节横纹。正常下肢的大腿长度是身高的1/4,小腿上1/3

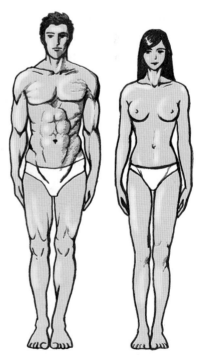

图 1-22　男女胸、腰腹部的美学区别

15

逐渐变粗,下 2/3 逐渐变细,到脚踝处最细,女性大腿前后径较大。正常下肢并拢时,两腿和膝盖内侧均能互相接触。足的内侧足弓比外侧足弓高大,男性足宽大厚实,足趾粗,第 1、5 趾关节突,女性足小而薄,足趾细长前伸。

(二) 人体美的特点

1. 身材相貌比例匀称 人体美的基本条件,是静态下的人体各部位解剖结构正常、标准。主要包括骨骼结构的比例协调,骨骼生长的大小、长短匀称;肌肉健壮富有弹性,可以体现出人体形态的健康、协调;体表包括五官、皮肤等在内的软组织颜色、质地和形态的健康、比例匀称等。

2. 姿态动作和谐自然 人体作为有各种生理功能的有机体,不光具有静态的形式美,还具备动态的运动美。包括日常坐、立、行走的基本活动和各种体育运动、舞蹈等都能体现出人体运动状态下的形式美。

3. 气质风度大方得体 人的形式美与内容美的和谐统一。人的容貌形体等外部形态属于先天获得的自然美,而气质风度、思维修养则属于后天获得,人在追求真善美的过程中对美的认识、体验逐渐影响人的思想、性格和价值观,最终又通过形体表现出来,是人内心活动的体现。

4. 现代医学人体审美 现代医学人体审美观点指出健康是人体美的基础,是人在健康状态下的形式结构、生理功能、心理过程和社会适应性等各方面的和谐统一。健康的人体自然呈现出各种人体美的特点包括健康的骨骼发育程度,完美的身体器官比例,颜色、弹性适中的肌肉,正常、协调的运动姿态,健康向上的精神面貌和充满朝气、活力的身心状态。

作为医学工作者,在对人体美进行塑造、修饰的过程中,应遵循“自然”的美作为审美原则,并以“个性”的美作为追求目标。在口腔修复学中,修复体设计制作时首先要考虑的美学要素即为是否与患者自身的天然牙列协调、一致,在牙体形态、磨损程度、色素沉着、釉质结构、牙列的排列等环节上尽量与余留牙相接近,才能产生不留痕迹的自然美。在医学美容手术的术前设计时,也应依据患者的年龄、性别、肤色、职业、性格、气质等个体差异进行相应的考量、设计来突显不同人群的区别,塑造出丰富多彩、富于变化的个性美。

二、美容医学

我国医学美学的先驱彭庆星教授指出:“美容医学是一门以人体审美理论为指导,采取手术与非手术的医学手段,来直接维护、修复和再塑人体美,以增强人的生命活力美感和提高生命质量为目的的新兴医学交叉学科”。

(一) 美容医学基础

1. 美容医学的研究对象和基本任务 美容医学研究的对象是人体美的规律,以及维护、修复和塑造人体美的所有医学手段。人作为美容医学的研究主体和客体,还具有特殊的审美心理特点,因此美容医学心理学的研究也是美容医学的重要研究对象和内容。

现阶段美容医学学科的基本任务主要有以下几点:

(1) 满足社会人群的爱美需求:将现有的成熟的医疗技术和系统的医学美学理论相结合,为社会人群提供美容医疗服务,满足人们的爱美需求,促进人们的身心健康。

(2) 建立健全完善的美容医学学科体系:我国美容医学学科起步较晚,学科体系还不够完善。对学科的内涵及其分支未有足够明确的划分,各分支学科之间的互补与融合尚未完成,各分支学科的理论水平、实践经验、学科理念等与国际先进水平尚有差距。因此,进一步发展学科体系,提高美容医学的各方面理论、实践水平,完善美容医学的整体学科体系是一项重要任务。

(3) 深入研究医学人体美学和美容医学心理学:现代美容医学派生的医学人体美学和美容医学心理学在整个学科体系中占据着越来越重要的地位,其现阶段的研究深度和理论成果尚未完善。因其在美容医学活动中发挥着日益重要的指导作用,所以在未来的美容医学实践中应当进一步深入地研究和探索。

(4) 与相关学科的整合:现代美容医学学科与众多专业学科交叉,是一门需要掌握多门专业知识的交叉学科,涉及整形外科、皮肤科、眼科、口腔科、耳鼻咽喉科、材料学、生物工程学、美学、美容学、人体美学等诸多学科。在美容医学实践活动中,这些学科互为支撑、互相借鉴、不可或缺,因此加速交叉学科的相互融合、整理是当务之急。

2. 美容医学学科特点　美容医学作为一门医学和美学两大学科的交叉,有着鲜明的学科特点。

(1) 科学性:首先,美容医学需要具备的是医学的科学、严谨特点。医学不同于美学的主观性、人文性,是一门客观、严谨的自然科学,美容医学工作者首先需要掌握的是医学相关学科的理论基础和实践技能,在此基础上才能对人体进行维护、修复和塑造。其次,美容医学的审美也区别于一般审美活动的随意性,必须在专业的人体美学理论和成熟的医学技术基础上进行。

(2) 审美的目的性:在美学范畴中,美感的产生是审美主体接受审美客体刺激产生的无目的性、无功利性的自发情感体验。而在美容医学学科的范畴中,审美主体和审美客体对医学审美内容都有明确的目的性、利害性。医务工作者的审美实施效果与其经济利益、社会需求密切相关,患者及家属的审美实施则会直接影响患者的个人生活、精神面貌、健康状态等。医学审美的这种特点与纯粹的美学审美是有所不同的,作为医学审美活动的主导方,医务工作者在医学审美活动中应该摆脱这些现实功利的束缚,以纯粹的美学角度去完成医学审美的实施。

(3) 互动性:美容医学的实施过程中,医务工作者、患者、患者朋友家属等都是相互联系着的审美主体,三方的交互影响最终确定美容医学实践结果的审美评价和审美价值。这种互动性主要体现在医疗方案设计和医疗完成后的审美评价两个环节上。

(二) 美容医学心理学

美容的目的是为了改善个体的美的体验、美的感觉,它与心理学有着必然的联系。

心理学是一门研究人的心理现象发生、发展和活动规律的一门学科,它与美学一样长期被包括在哲学范畴中。德国心理学家冯特于 1879 年在世界上建立了第一个心理实验室,标志着科学心理学的确立。美容医学心理学是以医学心理学为基础,以美容医学实践为核心领域的应用心理学分支学科。

美容医学心理学研究对象主要包括:研究个体容貌对人格形成的影响;研究容貌美和美容的社会心理学问题;研究容貌审美中的心理学要素。美容医学心理学的研究内容主要包括以下几个方面:

1. 容貌发展心理学　研究体像的发生、发展及其影响因素。

体像也称身体意像、自像、身像等,是人们对自己身体的心理感受,即对自己的美或丑的主观评价。体像的形成始于儿童至少年阶段,当少年儿童开始经常在镜子面前研究身体的形状和特征,反复对自己的身体部分进行观察、评价时,就开始逐步地进行自我体像的认识。

体像可以分为积极体像和消极体像。前者是一种自我肯定、自我接受的体像,后者不利于自我肯定、自我接受,又称否定性体像。美容医学心理学研究的内容主要是消极体像的成因及改善。常见的消极体像包括主要表现为自我否定、自我蔑视,常伴随自卑、自闭的体像蔑视;对自我形象认识不足或自我认识产生偏差的体像变形;对自身躯体形态的歪曲认知或错觉的体像障碍;个体凭空想象出自己的缺陷,或是将轻微的缺陷夸大的躯体变形障碍等。

2. 美容受术者的心理状态　主要研究接受美容手术者术前的求美动机,术中、术后的心理变化。

各个年龄层人群的求美动机大相径庭:少年儿童比较单纯,大多因为先天畸形而需要作美容整形,少数年龄较大者则因为好奇、攀比等不成熟心理产生美容动机,需要对其进行正确的引导。青年人群则随着思想的成熟,世界观逐步形成而对自己的体像认识及审美观趋于完善,此群体的求美动机大多是迫切改变自己的外形体像,少数则为审美观或心理异常。中老年人群的求美动机比较复杂,有些是更年期变化对生理和性格产生了影响,有些是家庭结构发生较大的变化而导致心理变化——如丧偶或空巢等,有些则是因为年龄带来的体像变化——衰老、失去青春活力。医务人员首先需要鉴别各种患者不同的求美动机,然后才能针对性地制订相应的治疗方案,最后决定选择何种心理干预或外科术式等具体方法。

术中心理变化主要体现在对麻醉方式及麻醉效果的心理焦虑,以及对医务人员和医疗操作过程的怀疑、恐惧心理,医护人员应多加以安抚。

术后心理变化多以焦虑、抑郁、失眠等表现多见,因为对手术结果的不确定和期望、担心以及对术后换药的敏感等原因,导致的急性情绪障碍或慢性情绪障碍。医护人员应当降低其过高的期望值,解除其心理顾虑,进行适当的术后心理疏导。

3. 美容医学社会心理学　研究美容医学与社会态度、美容偏见产生的原因;美容与从众、流行心理;美容与人际交往和吸引;不同文化对美容心理的影响等。

4. 美容心理障碍的诊断与治疗　美容心理诊断方法主要有面对面交流的会谈法;以根据患者语言、动作、行为等表象总结其心理状态的观察法;依据心理学原理用特定的数量化手段对患者心理现象作出确定和判断的心理测试法等。在得到明确的诊断后,结合美容心理咨询、催眠疗法、心理暗示、心理疏导等方法对患者进行心理干预和心理治疗。

(唐　勇)

第三节　口腔医学美学

一、口腔美学治疗的涵盖范围

(一)口腔美学范畴

1. 口腔医学美学定义　口腔医学美学,是以美学和口腔医学的基础理论为指导,应用医学方法,维护和增进口腔颌面健美的一门学科。它常以正颌、矫正和修复口腔颌面部外形与功能作为诊治手段,提高整体生命活力和生命质量。因此,认为口腔医学美学是一门口腔医学新兴的分支学科,又是整个医学美学的重要组成部分。

2. 口腔医学美学研究内容

(1) 理论研究:它把口腔医学审美实践经验加以提高、概括和总结,又回到实践去检验和指导实践。其主要内容有:口腔医学美学的发展;与口腔医学有关的美学本质、特征、属性;口腔医学美学与相邻学科的关系等。

(2) 审美心理研究:其内容涉及口腔医学美感的特征、患者的心理教育、心理咨询、心理治疗、心理障碍的分析与调查等。

(3) 基础研究:口腔医学美学的基础研究,其内容包括:美貌人群的牙、颌、面结构的分析;颌面部组织学研究;多种美学方法机制研究;形式美规律在口腔颌面部的研究;唇、齿、鼻、颏、颊美学评价等。

(4) 应用研究:应用研究应是重点,即研究美学的知识和理论,并通过这些原理指导口腔医学临床实践。由于口腔颌面部处于人体容貌的特殊而重要的解剖位置,这就决定了口腔医学各专业学科,几乎都包含有关美学与美容的内涵。目前开展较多、应用较广的临床学科有口腔颌面外科、口腔整形外科、口腔正畸科、口腔修复科、口腔内科等。

3. 口腔医学美学的审美层次 口腔医学美学的审美层次,从广义理解,可归纳为三个层次。

(1) 形式美(外形美)层次:它是指构成事物的外在自然属性及其组合规律呈现出来的审美特征。口腔医学审美活动从功能美再深一步就是对形式美的追求,例如有些患者虽有容貌上的缺陷,但多无功能障碍,而隐藏在缺陷背后的是心理障碍,因此求医的目的以改善美观为主。形式美层次又包括两层含义:一是美的内容的外部表现形态,例如从审美的原则来看待,无牙𬌗患者的全口义齿修复,当咀嚼、发音等生理功能得到基本保证以后,美观问题自然而然就成为医患双方共同关注的问题。首先要恢复患者容貌外观上的美观,包括恰到好处的面下 1/3 高度,合适的口唇丰满度和微笑时启唇露齿的牙数量,微笑线与下唇曲线的协调性,切牙中线与面部中线的一致性,人工牙大小、形态、色泽与面型、性别、肤色甚至与体型之间的协调性等有关。二是美的事物本身具备的装饰成分,例如全口义齿修复体本身,作为一种造型艺术产品,带有明显的技艺性特征,在满足患者对实用和容貌的需求之后,应尽量在修复体的形式上做到尽善尽美的"精加工"。包括色彩、质感、形态趋于逼真,磨光面光洁明亮,人工牙排列对称,并能在静态中体现出动态之美,从而对患者的心理、生理产生影响。

(2) 功能美层次:这是一个基本层次。从病态到痊愈,将畸形或者缺损修复到正常或接近正常,以解除痛苦、恢复功能为主要目的。虽然功能美层次的治疗并未强调形式美,但功能恢复或病体痊愈的结果,又从根本上达到或满足患者的治病要求,如咀嚼与发音功能的恢复、促进颌骨生长发育等,给患者带来愉悦心理,有一种美的享受。

(3) 理性美层次:审美理性判断是产生高层次、高境界美感的基础。它与审美者的想象力、理解力、逻辑思维能力有很大关系。在这一层次中有以下两个方面的表现:一是患者对美的一种信仰和追求,是"至美至乐"的心灵体悟和感受;二是医务工作者在口腔医学临床研究和实践中,运用美学原理进行科学再创造。

将口腔医学美学分为以上三个审美层次,这是理论研究和基础研究的需要。然而,在临床实践中并非都层次分明,而是既有区别,又有交织。在患者对功能美和形式美的双重需要中,医者应权衡利弊,分别对待。

(二) 口腔美学治疗

人体美是自然美的最高层次。人自身的和谐统一就包含了各个器官的形态、功能的完美与和谐。尤其是容貌,是展现人格魅力的起点。俊美的面容在社会活动中更容易受到欢迎,反之,口腔颌面部或口腔内有疾病或畸形,不但会造成功能障碍,影响全身的健康,还可以使患者产生自卑、抑郁等不良心态,导致心理障碍,从而影响正常的工作学习和社交。因此,在口腔诊疗中,利用美学原理,维护、修复、再塑人体美,增强人的生命活力和美感成为一个基本原则。

口腔美学治疗是一门以口腔医学美学理论为指导,以人体形式美法则为基础,通过医学美学审美与医疗技术相结合的手段,来维护、修复和创造人体形态美的口腔医学专业学科。因此,审美也就自然而然地贯穿于口腔医学美学实践的全过程,从接诊患者到治愈后的随访,处处都有审美的参与和渗透。口腔美学治疗是口腔医学领域内与审美关系最为密切、最直接,最具有能动性和创造性的学科,主要涉及修复科、牙周学科、牙体牙髓科、正畸科及颌面外科。

1. 口腔美学修复

(1) 牙体缺损的美学修复:牙体缺损是指各种牙体硬组织发生不同程度的质地和生理解剖外形的损坏或异常。其病因有龋病、磨损、楔状缺损、釉质发育异常、四环素牙、变色牙和着色牙等。由于其正常的牙体形态,咬合及邻接关系遭到破坏,因而常对牙齿的健美、牙列的整齐与面部的美容造成破坏。

牙体缺损的美学修复是采用人工制作的修复体以恢复和重塑牙齿的形态美和色泽美的最有效方法。临床常用的几种牙体缺损美容修复有:①脱色漂白美容修复;②美容树脂充填修复;③美容贴面修复技术;④美容全冠修复技术;⑤CAD/CAM 美容修复技术等。在牙体缺损的美学修复中,应体现出人体的个性美,根据患者的年龄、性别、文化和气质的不同,设计修复出不同形态与色泽的牙齿修复体。良好的牙齿修复体,均应达到颜色逼真、形态自然、质感真实的视觉审美效果。

(2) 牙列缺损的美学修复:牙列缺损后,由于牙列的完整性遭到破坏,咬合关系发生紊乱,面部缺牙区软组织失去支持而内陷,使患者的面容和心理产生影响,应积极采取美学修复的方法以恢复口腔颌面的美学形态。

牙列缺损的美学修复通常有两种:①固定桥美学修复:固定桥类型的设计,对固定桥的稳定与美观起着决定性的作用。临床上常用的固定桥有:锤造焊接金属桥、整体铸造金属桥、金属-塑料联合桥、金属-烤瓷桥、粘接固定桥等。全金属桥,无论是锤造或铸造形式,因其为金属色,都将严重影响美观;非金属桥采用塑料或硬质树脂制作,由于材料硬度低,易磨损,化学性能不稳定,易老化变色,对黏膜刺激性大,故仅用于制作暂时性固定桥;②可摘局部义齿的美学修复:可摘局部义齿的人工牙、美观卡环、连接体是恢复容貌、牙列形态、牙体美观和生理、固位功能的主要部分,应根据患者的性别、年龄、面型、肤色、个性审美以及缺失牙部位的不同来选择。在不影响功能和保证余留软、硬组织健康的原则下,还要尊重患者的意见,因为每个人的审美情趣各有千秋,是不能强加于人的。

(3) 牙列缺失的美学修复:由于天然牙列的支持,使得人的面下部软硬组织处于自然协调的位置。当全牙列缺失后,明显破坏了面部形态的完整性。不但影响患者咀嚼、发音功能,还缩短面下 1/3 高度,唇颊因缺牙而内陷,口周的皱纹增多,显得比实际年龄苍老很多。面部的协调和美观的改变,给患者心理上带来了很大的压力,影响他们的社会生活。

全口义齿作为牙列缺损的美学修复体,既要符合解剖生理原则和生物力学原则,恢复咀嚼、发音等功能,又要使观者产生美感,具有美学价值。一副好的全口义齿修复体,其本身就能够体现出形式美的法则。

(4) 口腔美学种植:种植义齿是指利用生物相容性材料作为人工牙根植入上下颌骨,并通过骨结合后形成的牢固基桩来支持义齿的一种新技术,是一项治疗牙齿缺失的新的美容技术。

种植修复不仅能够取得良好的固位效果,因为种植牙不需要借助基托与卡环等结构来固位,所以在外观和功能上与自然牙相似,患者的口腔内无异物感,使患者在咀嚼、发音功能、外观和心理方面等生活质量得到改善。

2. 牙周疾病的美容治疗 牙周软组织是口腔黏膜的特殊组成部分。特别是牙龈的颜色、形态、龈缘曲线以及牙龈与牙齿比例协调、色彩和谐,对容貌美均有很大影响。

常见的与口腔医学美容相关的牙周手术有:①牙龈切除(成形)术;②牙冠延长术;③膜龈手术。

3. 牙殆畸形的美容正畸 错殆畸形美容矫治是研究错殆畸形的病因机制、诊断分析及其预防和从美学的角度进行治疗。一般来说,错殆畸形的诊断应包括:①错殆畸形的形态学和病因分类;②面部美学评价;③生长发育评估。

随着口腔医学美学的发展,美学对正畸提出了更多的要求和审美标准,正畸美学目标已不再仅仅是牙齿的排列整齐问题,而更关注于颜面整体容貌的改善。正畸医师普遍认为,当牙齿排齐,殆矫正到头影测量骨骼关系的正常值后,最佳的面部美观随即产生。当代正畸学中的各种正常概念的审美标准都是经过多年的积累、演变和发展而建立,并且在实践中不断趋于完善。

4. 口腔颌面的美容治疗

(1) 口腔颌面美容修复:主要修复由于先天性或后天性因素造成的颌面部软、硬组织的缺损和畸形的颅颌面部缺损。颌面部缺损常表现为唇裂、腭裂、面裂及颌骨、耳、鼻、眼缺损,致使颜面左右不对称,面、颊、唇部的组织塌陷,下颌骨缺损可致下颌骨偏移畸形。这类患者不仅临床上表现为咀嚼困难、食物外溢、语言不清等功能障碍,而且由于容貌缺陷的存在还严重影响了心理健康。因此,对颌面部缺损,在进行手术或赝复体治疗的同时更应注重支持可靠的美容修复,以促进患者的身心健康。

(2) 口腔颌面美容外科:美容外科是一门以人体美学理论为基础,运用审美心理与外科技术相结合的手段,对人体美加以修复和塑造,或对一些损容性疾病施以美容手术治疗,在保持功能完好的基础上,增进其形态之美感为目的的医学分支学科。其目的不同于传统的治疗疾病,而是通过手术改善外形,增添美感。其治疗对象也不同于传统意义上的"患者",可能是生理健康,但不够完美的群体。因此,也有别于传统的因组织器官损伤后康复的再造整形外科,它是美学、心理学和相关一些相结合的一门医学边缘学科,是整形外科学的另一分支学科。

二、口腔美学治疗的国内外发展情况

(一)口腔医学美学的发展史

口腔医学与美学的结合,始于 20 世纪 20 年代美国的"好莱坞牙医学",以后逐步走向世界,形成了美学牙医学(aesthetic dentistry)学科,并广泛用于国际正式场合,意为从美学角度研究牙医学的一门学问。

在国际口腔医学美学发展史上,美国著名牙科医生 Goldstein 的成就和贡献令人瞩目。他受 Pincus 的影响,经过多年的潜心研究,结合自己的临床经验,于 1976 年出版了第一步有关专著《牙医学美学》(Esthetics in Dentistry),将牙医学中的美学原理、美学规律及其临床应用技艺等作了理论上的精辟论述和内在联系上的深刻提炼;1984 年,他的又一部著作《改变你的微笑》(Change Your Smile)问世,将牙科医疗中的美学问题与微笑的视觉效应和心理的美感体验结合起来,从理性上加以拓展和升华,并进一步向微观和实用靠拢。该书在美国引起巨大反响,从而使美容牙科走向市场,步入更高层次,因此国外许多牙科医生建成"微笑中心"(smile center)而去掉"美容牙科"字样。美容牙科也不再是明星和政界要员的服务专利,而转为面向大众、面向全社会。1988 年,国际上首部相关学术期刊《美学牙医学杂志》(Journal of Esthetic Dentistry,双月刊)创刊,Goldstein 从 1992 年起担任总编辑,因此欧美誉 Goldstein 为"牙医学美学之父"。

1994 年,国际美学牙医学联盟(International Federation of Esthetic Dentistry,IFED)成立,并先后在意大利、日本和美国召开了 3 次国际学术大会,不仅稳固地确立了这门新学科在牙医学中的地位,而且走上了全球"信息知识共享、学术同步发展"的道路。

具有中国特色的口腔医学美学(stomatologic esthetics)起步于 20 世纪 80 年代,经过全国同道坚持不懈地探索与研究,其理论体系和临床应用也日渐成熟。口腔医学美学与美学牙医学的研究角度、手段和目标恰好是一致的,只是在研究范围上不仅仅是牙器官,而是扩大到口腔器官、口颌系统(stomatognathic system),这是中国口腔医学美学的一大特色。

1. 口腔医学美学形成的历史背景　口腔医学美学在 20 世纪 80 年代开始成为一门独立学科,是医学与美学在新的医学模式背景下的交叉和结合。它的产生有以下几个方面历史背景:

(1) 健康概念的更新:传统医学的观念认为"健康"只是意味着"不发热、不昏迷、不疼痛"。我国于 1979 年出版的《辞海》中解释:健康是指"人体各器官系统发育良好,功能正常、体质健壮、精力充沛,并且有良好劳动效能的状态"。但世界卫生组织在 1948 年的《宪章》中就指出:"健康是躯体上、心理上和社会适应上的一种完美状态,而不只是没有疾病和衰弱现象"。我们以往传统的健康观念,落后了现代新观念 30 年,健康观念必须有所更新。

(2) 现代医学模式的转变:生物医学模式从哈维(1578—1652)发现血液循环,把实验方法引入到医学以后逐渐形成。传统生物医学模式认为:每一种疾病,都能在器官细胞和生物大分子上,找到可以测量的形态或理化变化。然而,随着社会经济与科学技术的发展,随着医学本身的不断进展,一些心因性、社会性疾病的发生率不断升高。越来越多的医学事实表明,如果仅仅从人的生物特性来认识,已显得越来越不够了。健康观念的更新,导致了医学观念的变革,促使从生物医学模式,逐渐转向现代的生物-心理-社会医学模式,把人类作为自然环境的一个组成部分,从生物的、心理的、社会的多角度,综合地考察人类的健康和疾病,全面地认识人类的生老病死。

(3) 对医学总体目标的重新认识:传统医学的生物医学模式,仅仅只是维护人类的生存需要,这是一个基本的目标。而新的宏观医学模式——生物-心理-社会医学模式,则要求从人的社会特征出发,满足人的生物、心理和社会等方面的需求,达到人自身的和谐、人际关系的和谐、人与自然环境及社会物质的和谐,增强人的健美素质,提高生命质量。医学审美是把维护和改善人体健美作为理想目标追求,推进和提高三大"和谐",是整个人类的根本目的,也是医学的根本目标。

(4) 现代医学研究领域发展的需要:现代医学审美领域的发展,也促进了医学和美学的结合。国内的医学工作者,在卓有远见的前辈帮助和支持下,开始大胆去探索医学美的现象及其规律。首先是人文医学工作者及锋而试,从美学角度探讨和研究一系列医学理论问题,发表的论文不仅立题新颖,而且论证充分,在一定程度上起了导向作用,给临床第一线的医务工作者以新的启迪和更多的思维。继而口腔、整形、皮肤等各学科医务人员相继涉入,以临床医学家特有的医学实践优势,融合了哲学的思维和临床医学家的缜密,将理性审视和美感效应结合起来,从一个新的角度去研究医学实践中错综复杂的美的外形与内涵,开始跨越了自然科学和社会科学的鸿沟,在医学与美学结合点上去创新,从而使医学美学逐步走上理论和实践相结合的征途。

2. 口腔医学与美学的结合和发展　口腔医学与美学两者逐步的结合,是为适应新医学模式的需要,在口腔医学方面所开拓出来的一个崭新领域。

(1) 在基础理论研究方面:孙少宣将形式美、视觉原理等纳入口腔医学审美领域,阐述了口腔医学美学有关基础理论中的一系列问题。通过揭示其内涵,对口腔医学美学领域的总体建设和发展,起到了一定导向作用。王兴、张震康等采用 X 线头影测量、云纹影像及图像显示等现代科学技术手段,从艺术团体、知名宾馆、空中小姐、仪仗队员中,挑选被公认容貌美的男女青年,从中再进行颅面结构的三维测量分析,探讨我国美貌人群的颅面结构特征和规律,分析与口腔医学有密切关系的面下 1/3 特征。从审美角度对照鼻、唇、颏各部位的协调关系做了深入研究,获得了许多有价值的学术资料和美学参数,为正颌外科、整形外科、美容外科等的术前诊断、术中设计及术后评价提供了客观依据。

(2) 在临床应用研究方面:邱蔚六、潘可风等从口腔医学美学角度,针对陈旧性面瘫整形术,运用对称、比较的医学美学基本原理,按颜面部动态和静态结合、形态和功能协调一致的原则,设计了一种简易可行的审美评分标准,既可作为临床上鉴定面瘫病情程度的依据,又可作为评价整形术后手术疗效的一种方法。

(3) 在审美心理研究方面:牛百平、叶湘玉等和心理学家合作,对牙𬌗畸形患者治疗过程进行了美学心理分析,认为不同的社会环境和文化背景有着不同的审美标准。社会阶层、教育制度、职业、经济收入对审美标准均有重要影响,而错𬌗患者及其父母对"健康"观念的认识和追求,则是决定性因素。陈广烨等认为,心理治疗应常规列为美容外科手术的组成部分。

(4) 在发展进程研究方面:不少学者认为,口腔医学审美教育刻不容缓。20 世纪末,安徽医科大学和上海第二医科大学对口腔医学专业学生作了美学方面的民意测验。结果表明,几乎每个学生对美学都十分感兴趣,然而美学的基本知识却非常贫乏。这种反差对今后口腔医学临床实践,将会带来不容忽视的影响。由此可见,增设《口腔医学美学》作为口腔医学教材是一种发展的趋势。

1989 年,孙少宣《全口义齿的美学》在《华西口腔医学杂志》上发表,作者通过对部分人工前牙的测量和长宽比值计算,发现人工牙和天然牙中都存在着"黄金分割律"的比例关系,并对其美学意义作了讨论。同年 4 月,第一家省级(安徽省)医学美学与美容学会及其口腔医学美学学组在合肥成立,安徽医科大学学者率先提出"口腔医学美学"的概念、研究对象、学科体系、建构模式及其与相关学科的关系,拉开了口腔医学美学研究的序幕。

1994年,孙少宣主编了内容更全面的《口腔医学美学》,对美学、医学美学及口腔医学美学内容进行了全面的探讨。同年10月,全国第一次口腔医学美学美容学术大会在青岛召开,这是我国口腔界首次将口腔医学中的美与审美问题作为一个专题进行研讨。

1999年,潘可风、蔡中主编了《美容牙医学》,从美学角度阐述了牙医学的特点以及美容治疗和保健,为我国口腔医学美学和美容学的创立、发展和完善奠定了基础。2001年10月,中国正式成为国际美学牙医学联盟成员,标志着口腔医学美学在口腔医学中已经确立了地位。

一门新学科要完善起来,往往需要一代人甚至几代人的奋斗。我国口腔医学美学随着经验的积累,人们对这一新学科的认识,也从最初的非议和观望,转向接受和参与。因为这是新学科发展的必然过程,越不成熟,留给人们的创造空间就越广阔。

(二)现代口腔美学治疗的发展现状

循着先驱者们认识和开拓口腔美学治疗的历史轨迹,现代口腔美学治疗正朝着高标准、高水平的方向发展。目前口腔美学治疗的研究重点主要集中在以下方面:

1. 色彩学 口腔医学美学中不可缺少的一部分,以前牙科色彩学方面的研究限于实验条件,研究的客观性和精确性均较差。伴随现代高科技的发展,计算机和光电转换测色技术在色彩学中的应用增多,目前牙科色彩学的研究与应用开发,已有了可喜的发展。首先是电脑化色彩测配系统比色仪的开发与应用,它消除了人裸眼比色的主观性和误差,并且将色彩以数值化表示,使配色更易操作,其次采用电脑化的测色仪,测定不同年龄、不同性别和不同牙齿的颜色,掌握人群中牙齿色彩变化的规律。另外是测定研究各种因素,对复合树脂和陶瓷材料的光色质的影响。例如,研究重复多次烧结、不同温度和不同含水量等对陶瓷材料色质的作用。其次是致力于新的光色质更好的牙科材料的研究开发。

2. 口腔材料的美学 随着人们对牙科审美治疗的需求日益提高,口腔材料学的研究者已将审美性列入了选择材料的标准,这与过去只注重材料的生物相容性和各种机械强度相比有了明显进步。临床上以前的银汞充填物和金属冠桥,纷纷被复合树脂嵌体和陶瓷冠桥替代,甚至一些非贵金属支架活动义齿,也被贵金属替换,就因为前者呈亮银色,与口腔组织相差太大,而后者呈淡金黄色与口腔组织比较协调。目前树脂和陶瓷材料的研究,除了它们的生物相容性与强度之外,重点是增进它们的审美性能。以陶瓷为例,如何进一步改善它的光色质和荧光效果已成为学者关注的热点。

3. 种植义齿的美学 对种植义齿的研究已从以往与骨组织的结合、存留时间以及恢复功能等方向,转向了它的审美属性。早期种植义齿对审美性重视不够,许多种植体特别是后牙毫无美观可言,突出表现在种植体的位置不准确,种植牙外形不逼真,与牙龈接触不自然,呈非生理形态。

要提高种植义齿的审美效果,特别是对上颌前牙,首先要进行仔细的诊断,检查牙龈形态;记录微笑线位置;取研究模型确定缺牙的形态与大小,再结合X线片确定种植位置;综合上述检查结果评价实现审美化修复的可能性,必要时还可以采用骨增高术、软组织改形术甚至正畸治疗,为种植体提供最大的审美修复空间。诊断完成后,种植体的植入是关键,种植体的头部应倾向唇颊侧,周围有充足的龈组织包绕。最后,上部构造的设计与制作也是重要的环节,不少情况下需要采用有角度的机台,才能将修复体制作得复合审美需要。近年来口腔医学发展的成就,越加显示口腔种植修复学是目前口腔医学各分支领域中最具活力和潜力的学科之一。

4. 颜面美学　正畸治疗以及颌面美容外科怎样增进面部软组织的美观是一个最令人感兴趣的话题。从前的正畸治疗只偏重矫正错𬌗的牙列,而对其改善和增进容貌美的作用的关注不够。近年来,许多学者重新评估正畸的功能与异常,强调应该最大限度地发挥正畸促进颜面美容的功效,不但要治疗牙列的畸形,还要矫正面部的异常,这才是真正意义上的正畸治疗。已证实正畸治疗对矫正面部异常的作用,突出表现在改善患者的侧面貌上。各种因素对颜面的影响也是不少学者乐于研究的题材,例如 TMJ 与面貌改变的关系。另外,人类学家参与对颜面学的研究,探讨面型的进化和演变。也有学者做不同国家的颜面文化的比较研究,比如韩国与日本的比较。有关公众的颜面审美意识的调查,更是这方面饶有兴趣的研究。

5. 计算机多媒体的应用　目前,在牙科审美治疗中较普遍应用的计算机数字化系统有计算机辅助设计与制作(CAD/CAM)、3D 打印技术、数码微笑设计(DSD)、口外及口内摄像等。牙科多媒体的功能是用于诊断牙科疾患,并记录保存临床资料,可以直观地在屏幕上与患者讨论病情,能够以电脑进行美容治疗设计,还可以将模拟结果显示出来,让医师和患者术前就了解术后效果,心理上有接受的准备,避免了一些由于双方的沟通误解而引起的纠纷。

6. 美容心理学的研究和运用　口腔美学治疗是一门关于人类追求自身之美的治疗技术。在治疗过程中,人是作为一种"审美主体"而存在的。在审美主体的"追求"与其"自身之美"的目标(即"审美目标"或"审美客体")之间,审美心理是不可忽视的客观存在的中介环境。我国学者何伦在《幻想丑陋:体像与体像障碍研究》中系统分析了人体审美心理学,他把求美者分为四种类型:主动乐观型、恐惧依赖型、缺陷障碍型和精神癔症型。目前我国口腔美学治疗在发展中除加强高新技术的研究和应用,同时也在推进美容心理的研究和运用。

小　结

本章主要介绍了美的起源与美的概念;美的形式以及形式美的规律;介绍了美感与审美的相关概念及基础知识;详细阐述了医学人体美的内容及其特点;简要介绍了美容医学及美容医学心理学的基础知识;口腔美学治疗涵盖范围;详细阐述了口腔医学美学的发展史;简要介绍了口腔美学治疗的发展现状。

(彭书海)

思　考　题

1. 形式美的规律有哪些? 请分别列举实例并加以分析。
2. 什么是审美,医学审美有哪些特点?
3. 人体有哪些黄金分割点,男女性别差异在美学上体现在哪些方面?
4. 美容医学作为一门交叉学科有哪些特点?
5. 口腔医学美学的研究内容是什么?
6. 口腔美学治疗包括哪些内容?
7. 论述自身对口腔医学美学的认识。

第二章 口腔医学美学基础

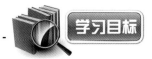

口腔医学专业：

1. 掌握：颌骨的美学测量标准；颌面部软组织美学评定标准；外鼻的美学特征；唇的美学特征；常用的微笑美学评价的指标；牙龈美学评价的解剖学标志；牙体色彩的基本特征、变化规律及表述方法。

2. 熟悉：颌骨缺损及畸形的数据分析；面部美学的测量方法；面部增龄性改变的解剖学基础；牙龈美学评价指标的概念；牙及牙列形式美学的特征；色彩的三要素、色光及色彩混合原理、物体色彩变化规律及牙体色彩美学的结构基础；牙体色彩的仿真制作的方法及其特点。

3. 了解：颌骨数据的采集与处理；颌面部软组织的美学特征；微笑及牙龈美学评价在口腔临床学科中的应用；色彩的产生原理、表述方法、色彩生理过程及色彩心理学现象。

口腔医学技术专业：

1. 掌握：牙及牙列形式美学的特征；牙龈美学评价的解剖学标志；牙体色彩的基本特征、变化规律、表述方法及仿真制作方法。

2. 熟悉：牙龈美学评价指标的概念；常用的微笑美学评价的指标；色彩的三要素、色光及色彩混合原理、物体色彩变化规律及牙体色彩美学的结构基础。

3. 了解：颌面部软组织美学评定标准；外鼻的美学特征；唇的美学特征；面部增龄性改变的解剖学基础；了解微笑及牙龈美学评价在口腔临床学科中的应用；色彩的产生原理、表述方法、色彩生理过程及色彩心理学现象。

第一节　容貌美学基础

一、概述

（一）面部美学的重要性

面部美学在美容外科中占有重要地位,其中有两个基本因素影响面部容貌美观:①颅骨和面骨构成的面部硬组织框架;②皮肤等面部软组织。前者称骨性脸型或静态脸型,后者称软性脸型或动态脸型。

颅面部骨骼是构成面部形态、轮廓的基本因素,起着决定性的作用,其受遗传因素的影响最为明显。同时颅面部骨骼在面部发育、衰老的过程中会发生一系列微妙的变化。改建颅面部骨性结构可引起面型改变,如颧骨缩小、下颌角截除、梨状孔周围植骨或人工代用品充填等手术,都可以从根本上改变一个人的面貌。与骨性脸型相比,软性面型有个体、性别、年龄等差异,受个人修养、气质、职业和人生阅历等后天性因素的影响更加明显。因此,面部皮肤在美容护理和美容外科中备受人们关注,面部皮肤质地与老化程度会影响一个人的容貌美。面部皮肤的老化表现为皱纹和松垂,可以通过面部除皱手术以及肉毒素注射等方式改变皮肤、肌肉等软组织形态,从而达到修复面型的目的。

对于颌面美容外科整形医师来说,患者的期望值和要求较高,这就要求整形外科医师需要在术前就能预见到术后效果。因此,术前进行良好的医患沟通及系统的面容美学分析,对手术方案制订和术后效果预测都十分关键。对患者进行面部美学综合评估有赖于整形外科医师对面部美的鉴赏能力。因此,一名优秀的整形外科医师需要加强自身对面部美的理解和认识,努力将理论联系实际,不断提高自身修养和鉴赏能力。

（二）颌面部整形美容的诞生与发展

整形美容是一门医学与美容交叉的学科,直到20世纪初,美容外科才从外科领域分支成为一门独立学科。而颌面部美学与美容在这个学科中有举足轻重的作用。和其他专业性较强的学科一样,这一学科在很长时期不为人们所看好。事实上,医疗美容技术自古有之。据史料记载,早在公元前,人们就有追求美并尝试用医学手段获得美的意识。公元前1500年,印度婆罗门教圣典《波塔》中,割鼻作为一种刑罚被确定下来。公元前600年,印度外科鼻祖斯鲁塔所著《斯鲁塔大医典》中记载了用额部皮肤移植再造鼻,被誉为"印度法",并沿用至今。西西里Antonio Branca发明了将前臂皮肤转移到鼻部修复鼻部缺损,即"意大利法"。在我国,西晋(265~316)《晋书》中魏泳之传,介绍魏泳之是一才子,但"生而兔缺",寻找到荆州刺史殷仲堪帐下的名医给予"割而补之"。

随后,整形技术在世界各地发展速度不尽相同,在欧美国家发展较为迅速。20世纪,一共发生了两次世界大战,这两次大战推进了整形技术的蓬勃发展。大战期间,大量伤员面容被毁,肢体残疾,重要器官发生缺损,需要整形的人空前增加。这一时期成就了许多整形大师,其中Harold Gillies被认为是整形外科之父。Miller于1907年出版的医学史上第一部美容外科专著 *The Correction of Featural Imperfections*,1911年Koole著 *Plastic and Cosmetic Surgery*,1926年Hunt著 *Plastic Surgery of Head Face and Neck*,这些都为美容外科奠定了深厚的基础。而在中国,由于与传统文化相冲突,"身体发肤,受之父母,不得伤毁",使美容技术长期无法登上大雅之堂。中国整形外科的"序幕"开始于50多年前,真正"上映"已经是抗美援朝战争开始之后。1950年,抗美援朝开始,宋儒耀教授及团队身赴前线为伤员们进行整形与颌面外科治疗。战争结束后,宋儒耀教授在北京创建了整形外科医院。同样,当年奔赴朝鲜战场的还有张涤生教授,其为上海交通大学医学院附属第九人民医院整复外科的创始人。这些大师们,以他们高超的技艺和崇高的医德,为我国整形外科发展作出了巨大的贡献。

(三)颌面部医学美容的未来趋势

1. 手术特点逐渐转变　我国美容外科手术是由整形外科发展而来的,早期多是对畸形的整复,手术创伤大,术后瘢痕明显。后来才逐渐转变为创伤较小恢复较快的美容手术。与此同时,越来越多的求美者愿意同时接受几项手术,如隆鼻、隆颏手术的同时进行。现如今,整形外科医师通常会按照患者的整体情况制订完善的系统的治疗计划,多项手术的联合往往能达到更为明显的术后效果,手术由单向逐渐走向综合。此外,随着技术的不断发展以及患者要求的提高,美容手术也逐渐走向了微创。肉毒毒素、透明质酸等的诞生是美容整形界的一个重大的突破,注射微整形以其几近无创以及术后无需恢复期的特点吸引了更多的求美者,微创的时代已逐渐来临。

2. 美之内涵不断升华　美是一个整体的概念,未来的美容整形的趋势是将其放在人体美容学的整体学科中来研究。在美容医学中,美容是基础,医学是手段或者说是服务于目的的技术群。所以,如果没有研究好美学,美容就没有前景。另外,我们还要将美容整形与人体的综合形象设计相结合。例如:一个五官通过整形达到漂亮的患者,皮肤很差,也不会漂亮;又例如五官精致皮肤很好的女孩穿着邋遢,也够不上美。即使外表很美,行为举止粗俗,也同样没有美感。因此,美是一个系统的、全方位的概念,美容整形也不能只在医学领域回旋,而应在整体美容中得到更好的发展。

3. 先进科技的融入与推动作用　任何行业的发展离不开先进科技的推动。而美容行业的飞速发展更是吸引了更多各领域的人才从事相关研究,先进科技得以不断注入。一方面,用于整形的人工材料不断革新,以更为安全和自然为未来趋势。另一方面,数字化技术的进步使得美不再是那么琢磨不定,术前术后影像的完善及测量使得一些标准和尺度得以确立。美逐渐从无形走向有形,主观走向客观。

作为美容工作者,在医学美学与美容医学理论的指引下,深入研究探索,用精湛的操作技巧和美学艺术修养,做到引领显示人体美的发展潮流,为美化人民生活、造福于人民作出贡献。

二、颌面部骨组织的美学测量标准

长期以来,有关改善脸型的研究一直备受人们重视。这是因为脸型与容貌美丑关系极大,理想的脸型能给人留下美好的第一印象。脸型不理想,即使五官条件再好,有时也会使容貌美丧失殆尽,造成个体在心理上和社会适应上的明显压抑。

在我国,历来认为卵圆形脸型即俗称的瓜子脸或鸭蛋脸是女性最理想的脸型,因为只有这种脸型,下颌角隐蔽,外形轮廓线流畅,具有曲线线条的美学优势;无论从正面还是从侧面看,都是比例协调的。另一方面,作为我们亚洲人来说,颧骨不如西方人突出,面容细部也多纤巧,只有卵圆形脸型所衬托的五官最美。即使不加修饰打扮也给人以清秀温柔之感。换言之,能充分体现自然美。

现代美学认为"和谐"是容貌美三要素中的最高级形式。首先,垂直方向的和谐是美的面型规律性表现形式之一。面下 1/3 必须有足够高度才可使表情自然。这是容貌美的重要基础之一。另一方面,面部和谐还要求宽度协调。美貌人群面中部宽度(双侧颧弓间距)均约为面下部宽度(双侧下颌角间距)的 1.3 倍。

对称是面型美的另一种规律性表现形式,能给人以平衡、稳定之感,并带来美的愉悦。双侧面部绝对对称的人固然没有,但不对称若超过一定限度则为畸形,会使容貌美遭到破坏。只不过与面部协调性破坏相比是属于第二位的。

(一)颌骨数据的采集与处理

传统的颌骨手术,常常是医师在自己的大脑中进行模拟,这种方法的手术质量往往依赖于医师的临床经验与技能。用计算机代替医师进行手术方案的设计、构思,更为客观、定量,并且能够与其他医师共享。将计算机技术引入颌面外科手术,给医师和患者带来了极大的便利。临床上常用的颌骨数据采集方法主要有以下几种:

1. X 线头影测量　X 线头影测量是利用头颅定位仪严格定位头颅而摄取的 X 线片,随后在获得的头颅影像上选择一些公认能够相对稳定代表牙颌面解剖位置的标志点,再连接各点形成一定的角、线、弧,比对标准值,对牙颌面软硬组织进行分析诊断的一种技术方法。X 线头影测量为颌骨的二维评价提供了客观的、可重复的方法,使得不同的患者可以采用规范化的数据进行比较,也可以对颌骨的一系列变化进行量化的比较。X 线头影测量临床应用最早,且应用最广泛,我们将着重介绍。临床上常用的 X 线头影测量主要有侧位以及正位测量。

2. 立体射线成像技术　整合前位以及侧位 X 线片,从而获得颌骨的三维图像。该方法简单经济,但是难以界定标志点,且具有较高的辐射。

3. 计算机断层扫描(CT)　通过单一轴面的射线穿透被测物体,根据被测物体各部分对射线的吸收与透过率不同,由计算机采集透过射线并通过三维重构成像。CT 在头颈部疾病及畸形具有极其重要的临床诊断价值。多排 CT 在轴向断层的基础上,可以在短时间内重建出冠状位和矢状位的影像。

4. 锥形束 CT　简称 CBCT,即 cone beam CT 的简称。顾名思义是锥形束投照计算机重组断层影像。其原理是 X 线发生器以较低的射线量围绕投照体做多次(180~360 次,依产品不同而异)环形数字式投照。然后将投照后获得的数据整合汇总在计算机中进行三维图像重构。CBCT 获取数据的投照原理和传统扇形扫描 CT 是完全不同的,而后期计算机重组的算法原理有类似之处。CBCT 较传统的 CT 具有更短的扫描时间、更低的辐射量、更高的分辨率以及更低的扫描成本。但是 CBCT 依然有一些限制其临床应用的缺点,如:无法很好地显示肌肉形态或皮肤轮廓,无法很好显示颅底及颅后部等。

5. 三维重建技术　三维重建就是在计算机软件程序的辅助下将二维图像重建成为立体图像的过程,其显示算法包括表面显示法和体积显示法两种。三维重建的图像可以显示出人体各解剖部位复杂的空间结构,避免主观因素的影响,便于研究疾病发展规律,设计出最佳的手术路径,指导临床诊断和治疗。三维重建技术的无创性以及三维图像的直观、准确和定量的特性使之在颅颌面外科的应用方面有广阔的发展前景(图 2-1)。

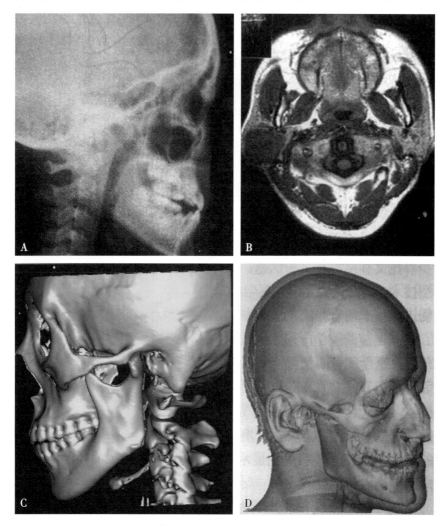

图 2-1 颌骨数据采集方法
A. X 线头影测量 B. 计算机断层扫描(CT) C. CBCT D. 三维重建

（二）颌骨的美学测量标准

美容外科医师应该掌握正确的人体测量方法,通过人体测量和局部测量获得人体的特征、类型、变异以及发展规律等相关数据,而后作出手术设计。颌骨的美学测量主要依赖于正、侧位 X 线头影测量技术。

1. 侧位 X 线头影测量分析 侧位片主要用以描述颅面垂直以及前后向的关系,由于临床上大多数的错𬌗畸形表现在颅面以及牙颌结构前后向和垂直向的异常,因此,侧位 X 线头影测量较正位 X 线头影测量应用更为广泛。

（1）侧位 X 线头影测量常用的硬组织测量标志点(图 2-2):

（2）侧位 X 线头影测量常用的基准平面:基准平面是在 X 线头影测量中相对稳定的平面。常常用来作为获取其他线距、角度以及比例等参数的参考平面。常用的基准平面主要有以下几个(图 2-3):

1) Bolton 平面:由 Bolton 点与鼻根点连线构成。常用于头影测量重叠比较。

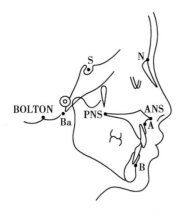
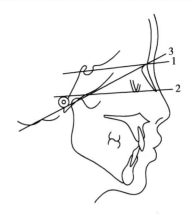

图 2-2　侧位 X 线头影测量常用硬组织测量标志点

蝶鞍点(S);鼻根点(N);颅底点(Ba);Bolton点(Bo);前鼻棘点(ANS);后鼻棘点(PNS);上牙槽座点(A);下牙槽座点(B)

图 2-3　侧位 X 线头影测量常用的基准平面

1. 前颅底平面;2. 眶耳平面;3. Bolton平面

2) 眶耳平面(Frankfort horizontal plane,FH):由耳点和眶点连线构成。在正常头位时,眶耳平面与地面平行。

3) 前颅底平面(anterior cranial base plane,SN):由蝶鞍中心点与鼻根点连线构成。在颅部的矢状平面上,反映前颅底的前后范围,常用来评价面部结构与颅底的相互关系。

(3) 侧位 X 线头影测量常用平面(图 2-4):

1) 腭平面(palatal plane,PP):前鼻棘点和后鼻棘点相连形成的平面。

2) 下颌平面(mandibular plane,MP):下颌平面有三种定义:一是下颌下缘最低点的切线;二是下颌角点与颏顶点间的连线;三是经过颏下点的下颌角下缘的切线。

3) 面平面(facial plane,FP):鼻根点与颏前点间的连线。

4) 下颌支平面(ramus plane,RP):髁突后缘和下颌升支的切线所构成的平面。

5) Y 轴(S-Gn):由蝶鞍中心点与颏顶点相连构成,此轴反映了面部的生长方向。

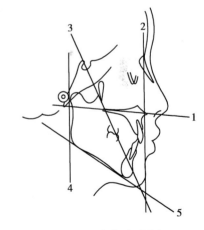

图 2-4　侧位 X 线头影测量常用平面

1. 腭平面;2. 面平面;3. Y 轴;4. 下颌支平面;5. 下颌平面

2. 正位 X 线头影测量分析　前面所介绍的主要是对于头颅定位的侧位片而言,然而对于某些畸形,尤其是面部不对称性畸形,例如偏面萎缩畸形(PHA)等,侧位片难以提供有效的临床分析依据。因而,对于此类不对称的牙颌面畸形,越来越多的临床医师采用正位(前后位)X 线头影测量进行分析,以期获得满意的效果。

正位片的分析方法有很多种,临床上常用 Sassauni 法,此法比较方便,定点简单,也可与侧位片进行分析比较,因此具有比较好的参考价值。

(1) 正位 X 线头影测量硬组织测量标志点(图 2-5):

(2) 正位片分析:将侧位片描图置于右侧,正位片描图置于左侧,使两图的机械外耳道于同一水平线之上,从而将侧位片上任意点投射于正位片之上,用以分析比较骨骼的垂直、前后以及宽度的相互关系。

3. 颌骨美学测量常用的测量项目

(1) 颌骨美学测量常用的硬组织角度(图 2-6,表 2-1):

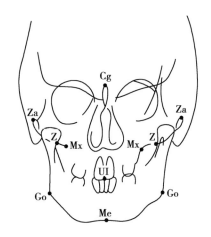

图 2-5　正位 X 线头影测量硬组织测量标志点
鸡冠中心点(Cg);上中切牙点(UI);颏下点(Me);颧额缝内侧点(Z);颧弓外侧点(Za);上颌基点(Mx);下颌角点(Go)

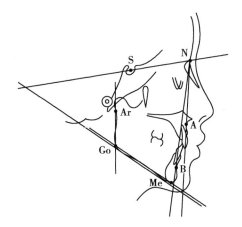

图 2-6　颌骨美学测量常用的硬组织角度

表 2-1　硬组织角度正常范围值(单位:°)

测量项目	男	女
SNA	82 ± 3	82 ± 3
SNB	80 ± 3	78 ± 3
ANB	3 ± 2	3 ± 2

1) SNA 角:反映上颌相对于前颅底的矢状向位置关系。由鼻根点至上牙槽座点连线与前颅底平面构成。若该角度过小,提示上颌后缩,反之则提示上颌前突。

2) SNB 角:反映下颌相对于前颅底的前后向位置关系。由鼻根点至下牙槽座点连线与前颅底平面构成。若该角度过小,提示下颌后缩,反之则提示下颌前突。

3) ANB 角:SNA 角与 SNB 角之差。反映上下颌骨相对的前后向位置关系。若该角增大,提示上颌前突,反之,则提示下颌前突或上颌后缩。

4) 下颌角(Ar-Go-Me):由下颌平面和升支平面构成,反映下颌骨形态。

5) 颌平面角(SN-MP):前颅底平面与下颌平面的交角。反映面部的高度以及下颌平面的陡度以及下面部的前后、垂直比例关系。

(2) 下颌角角度:常规拍摄全景片、正侧位 X 线头影测量片显示下颌角的正常开张度为120°左右,种族之间略有差异,男女之间亦略有差异,男性较女性角度略小,更显阳刚之气。

（3）颌骨美学测量常用的硬组织线距以及线距比（图 2-7，表 2-2）：

表 2-2　硬组织线距比正常范围值

测量项目	男	女
上面高 / 下面高（N-ANS/ANS-Me）	0.80 ± 0.05	0.83 ± 0.05
上面高 / 全面高（N-ANS/N-Me）	0.45 ± 0.03	0.49 ± 0.04
下面高 / 全面高（ANS-Me/N-Me）	0.58 ± 0.02	0.55 ± 0.02

（三）颌骨缺损及畸形的数据分析

迄今为止，已有众多专家学者提出了至少几十种的 X 线投影分析方法，主要用于分析颅面骨骼间的关系及其与牙颌的关系，对错𬌗畸形进行分析，进而进行手术设计。常用的分析方法主要有 Downs 法、Tweed 法以及 Wits 法等。本节主要介绍临床最常用的 Downs 法（图 2-8）。

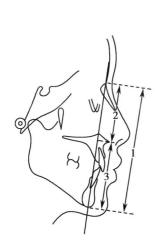

图 2-7　颌骨美学测量常用的硬组织线距

1. 全面高；2. 上面高；3. 下面高

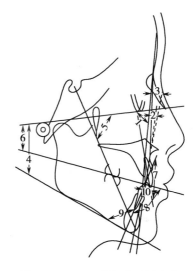

图 2-8　Downs 分析法测量内容

1. 面角；2. 颌凸角；3. 上下牙槽座角；4. 下颌平面角；5. Y 轴角；6. 𬌗角；7. 上下中切牙角；8. 下中切牙-下颌平面角；9. 下中切牙-𬌗角；10. 上中切牙凸距

Downs 法以眼耳平面作为基准平面，具体包括以下内容：

1. 面角　面平面与眼耳平面相交之后下角。此角代表了下颌的凸缩程度，角度越大，下颌越突，反之表示下颌后缩。

2. 颌凸角　NA 与 PA 延长线之交角。此角代表面部的上颌部对于整个面部侧面的关系。此角越大表示上颌相对凸度越大，反之则越后缩。

3. 上下牙槽座角　AB 或其延长线与面平面的交角。此角代表了上下牙槽基骨间的相互位置关系。此角越大表示上颌基骨对下颌基骨的相对位置显后缩，反之则上颌基骨对下颌基骨位置越前突。

4. 下颌平面角　下颌平面与眼耳平面的交角。下颌平面由通过颏下点与下颌下缘相切的线所代表。此角代表下颌平面的陡度及面部的高度。

5. Y 轴角　由蝶鞍中心点与颏顶点相连构成，此轴反映了面部的生长方向。

6. 牙合平面角　HE 平面与眼耳平面的交角。此角代表 HE 平面的斜度,此角越大 HE 平面越陡。

7. 上下中切牙角　上下中切牙牙长轴交角。此角代表上下中切牙间的突度关系。

8. 下中切牙 - 下颌平面角　下中切牙长轴与下颌平面交角。此角代表下中切牙唇舌向的突度。

9. 下中切牙 - 牙合平面角　下中切牙与 HE 的交角。代表下中切牙与功能 HE 的关系。

10. 上中切牙凸距　上中切牙切缘至 AP 连线的垂直距离。此距代表上中切牙的突度。

三、颌面部软组织的美学评定标准

颅面部骨骼是构成面部形态、轮廓的基本因素,起着决定性作用,骨性面型是软性面型的基础,虽然我们习惯性地把对软性面型的美学评定称为颌面部软组织美学评定,实际上这种评定同样包含了骨性面型的形态。

(一) 颌面部软组织的美学特征

面部美观的提升对人体美学有很大的帮助,但整形外科医师在对患者进行评估时不能只关注患者要求整形的面部,同时还应考虑患者的全身情况、年龄、种族及性别等的影响。

1. 整体观　人作为一个整体,面部是全身的一部分。一般来讲,体型与面部形状具有一定的相似性。椭圆体型可以在面部得到反映,高挑的人通常其脸部显得瘦长,而矮而壮的人多有一个圆形、短而宽的脸庞。面部分析不能与身体形态分割开来,面部各部分更不能孤立地看待,在进行面部手术之前,应对患者进行全面整体分析,如只孤立、单一地评价患者的某一部位,容易造成术后整体不协调。

2. 年龄　由于面容老化是正常的生理过程,患者的年龄因素对容貌的影响很大。在不同年龄阶段,面部骨骼、肌肉软组织及皮肤都会呈现不同的特征,因此医师须熟悉各年龄阶段的面部美学特征,当患者要求进行面部年轻化手术时,应行符合其年龄的面部年轻化手术。

3. 种族　不同种族及地域差异的人具有不同的面部特征,如日本成年人中 50% 有内眦赘皮,而在白色人种中,幼年时若有内眦赘皮存留,成人后多会自行消失。在不同种族中,皮肤类型、瘢痕形成等亦大不相同。

4. 性别　男女之间的面容特征受激素水平的影响具有一定差别。男性的面部棱角分明,下颌角明显且突出,多呈方形,颏部、前额和颧部较明显。眉毛粗而直立,皮肤一般较厚。女性则倾向于圆形或椭圆形,具有平滑的轮廓曲线,均衡的皮肤张力和质地,女性眉毛一般细而弯曲。

总之,面部各个部位应该与面部整体协调一致,同时面部也应该与身体各部协调一致,只有通过全身系统的美学综合评价,才能真正有效地给患者带来美的改善。

(二) 颌面部软组织美学评定标准

现代学者 Frankas 等报道,在正常人群中除标准区分外,还存在一些波动范围,说明正常端庄的容貌各部分比例并不存在绝对标准,达到或接近这些标准的容貌更具美感。常用的美容评价标准有"美容平面"、"三停五眼"、"黄金分割"、近年发展起来的"马夸特面具"以及"面部对称"。

1. 美容平面(esthetics plane)　又称审美平面。

面部侧面轮廓中,鼻、唇、颏三者是否协调匀称,在容貌美学中占有重要地位,一直受到医学界和美学界重视。这不仅是由于正颌外科、正畸治疗可以使面下 1/3 改变,更是因为面下 1/3 形态最富有变化,更能体现个性,尤其是被称为"现代人类美学特征"的颏,与容貌美的关系最为密切。一些学者设计了各种方法,试图通过鼻、唇、颏软组织相互关系来评价人的侧貌,其中最具代表性的是瑞克特(Ricketts)审美平面(图 2-9)。该平面在下颌骨手术和颏成形术中具有重要参考价值。

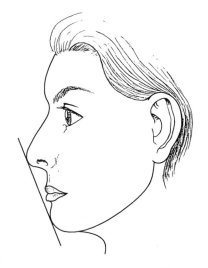

Ricketts 审美平面:从面部的侧面观,将鼻尖点与颏前点相连成一条直线,测量上下唇到此平面的距离,从而对上下唇突度及其与鼻、颏部的关系进行评估。对于一般东方人来说,理想的唇颏复合体关系是上唇位于此线后方 4mm、下唇 2mm。但该平面的测量易受到鼻尖高度的影响。

2."三停五眼" 源于我国古代画论《写真古决》中,是现在评定面部美学的公认标准之一。它阐明了人体面部正、侧面观的纵向及横向比例关系。

图 2-9　Ricketts 审美平面

(1)"正三停":又可分为大、小三停。大三停是指以发缘点、眉间点、鼻下点及颏下点作横向水平平行线,将面部基本等分为三个部分。这是根据比例较稳定的表面解剖标志而定的,因此在临床应用时需有一定的条件保证。例如面上部要依靠头发的完整性,面下部要依靠牙列的完整性。面上 1/3 及面中 1/3 比例失调形成颅面部畸形,牙颌面畸形则主要表现为面中 1/3 及面下 1/3 比例异常。小三停是指面下部的"三停"。鼻底至口裂点(正中点)、口裂点至颏上点(颏唇沟正中点)、颏上点至颏下点,将面下 1/3 区域又分为三个基本相等的部分。其中面上 1/3 为上唇高度,面下 2/3 为下唇及颏的高度。理想的男性上唇高度约为 24mm,下唇及颏高度约为 50mm,女性较男性少约 4mm(图 2-10)。

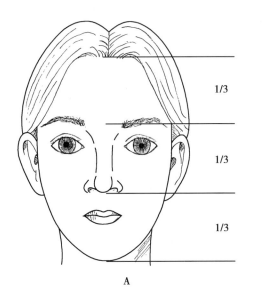

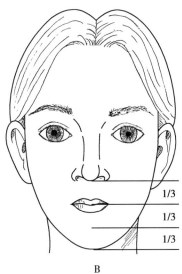

图 2-10　大、小三停

A. 大三停　B. 小三停

（2）"侧三停"：以耳屏中点分别向发缘点、眉间点、鼻尖点、颏前点作 4 条直线，将面部侧面划分为 3 个扇形三角，即为侧面"三停"。一般人来看，β 角偏小，γ 角偏大，最大角和最小角之差以不超过 10° 为美（图 2-11）。

（3）"五眼"：是指将面部正面观纵向分为五等份，沿两眼内外眦作垂线，所得两眼内眦间

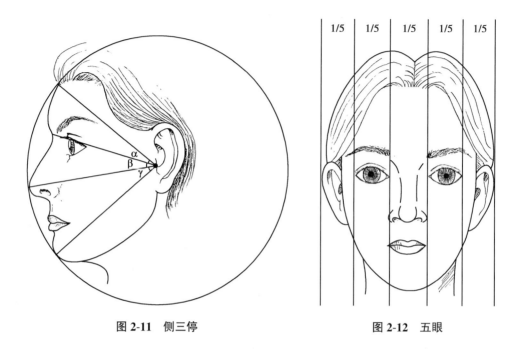

图 2-11　侧三停　　　　　　　　　　　图 2-12　五眼

距、两眼宽度和两眼外眼角垂线至耳轮垂线间距相等的五个部分（图 2-12）。

凡按"三停五眼"比例画出来的人物面造型是和谐的。

3. 眼睛美学　眼睛作为人们"心灵的窗户"，比语言更能表达人的个性、情绪和内心世界的起伏。一对美丽动人的眼睛可谓是"画龙点睛"的神来之笔。那么，眼睛在面部美学中又有什么评定标准呢？首先，对称性是眼睛美学基础的必要条件。其次，从美学角度来看，眼睛与脸型的大小要相匹配，一般比率为 2~2.5。上睑的外侧游离缘部分应与上唇外侧唇红缘的切线平行。正常凝视情况下，上睑应遮盖一小部分虹膜，但未及瞳孔，下睑遮盖 1~2mm 虹膜。这样的眼睛看起来才最有神韵。

眼睑形态是眼睛美学的重要影响因素。下眼睑的可变性不大，上眼睑的形态可分为单睑（单眼皮）和重睑（双眼皮）。依据形态不同，重睑又主要分为平行形、新月形和广尾形（图 2-13）。国人在追求手术获得重睑效果之前，应先考虑个人面型和五官的协调统一，不宜刻意重睑。

眉毛是美眼的另一重要组成部分。眉毛内侧点应位于内眦上方约 1cm 处，向下垂直通过鼻翼的最外侧缘。内侧略粗，向外侧逐渐变细。女性的眉毛最好正在眶上缘平面。眉毛弧度的最高点应在平视的虹膜外侧缘平面。眉毛外缘应终于鼻翼与下睑外侧面斜切的延长线上。眉毛内、外两端位于同一水平面。男性的眉更粗一些，平且密，可稍低于睑上缘平面。眉毛可通过梳理、修剪及纹绣等多种方式美化（图 2-14）。

4. 黄金分割定律　是由希腊哲学家、数学家毕达哥拉斯发现的，即比例中短的部分与

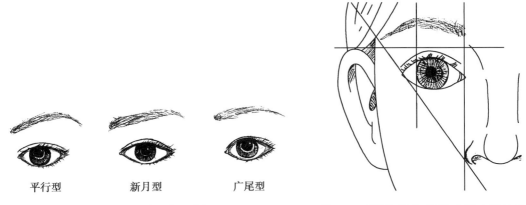

平行型　　　　新月型　　　　广尾型

图 2-13　重睑形态示意图　　　　　　图 2-14　眼眉、眼睑、睑缘、鼻翼之间的关系

长的部分的比例和长的部分与全部长度的比例相等,均为 0.618,可用公式:a∶b=b∶(a+b)表达。这一神奇的数学比例关系,被认为蕴含着极其丰富的美学价值,是美丽、协调和平衡的最高表现形式,后来被古希腊著名美学家柏拉图誉为黄金分割率。这一比例存在于大自然中的各个角落,被广泛地应用于绘画、雕塑、建筑、音乐等领域。

在人面部中蕴含着多个黄金分割点,越是接近黄金分割定律,越具有美丽和谐的容貌。如从宽度上看,口裂的宽度与鼻底的宽度、口裂宽度与眼外眦间距的比例呈现黄金比例关系,头颞部的宽度与双眼的宽度为黄金比例。纵向观察,额部顶点至眼水平线与眼水平线至颏的比例,颏至口裂的距离与颏至鼻翼间距也呈黄金比例。

5. 马夸特面具　加州大学 Marquardt 医师通过研究专业模特和电影明星的容貌,在这些吸引人的脸上发现了更多的黄金比例。他将黄金分割法进行延伸,提出了以其名字命名的马夸特面具,也称黄金十边形面具或黄金比例面具。

该法与黄金分割相比,进一步建立了二维空间上的黄金分割比例,并且他们还研究了处于静态和微笑状态下的三维表情,可从正面和侧面两个方向观测。该面具可用于指导面部美容整形计划的制订,与马夸特面具差别越小的脸越标准美观(图 2-15)。

此外,经过长期的美学测量研究发现,人面部美学还存在一些其他比例关系,例如嘴的宽度与口角至颏部的距离相等。眶下缘至鼻基部的距离与鼻基底的宽度一致,两者为面中1/3 宽度的 1/2。眉毛至颏部的距离与颞间距相等。

6. 对称性　面部对称性是衡量美貌的另一重要标志。一般以眉间点、鼻至颏中点连线为中轴,平分面部,左右对称。虽然世界上没有一个人的容貌是绝对对称的,仔细观察总会存在许多细小差别,但不容易被人发现,并不影响对其美貌的评价。面部产生不对称的原因主要是:胎儿在子宫内发育阶段受压,后天发育不协调,牙齿萌出异常,咀嚼习惯及表情肌的异常,先天遗传因素,覆盖骨的软组织厚薄不均匀等。

有魅力的容貌都有某些共性的比例和谐关系,给人以平衡、匀称的美感,尽管这些相互关系并不是绝对的,很多漂亮的脸虽然没有达到理想比例,但也很协调,应综合看待。

(三)面部美学的测量方法

美容整形外科医师应系统地掌握人体测量方法,便于对求美者容貌及形体进行美学分析、手术设计,并作术前、术后对比和评价,同时也便于同行之间学术交流。任何整形手术前,

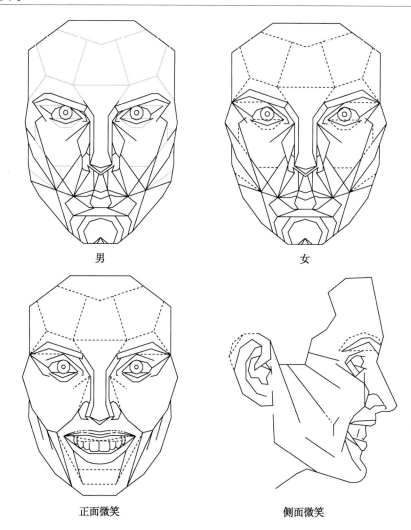

男　　　　　　　　　　　女

正面微笑　　　　　　　　　　侧面微笑

图 2-15　马夸特面具

医师须对患者进行标准医学摄影,头部摄影应取 Frankfort 平面为取景中心。

　　Frankfort 平面是指在 X 线侧位片上,骨性外耳道上面与眶下缘最下面之间的连线(图 2-16)。在照片上,相当于耳屏上方到下眼睑与颊部皮肤相交接处的连接线。该线平行于颅底,是对患者摄像和头部 X 线片最标准的参考。照片有助于术前设计、术中确定方案及术后效果评价。

　　目前应用最为广泛的面部测量方法是对患者二维平面照片进行测量,常规测量仪器有直角规、弯角规、人体测高仪。

　　电脑三维立体成像技术越来越多地应用于医学领域,尤其是在美容整形外科领域,计算机影像对面部分析和手术计划具有巨大潜能,特别是三维立体成像技术,有着广泛

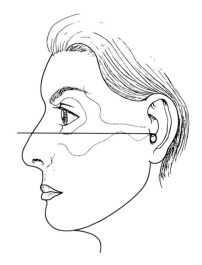

图 2-16　Frankfort 平面

的应用前景,其不仅可以更全面、更精确地捕捉面部各部位的形态,从而保证面部解剖结构测量的精确性,还可通过电脑辅助设计,向术者和患者展示不同手术操作所产生的不同效果,便于术前沟通交流。

目前较为常见的三维成像技术有以下三种:

1. X射线及CT三维重建测量 利用X射线对不同组织穿透能力不同,完成对软硬组织的分辨,通过计算机软件进行颌面部软、硬组织三维重建,是目前应用最为广泛的颌面部软、硬组织测量技术。该方法采用常规螺旋CT扫描机及计算机辅助软件即可完成对颌面部软、硬组织的同时测量,简单快捷,但是缺点是产生对人体有害的电离辐射,同时对颌面部软组织的成像精度较差等。

2. 近景摄影测量 是利用数码相机从不同角度拍摄颌面部的近景图片,通过后期软件处理完成对颌面部的三维重建,类似于3D摄影机的工作原理。系统常由数码相机、坐标控制场、计算机、专业3D图形加速显卡等组成。该系统可以在较短时间内完成对患者信息的精确采集,同时避免了电离辐射侵害,具有较为广阔的应用前景。

3. 激光三维扫描技术 目前使用激光扫描仪可以采集清晰的面部软组织三维数据,通过软件即可构建出三维虚拟模型,清晰显示颌面部口唇、鼻部、眼部等解剖结构,同时面部及颈部的外形轮廓也可以得到细致地显示,利用软件完成对颌面部的测量,但该技术由于仪器设备较为昂贵,更多地应用于科研,全面应用于临床仍需要时间。

四、鼻唇的美学标准

(一)外鼻的美学特征

鼻子称为颜面之王(图2-17),鼻子的外部形态不同,给人的面部特征千差万别,鼻子位于颜面正中,把面部长度分为三等份,外鼻长度正好是1/3,两侧鼻翼间宽度正好是面部宽度的1/5。

理想的鼻子应与五官协调搭配,并具备几个美学维度。有一定的高度与长度;宽度比例适当;鼻头大小合适;鼻孔上窄下宽形状优美;鼻小柱细而直。下面将从这些方面详细地阐述鼻的美学特征。

1. 鼻部正面观 评价鼻的外观,首先要评价鼻是否存在偏斜。从眉间区到颏下点的直线应将鼻梁、鼻尖和唇弓二等分。如果存在偏斜,必须找出原因。

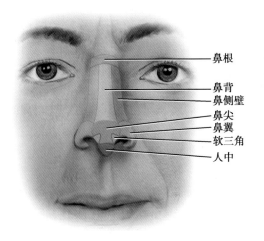

图2-17 外鼻解剖标志示意图

鼻的长度指从鼻根到鼻孔与上唇交界的距离,一般占面部长度的1/3。鼻翼基底部的宽度为鼻长的2/3。鼻翼基底部宽度正常时,鼻主体的宽度应该为鼻翼基底部宽度的80%,而鼻翼基底部的宽度应约等于内眦的宽度(图2-18)。

在正面观上,鼻尖应该有四个表现标志:两侧的鼻尖表现点、鼻尖上区转折和鼻小柱-小叶角的线条会构成两个等边三角形(图2-19)。通过评价这两个等边三角形偏差以查明导致鼻畸形或不美观的原因。此外还要注意鼻尖的偏斜、不对称、球形、肥大等。

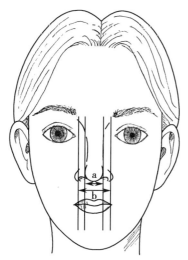

图 2-18 鼻部正面观

a. 鼻主体宽度 b. 鼻翼基底部宽度 a=80%×b

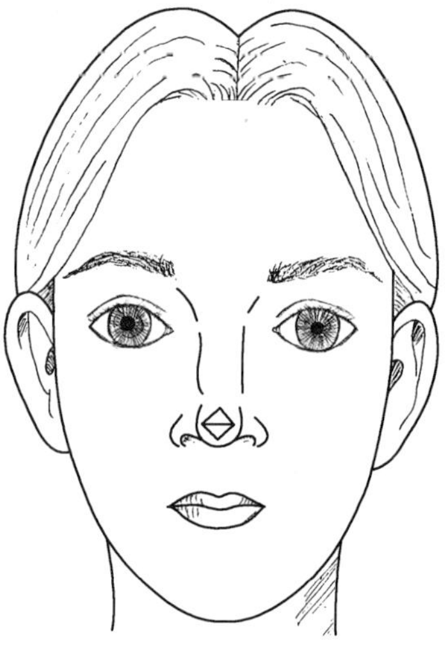

图 2-19 鼻尖表现点

而从正面观察鼻小柱,其位置应该正好悬挂在鼻翼缘的下方,使鼻翼缘和鼻小柱最低的部分构成的轮廓线表现得像一只海鸥柔和地张开翅膀。如果这个线条过于弯曲或者趋向一条直线都是不美观的。过分弯曲,代表鼻尖下小叶过高;若为直线,表示鼻小柱显露过少。

2. 鼻部侧面观 通过大量的观察测量,人们发现鼻部侧面的美观和谐主要由鼻额角、鼻面角、鼻颏角、鼻小柱 - 小叶角、鼻尖突出度、鼻尖旋转度决定。

鼻额角:鼻额角是一条柔和凹形弧线,起于眉下部位,连接眉毛与鼻背。鼻额角最深的部位应在目光凝视前方时位于上睫毛线和睑板上皱襞之间。理想的鼻额角通常为115°~130°。在此范围内,女性偏钝为好,男性偏锐为好(图2-20)。

鼻面角:从鼻根点到鼻尖连线与眉间点到颏点连线的交角。通常为 30°~40°(见图 2-20)。

鼻颏角:由鼻根点到鼻尖连线与鼻尖到颏点连线交叉形成的角度。理想的鼻颏角通常为 120°~132°(见图2-20)。

鼻小柱 - 小叶角:由鼻小柱和鼻尖下小叶连接形成,约 30°~45°。此部位的饱满度增加通常是由鼻中隔尾侧端突出引起(图 2-21)。

鼻尖旋转度:旋转度是通过鼻唇角角度来确定的。鼻唇角是在侧面画一条经过鼻孔最前点和最后点的直线和垂直于面部自然水平面的垂线之间所形成的角。鼻唇角在女性应约为 95°~100°,在男性应约为 90°~95°。个子矮的人鼻尖上旋量需要比个子高的人多一些以达到面部美观(见图 2-21)。

鼻尖突出度:当上唇突出度正常时,应在接近上唇最

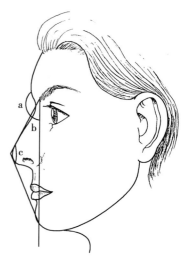

图 2-20 鼻部美学角度

a. 鼻额角,通常为 115°~130° b. 鼻面角,通常为 30°~40° c. 鼻颏角,通常为 120°~132°

突出的部分画一条垂直线,至少 50%~60% 的鼻尖应位于此线以前。位于垂线之前的超过 60%,鼻尖被认为是过度突出;少于 50%,被认为是高度不足(图 2-22)。

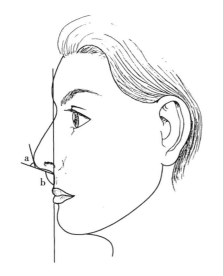

图 2-21　鼻小柱 - 小叶角与鼻尖旋转度
a. 鼻小柱 - 小叶角,约 30°~45°　　b. 鼻尖
旋转度,约 90°~100°

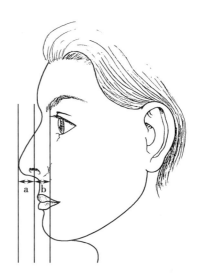

图 2-22　鼻尖突出度

当鼻长度合适时,理想的鼻尖突出度应该为鼻长度的 0.67。

鼻背高度:确定了鼻尖突出度以后再评价鼻背。在女性,它应平行于连接鼻额角和所需鼻尖突出度的直线后方 2mm,在男性则应略靠前。对于女性,首选一略带有鼻尖上区转折的鼻背。这会使鼻部轮廓更清楚,并把鼻身与鼻尖区分开。

(二)唇的美学标准

唇部占据了颜面下 1/3 部分(图 2-23)。由于两侧对称,所处解剖部位系面部正面暴露部位。因此,唇的缺损和畸形,不仅很大程度影响患者的进食和发音,对容貌的影响也极大。

唇的解剖界限:上达鼻底,下达颏唇沟,两侧以唇面沟为界。中间有横行的口裂将其分为上下唇,口裂两侧为口角。

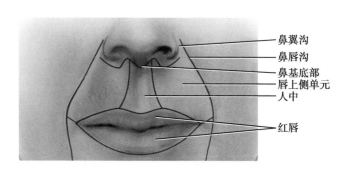

鼻翼沟
鼻唇沟
鼻基底部
唇上侧单元
人中
红唇

图 2-23　唇部表面解剖示意图

1. 唇部正面观　从正面观,一个正常美的上唇呈弓形状态。有一个红色的边缘,称之为红唇或朱缘。朱缘与皮肤的交界处有一白色的细嵴,称皮肤白线或朱缘嵴。朱缘中部的弓形更为明显,称朱缘弓或爱神之弓(Cupid's bow)。朱缘弓的正中有一条浅沟,称人中。人中下方的红唇呈结节状,称唇珠。

(1)形态:一个上唇较下唇稍薄又微微翘起,唇珠饱满,两端嘴角也微向上翘的口唇,被人们认为是美的唇形。相反,从正面观,唇红太宽、太长,缺乏唇珠,上唇较下唇更厚更紧,则应通过唇整形术予以改善。

(2)宽度:嘴的宽度大约等于角膜内侧缘之间的距离,也大约等于口角至颏部的距离(图2-24)。

(3)厚度:上下唇的厚度不完全一致,下唇通常比上唇厚。上唇的厚度约5~8mm,下唇的厚度约10~13mm。

(4)比例:面部的下1/3被通过下唇红的水平线等分。通过颏唇线的水平线将口裂到颏最低点的距离分为1:2(图2-25)。

2. 唇部侧面观 从侧面观,上唇较下唇略松且薄,微微突出、翘起,并轻轻盖于下唇之上。一般情况下,上唇突出超过下唇约2mm。

唇颏关系:上唇约位于自鼻底至颏垂线前3.5mm处,下唇约位于2.2mm处。一般当上唇超过前额正中鼻根点垂直于水平线的降线,常为小颌畸形,当上唇接近于经眼眶垂直于水平线的降线时,则常为"地包天"患者面容。

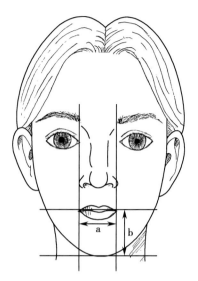

图 2-24 唇的宽度

a. 唇的宽度 b. 口角至颏部距离 a=b

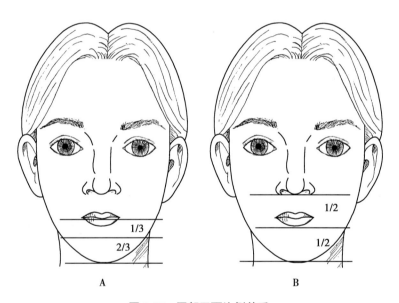

A   B

图 2-25 唇部正面比例关系

Ricketts审美平面:下颌在放松状态下鼻尖与颏下点的连线为审美平面。上唇在其后方4mm,下唇在其后方约2mm(图2-26)。

Sg-Pg平面(Burstone线):该平面由鼻下点至颏前点连线构成(图2-27),反映唇部的相对突度。

中国汉族美貌人群(恒牙期):

上唇到Sg-Pg平面的距离:男性6.4mm±1.26mm,女性5.4mm±1.29mm。

下唇到 Sg-Pg 平面的距离：男性 5.5mm ± 1.64mm，女性 4.5mm ± 1.66mm。

3. 唇部的动态美学　由于唇部的特殊性，其美学不仅在于静态，还包括动态时的美观。一个美观的唇，应在微笑或大笑时对称，无凹陷，线条自然。同时，唇与齿的关系十分密切。双唇自然闭合时，上切牙露出了 2~3mm 通常被认为是符合美学观点的。对于女性而言，当颏收缩时（往往伴有酒窝）上切牙露出 4~6mm 也很有魅力。在微笑时，上切牙能全部露出，而几乎不暴露牙龈被认为是最合适的。因此，美容整形医师在进行唇部整形手术时，可参考患者的牙列情况，以达到美观和谐。

（三）鼻唇的美学标准

侧貌角　连接软组织眉间点、鼻下点和颏前点，所成微向前方凸出的角（图 2-28）。正常为 165°~175°。侧貌角

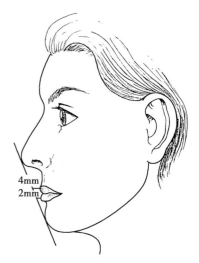

图 2-26　Ricketts 审美平面

小于 165°者可能属于Ⅱ类错𬌗，若大于 175°者可能属于Ⅲ类错𬌗。

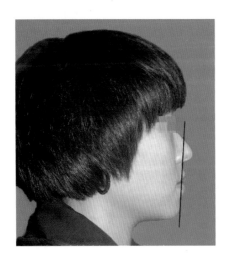

图 2-27　Sg-Pg 平面（标准面型）

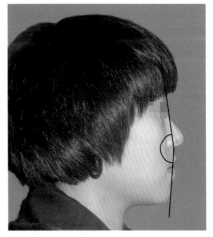

图 2-28　侧貌角（标准面型）

五、面部增龄性改变的解剖学基础

面部衰老是多种因素共同作用的结果，随着年龄增长，影响面部老化的主要因素包括：①皮肤自身老化；②重力影响；③皮下脂肪萎缩与增生；④骨性结构变化。此外，日光中紫外线的强烈照射和人情绪变化等心理因素也会促进面部老化。

（一）面部皮肤

面颈部皮肤组织随着年龄增长和外界环境影响，会发生一系列组织形态学改变。

1. 皮肤松弛与皱纹　衰老皮肤水分减少，皮下脂肪逐渐消失，皮肤弹性降低。同时，真皮内弹性纤维逐渐降解，亦使皮肤弹性下降。皮肤弹性下降无法抗拒地球引力，致使面部皮肤松弛下垂，表现为额部弦月征，颊部凹陷，颌、颊、颈部松垂，破坏了下面部的轮廓线。此外，

皮肤真皮中的Ⅰ型和Ⅲ型胶原,随年龄增长总量会相应减少,其中Ⅲ型胶原减少尤为明显。两类胶原比例失调将导致皮肤张力降低,引起皮肤结缔组织收缩而产生皱纹,皱纹一般最先出现在前额和外眼角。

2. 皮肤干燥粗糙与光泽　衰老后皮肤血管微循环减弱,代谢能力降低,皮下汗液及皮肤皮脂分泌不足,角质层通透性增加,含水量降低,水合成能力下降。以上变化均导致皮肤干燥及粗糙。干燥粗糙的皮肤显得灰暗而无光泽,失去年轻时皮肤丰满润泽的质感。

3. 色斑　人到50岁以后,体内具有抗氧化作用的过氧化物歧化酶活力降低,自由基增加,从而使不饱和脂肪酸被自由基氧化成脂褐素的反应增强,这种脂褐素不能排出,沉积在皮下形成老年性色斑。

另外,皮肤表皮内黑色素细胞和朗格汉斯细胞数量随着年龄增加进行性减少,进而对紫外线敏感度增加,更加速了皮肤损害和老化。

(二)面部皮下脂肪组织及脂肪垫

面部皮下脂肪分布有较大差异,可以分为多脂肪区、少脂肪区和无脂肪区。多脂肪区位于颊部和颌下区,是面部脂肪抽吸区域。少脂肪区包括颞区和耳垂下、乳突下区两个区域。无脂肪区位于口轮匝肌、眼轮匝肌、额肌表面以及鼻背表面,这些区域几乎没有皮下脂肪组织分布,真皮与肌纤维直接相连,是脂肪抽吸的禁忌区。多脂肪区适度凸起,渐向少脂肪区和无脂肪区适度凹陷,构成了脸型曲线高低起伏,质地饱满的动态美感曲线。鼻唇沟是面中部多脂肪区与无脂肪区的分界线,是面部衰老的重要形态特征之一,也是面颊、唇衰老的标志。近年来,有学者认为面部松垂是因为面部随年龄变化脂肪出现重新分布,局部出现脂肪萎缩或肥厚,于是面部轮廓出现凹凸,失去年轻的圆润曲线。因此他提倡用面部脂肪平衡的新方法做面部提升。

面部脂肪垫较多,以颧脂肪垫和颊脂肪垫对面部形态影响较大。颧脂肪垫(malar fat)似三角形,底位于鼻唇沟,尖在颧骨隆凸,位于皮下,颧肌表面,为脂肪筋膜样组织。随年龄增长,颧脂肪垫会向前下轻度移位,并由于重力作用而逐渐滑离颧弓。上提下垂的颧脂肪垫,是中面部除皱的关键。颊脂肪垫(buccal fat pad)位于咬肌前方,咬肌和颊肌之间颊肌的浅面,其表面有面神经颊肌支走行,因此颊脂肪垫切除以口内切口较为安全。年轻貌美者面颊部只有一个圆滑隆起,即颧突。随年龄增大,由于退行性变和重力的作用,颧脂肪垫向前下方移位,颊脂肪垫向下方移位,颧颊沟出现,鼻唇沟加深、明显,面颊部形成双突畸形。

(三)面部皮肤支持韧带

面部皮肤支持韧带支持面部皮肤,使其位于正常位置上。面部主要韧带有颞韧带、眶韧带、颧弓韧带、咬肌皮韧带、下颌骨韧带(图2-29)。了解这些韧带的功能对掌握面部老化的病理学改变非常重要。随年龄增长,这些韧带会逐渐

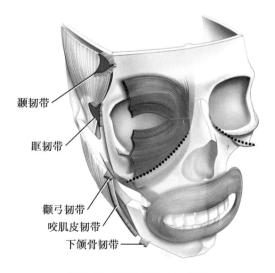

颞韧带

眶韧带

颧弓韧带
咬肌皮韧带
下颌骨韧带

图 2-29　面部皮肤支持韧带

变薄,使得面部组织向下方旋转从而产生皱褶。老化的特征就是这些韧带随着皮肤弹性下降和软组织萎缩,出现松弛的结果。

（四）表浅肌肉腱膜系统

1. 表浅肌肉腱膜系统（SMAS）解剖　面部皮下脂肪组织深层存在一层明确、连续的解剖结构,是由肌肉、筋膜、腱膜样纤维结缔组织与颌颈部的支持韧带等构成,该层解剖结构被称为表浅肌肉腱膜系统（superficial musculoaponeurotic system,SMAS）（图 2-30）。SMAS 起于颈阔肌,向上与颧弓和颞浅筋膜延续,进而通过颞浅筋膜再向上和帽状腱膜连续,向前上接眼轮匝肌、额肌,向后上接耳上肌、耳后肌和帽状腱膜。表情肌占 SMAS 的大部分,包括:额肌、眼轮匝肌、颧肌、口轮匝肌、颈阔肌等。皮肤真皮与 SMAS 相连,当表情肌活动时,通过 SMAS 的传递,面部皮肤形态发生相应变化。牵拉 SMAS 可提紧面颊部和下颌缘皮肤,并使鼻唇沟变浅、变平。

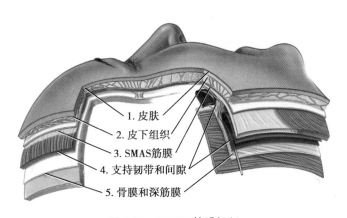

1. 皮肤
2. 皮下组织
3. SMAS筋膜
4. 支持韧带和间隙
5. 骨膜和深筋膜

图 2-30　SMAS 筋膜解剖

2. 颈阔肌解剖　颈阔肌位于颈前和外侧皮下,分为左右两部分。在颈中线舌骨水平下方两部分肌肉相互分离,上方相互靠拢,并有部分肌纤维相互交叉。颈阔肌薄而扁平,起于两侧锁骨,止于口角,它与面部 SMAS 相连,是面部 SMAS 系统的延续。

颈阔肌是面部表情肌的一个重要组成部分。颈部皮肤和皮下软组织松弛下垂,颈阔肌纤维老化松弛,或颈阔肌纤维束带形成都可影响到面部轮廓形态变化。

SMAS 与颈阔肌相连,因此手术中应将 SMAS 与颈阔肌一起解剖剥离,形成 SMAS 颈阔肌瓣,提紧该肌瓣时,可加深颌颈角,改善颌颈部轮廓形态。

（五）骨性结构

骨骼构成了头面部框架,其三维结构决定了面容大体形态。颌骨对面型起着非常重要的作用,其直接影响眼、鼻、口和颧颊区的老化外观以及软组织的支撑与附着。

随年龄增长,人的骨骼形态不断发生细微变化。从 X 线片上观察,随年龄增加,骨骼发生了萎缩,如上下颌骨牙槽突萎缩,而面颅骨发生萎缩是面部软组织下垂的原因之一。随年龄增加,中面宽增宽、骨质空隙增多、眼眶变大且下颌角变钝,眉间下缘、眶上下缘、梨状孔边缘、上下牙槽棘突、上颌切迹、颏突、下颌角等部位骨质吸收。

（王　杭）

第二节　口腔美学基础

一、微笑美学基础

微笑是人类最重要的表情之一,是指人们不明显的、不出声的笑。瑞士诗人、小说家卡尔·施皮特勒说:"微笑是具有多重含义的语音。"即使语言不通,微笑没有国界,均代表着善意与和谐。俗话说:"画人笑,眉开眼弯嘴上翘。"除了眉和眼外,唇、齿及牙龈之间的形态位置关系是构成微笑的主要形式。

（一）常用的微笑美学评价的解剖学标志及指标

1. 上唇曲线　上唇曲线是指微笑时上唇的弧形下缘(图 2-31)。通常上唇曲线向下凸或平直的微笑比上唇曲线向上凸的微笑更美。

2. 下唇曲线　下唇曲线是指微笑时下唇的弧形上缘(见图 2-31)。

3. 微笑曲线　微笑曲线简称微笑线或笑线,是上颌前牙切端及后牙颊尖所连成的微弯向下的曲线(图 2-31)。是较常用的美学评价指标。理想的微笑线与微笑时下唇曲线一致,如果微笑曲线比较平坦,则比较显老。

4. 前咬合平面　前咬合平面是指左

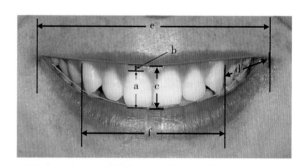

图 2-31　常用微笑的美学评价标志及指标

蓝色曲线为上唇曲线;红色曲线为下唇曲线;黄色曲线为微笑曲线。a 为牙冠显露量;b 为牙龈显露量;c 为唇间隙;d 为口角颊间隙;e 为微笑宽度;f 为尖牙间距。微笑指数 =e/c;齿颊隙指数 =f/e

右尖牙牙尖与左右中切牙切缘的连线所形成的平面。

5. **牙冠的显露量**　牙冠的显露量指微笑时上唇下缘至上前牙切端的垂直距离(见图 2-31)。上前牙显露过少会显得苍老,适度的露龈微笑较上颌前牙显露不足更美观、更年轻。

6. **牙龈的显露量**　牙龈的显露量指微笑时所暴露的上颌牙龈超过牙龈顶点的垂直距离(见图 2-31)。通常微笑时一般不显露上颌牙龈,或者上颌牙龈显露在 2mm 以内,显露少量上颌牙龈可以让人显得更加年轻,尤其是女性。牙龈显露超过 2mm 的微笑,称为露龈笑。

7. **口角颊间隙**　口角颊间隙是指微笑时上颌后牙颊面与颊部内侧面之间的间隙,通常测量上颌尖牙牙冠唇侧最远中的点到口角之间的距离,也称负性间隙或黑色间隙(见图 2-31)。口角颊间隙是微笑美学评价中的重要指标之一。一般微笑时口角颊间隙两侧对称,间隙小的较美观,口角颊间隙越大,美观效果越差,但是口角颊间隙缺失的患者微笑时常呈义齿面容。

8. **唇间隙**　唇间隙是在面中线上上唇最下点与下唇最上点间的距离(见图 2-31)。

9. **微笑宽度**　微笑宽度是微笑时左右口角之间的距离(见图 2-31)。

10. **微笑指数**　微笑指数是指微笑宽度与唇间隙的比值(见图 2-31)。反映的是微笑时口裂长宽比。

11. **齿颊隙指数**　齿颊隙指数为上颌尖牙唇侧最远中点之间的距离与口角颊间隙的比值(见图 2-31)。反映负性间隙的大小。

(二) 微笑的分类

比较常用的是由 Tjan 等在 1984 年根据微笑时牙和牙龈显露量对微笑进行的分类法。此法将微笑分为三类:①高位微笑:微笑时上切牙显露量为 100% 及部分牙龈显露,故也称为露龈微笑(图 2-32A);②中位微笑:微笑时上切牙显露量为 75%~100%(图 2-32B);③低位微笑:微笑时上切牙显露量少于 75%(图 2-32C)。高位微笑的人显得年轻,中位微笑较为美观,随着年龄增长,面部肌肉的逐渐松弛,微笑时上切牙和牙龈显露减少,低位微笑使人显老。

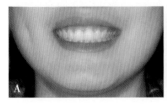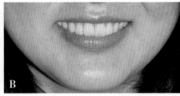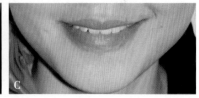

图 2-32　微笑分类
A. 高位微笑　B. 中位微笑　C. 低位微笑

美丽动人的微笑时各构成解剖标志左右对称、比例均衡;口角连线、前咬合平面与瞳孔连线平行且垂直于中线。2003 年,Sarver 从三维空间和年龄上对微笑进行分析观察,在正面观时(图 2-33A),垂直向中切牙牙冠显露不能少于 75%,微笑曲线、上下唇龈缘线及前咬合平面应协调,上切牙切缘与下唇刚接触或不接触,下前牙不显露或少量显露;水平向上下牙弓中线、口角间距中点与面部中线一致,有适当的齿颊间隙。国内有学者对 18~23 岁汉族人群抽样研究,齿颊隙指数男性为 0.66 ± 0.14、女性为 0.73 ± 0.17,微笑指数男性为 7.15 ± 1.89、女性为 7.51 ± 1.36;45° 侧貌(图 2-33B):微笑曲线与下唇曲线弧度平行;90° 侧貌(图 2-33C):前牙覆盖在 3mm 以内,上下前牙牙冠唇颊向倾斜度适度。

其实,微笑的评判常需综合分析考虑,面部各器官的比例形态、笑声、眼神、年龄、性别、

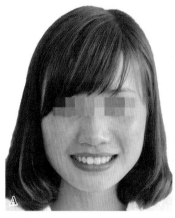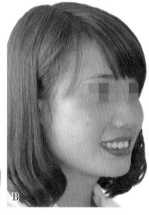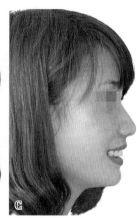

图2-33 微笑评价

A. 正面微笑 B. 45度微笑像 C. 90度微笑像

性格、身高、发型、服饰甚至是有无酒窝、局部皮肤的松紧程度等因素都影响到微笑的美学评价，而笑之中常体现出一种"神"，有时比"形"更重要，例如有些人明明是露龈笑，但却给人健康、开朗、阳光、真诚的美，而一些低位微笑则给人以含蓄、羞涩与包容的美感。

知识拓展

神秘的"酒窝"

酒窝，又称笑窝、笑靥、酒靥，是由皮肤下面的肌肉活动牵拉皮肤形成的，有酒窝的人给人的感觉是一朵含苞欲放的花朵，是传统的东方美女的象征。酒窝的有无，主要与遗传有关，而酒窝的形状位置也因人而异，一般多位于嘴角后外上方约2.0~2.5cm处，微笑时最明显（见图2-32A及C）。古人对酒窝赞赏有加，如温庭筠《牡丹二首》中有"欲绽似含双靥笑，正繁疑有一声歌"的诗句；牛峤《女冠子》中有"月如眉，浅笑含双靥，低声唱小词"的描述。对于现代整形美容技术来说，造个酒窝并不难，但是并不是每个人都适合有酒窝，否则会导致东施效颦的效果。

课堂互动

微笑美学基础课堂思考练习

1. 图2-34的笑属于：

A. 高位微笑 B. 中位微笑

C. 低位微笑

2. 在图2-34中标出常用的微笑美学评价标志及指标，并计算微笑指数及齿颊隙指数。

3. 根据图2-34测量结果计算微笑指数与齿颊隙指数准确吗？为什么？

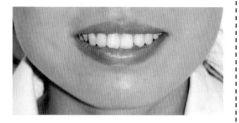

图2-34 微笑美学基础课堂思考练习

二、牙龈美学基础

(一)游离龈美学指标

1. 牙龈顶点 牙龈弧形轮廓上最接近根尖方向的点为牙龈顶点(图 2-35)。

2. 牙龈平面 左右上中切牙和尖牙牙龈顶点的连线为牙龈平面(见图 2-35)。牙龈平面应与双侧瞳孔连线及前咬合平面平行,垂直于面部中线,如果牙龈平面与面部中线不垂直则不协调(图 2-36)。

3. 牙龈高度 上颌牙牙龈顶点在垂直向上相对于理想的牙龈平面的位置高度(见图 2-35)。正常情况下,侧切牙的牙龈高度与上颌中切牙、尖牙的牙龈高度并不在同一水平位置,侧切牙牙龈顶点在牙龈平面冠方1~2mm 处,如侧切牙龈缘水平比中切牙还要偏龈方,则不协调。

(二)龈乳头美学指标

1. 龈乳头高度 龈乳头顶点到其近远中相邻牙的牙龈顶点连线的距离为龈乳头高度(见图 2-35)。若龈乳头高度不足,则牙的龈间隙出现间隙,称为"黑三角"现象;若龈乳头高度过大,则为牙龈水肿的表现。

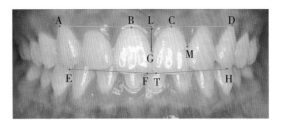

图 2-35 牙龈美学指标

A. 右上尖牙牙龈顶点;B. 右上中切牙牙龈顶点;C. 左上中切牙牙龈顶点;D. 左上尖牙牙龈顶点。ABCD 连线为牙龈平面;EFTH 连线为前咬合平面;G 及 M 为右上中切牙近远中龈乳头顶点;GL 为左上中切牙及左上侧切牙间龈乳头高度;角 GCM 为左上中切牙的牙龈角

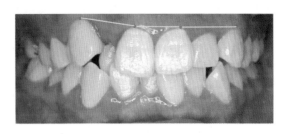

图 2-36 牙龈高度异常

2. 牙龈角 牙龈角为牙的近远中龈乳头顶点与牙龈顶点连线所构成的角(图见 2-35)。反映龈缘弧形的弯曲度,此角度可通过余弦函数求得。

3. 龈乳头外形指数 Jemt 根据龈乳头的高度与邻间隙间关系将龈乳头分为 5 个等级,即龈乳头外形指数(图 2-37):0 度为无龈乳头;1 度为龈乳头高度不足邻间隙高度的 1/2;2 度为龈乳头高度超过邻间隙高度 1/2 但未达邻接触点;3 度为龈乳头完全充满邻间隙,软组织外形恰当;4 度为牙龈增生。并将其作为评价种植体近远中龈乳头大小的指标。

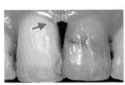
龈乳头外形指数 0 度

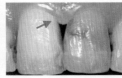
龈乳头外形指数 1 度

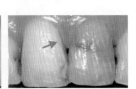
龈乳头外形指数 2 度

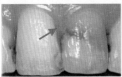
龈乳头外形指数 3 度

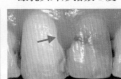
龈乳头外形指数 4 度

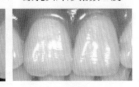
正常龈乳头

图 2-37 龈乳头外形指数

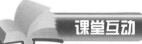

牙龈美学基础课堂思考练习

1. 在图 2-38 中绘出常用的游离龈及龈乳头的美学指标。

2. 请判断图 2-38 中左下中切牙近远中龈乳头外形指数的等级?

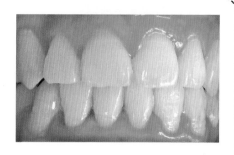

图 2-38　牙龈美学基础课堂思考练习

三、牙与牙列美学基础

"齿如含贝",这是古人对牙及牙列审美的概括,整齐而洁白的牙齿在容貌美中起到点缀作用。

(一)牙体形式美学

1973 年,Lombardi 提及上颌前牙正位观的宽度比例与黄金分割比例一致的观点,得到许多学者认同,但近年来的研究发现,多数情况下上颌前牙宽度比例并不符合黄金分割比例。尽管如此,人类的牙体形态不管是其表现出的形态与功能一致性、左右对称性、位置的差异性、形态大小不同、切牙形态与面型的相似性、色彩的微细变化等无不表现出单纯与齐一、对称与均衡、调和与对比、比例与匀称、节奏与韵律、多样与统一的形式美。其中色彩是牙体形式美的主要内容,将在本章第三节进行讨论。

(二)牙列形式美学

近似抛物线上下牙弓的形态,上突下凹的纵横𬌗曲线除了获得最佳的咀嚼功能的需要外,充分体现了牙列的曲线之美(图 2-39)。牙龈缘所连成的曲线,呈对称波浪形(图 2-40)。

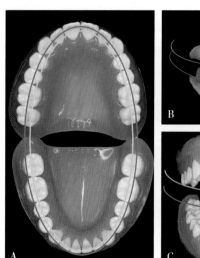

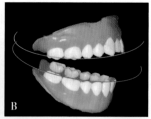

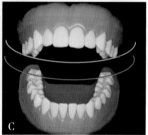

图 2-39　牙列曲线美
A.纵𬌗曲线　B.横𬌗曲线
C.上下牙弓形态

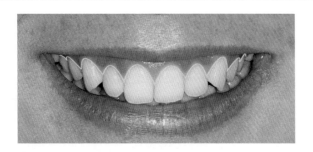

图 2-40 龈缘曲线

小 结

唇、齿及牙龈的形态及位置关系是微笑美学的重要组成部分,在美学中常用上唇曲线、下唇曲线、微笑曲线、前咬合平面之间的形态位置关系及牙冠的显露量、牙龈的显露量、微笑指数、齿颊隙指数来评判微笑。根据微笑时牙和牙龈显露量将微笑分为高位微笑、中位微笑及低位微笑。

临床上常用的牙龈美学参数有:牙龈顶点、牙龈平面、牙龈高度、龈乳头高度、牙龈角、龈乳头外形指数。

(张华坤)

第三节 口腔色彩学基础

一、色彩学基础

常言道:"远看色彩近看花,先看颜色后看花,七分颜色三分花"。色彩是形式美的主要构成要素,色彩美学是口腔美学的主要研究内容。

(一)色彩产生的基本原理

无光无色,自然界的大部分物体是不发光的,没有光照的情况下人们无法看见物体,更谈不上辨识它们的色彩。人们之所以能看见物体的色彩,是因为光源(如太阳、电灯、烛光、火光等)或反射光(如月亮、镜子、水面、墙面、地面等物体表面对光源的反射作用所产生的光)照射到被观察物体上,被观察物体再将光反射或透射到观察者的眼睛,我们看到的物体的色彩是被观察物体所透过(透明、半透明物体)或反射的光的颜色。

"眼见为实",色彩就是大脑对眼睛视网膜接收到的光所产生的某种反应,也就是说色彩其实是人的一种光色感觉。所以色彩产生的必要条件是光、眼及大脑(图 2-41)。

色彩学是一门很复杂的学科,它涉及物理学、生物学、生理学、心理学和材料学等多门学科。

(二)色彩光学基础

1. 光

(1)光的基本属性:我们肉眼所能看的光线称为可见光,可见光是波长在 380~780nm 之

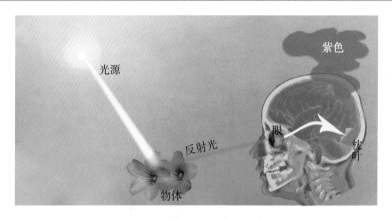

图 2-41　色彩视觉产生示意

间的电磁波。电磁波除了可见光之外还包括红外线、紫外线、X 射线、γ 射线等,它们的区别在于波长及频率不同,由于波长及频率不同,它们都有各自不同的一些特性,人们将它们不同的特性应用到生产、生活中(图 2-42)。

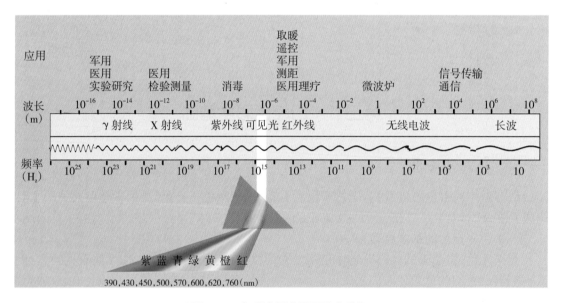

图 2-42　电磁波频谱及可见光分解

　　日光是人们生活中的主要可见光源,我们看到的日光是白色的,但是在日光的照射下,自然界却是色彩缤纷,这什么原因呢? 1666 年,英国科学家牛顿在剑桥大学的实验室里,让太阳光通过一个小缝照入暗室中形成一束光带,并让这束光带透射过三棱镜投照到一个白色的屏幕上,在屏幕上显现出一条红、橙、黄、绿、青、蓝、紫构成的彩色光带,而这七种色光通过三棱镜后不能再次被分解,揭示了日光可分解为红、橙、黄、绿、青、蓝、紫这七种色光,这种现象称为光的分解。不同颜色的可见光的波长及频率不同,也就是说波长及频率决定了可见光的颜色,我们将光的颜色称为色相或色调(见图 2-42)。由于各种发光物体发出的光的波长、频率、强弱、比例等性质各异,故呈现不同颜色,发光体所呈现的颜色称为光源色,有颜色的光称为色光。

强度是描述可见光(也可以说是对所有电磁波)的另一个重要参数,强度是由可见光(电磁波)的振动幅度决定的。

人们日常看到的色彩就是大脑对投照到视网膜上的波长(或频率)及强度不同的色光的一种辨识的结果。

(2) 光的传播:除真空外,光能通过的物质叫做光介质,光在真空中及同一均匀光介质中直线传播,光在光介质中传播的速度小于在真空中传播的速度。当光从一种光介质入射到另一光介质时,在两种介质的接触面上会发生反射现象及折射现象(图 2-43)。光在不均匀的光介质中传播时部分光会偏离原传播方向而不是直线传播,这种现象称为光的散射(见图 2-43),偏离原方向的光称散射光,散射光一般为偏振光,即这种光的光波只在一个方向上振动(通常光源发出的光波向各个方向振动)。光在光介质中传播的速度与光的波长(或频率)有关,在同一光介质中波长越长(即频率越低)的光传播速度越快,所以不同波段的色光通过不均匀[厚度及(或)密度不均]的介质的速度不同,光通过多次折射及散射后会被分解,所以日光通过棱镜(厚度不同)后发生两次折射被分解成不同颜色的色光,这也是被切割成多面形的钻石产生了斑斓的色彩的原理(图 2-44)。

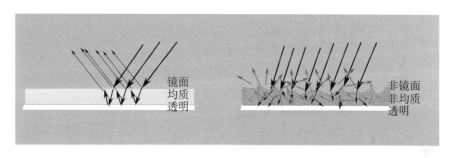

图 2-43　光的反射与传播

光照射到任何物体表面都会发生反射,光的反射与物体表面光滑平整度、物体表面颜色、物体的性质有关。白色的物体对光的反射强,黑色的物体对光反射最弱。光在光滑平整的物体表面发生镜面反射,而表面凸凹不平的物体表面发生漫反射,即凸凹不平的物体表面会把一束平行光线向四面八方反射,让我们能从不同角度看到这个物体。无论是镜面反射还是漫反射,光线都遵循光的反射定律(图 2-45)。

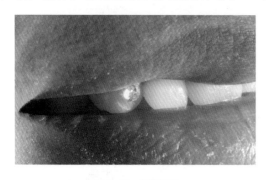

图 2-44　牙"钻"

多面的透明牙"钻"在白光照射下呈现多种色彩

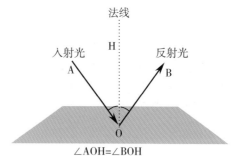

图 2-45　光的反射定律

物体被光照射以后我们看到的物体的色彩称为"物体色",是物体在一定光照条件下和环境色的影响下呈现的色彩特征。其中,不透明物体表面通过吸收及反射不同的色光呈现的色彩称为物体的"表面色",表面色由照射光中色光的光谱种类及物体表面对照射光中色光产生吸收及反射的程度决定。当色光透过透明体时部分色光被吸收,未被吸收而透过透明体的这部分色光的色彩就是透明物体的"透明色"(图 2-46),透明色由照射光中色光的光谱种类及物体内部对照射光中不同色光产生吸收的程度决定。

2. 色彩的分类　色彩可分为无彩色和有彩色两大类。无彩色是黑色、白色及两者按不同比例混合所得到的深浅不同的灰色;有彩色是指可见光谱中的红、橙、黄、绿、青、蓝、紫七种基本色及它们之间的混合色(图 2-47)。无彩色系与有彩色系既相互区别而又协调统一。

3. 色彩三要素　色相、纯度、明度是我们描述有彩色的特征的三个基本要素,是由美国教育家、色彩学家、美术家孟塞尔提出的。

(1) 色相(hue):又称色别,简写为 H,是指能够比较确切地表示某种颜色色别的名称,是有彩色的最大特征,如红、橙、黄、绿、青、蓝、紫。色相由射入人眼的光线的光谱成分决定的,即取决于各种光的波长综合后的波长相对量(图 2-48)。

(2) 纯度(chroma):又称色彩饱和度、色度、彩度,简称为 C,是指有彩色的纯净程度。色彩纯度与物体的表面结构有关,主要决定于物体对有彩色的反射率,它反映颜色中所含有色彩成分的比例。可见光谱的各种单色光是最纯的颜色,当一种颜色掺入黑、白或其他彩色时,纯度就有所降低(图 2-49)。

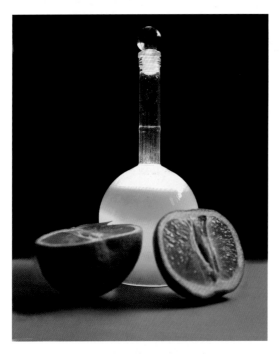

图 2-46　透过色及表面色
橙子皮及切面的颜色为表面色,橙子汁的颜色为透明色

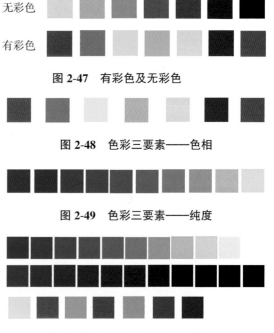

无彩色

有彩色

图 2-47　有彩色及无彩色

图 2-48　色彩三要素——色相

图 2-49　色彩三要素——纯度

图 2-50　色彩三要素——明度

(3) 明度(value):反映的是有彩色的明暗、深浅程度,简写为 V,明度主要决定于物体对光的反射率的高低。在纯度相同的不同色相之间有明度差别,黄色明度最高,蓝色最低,红绿色居中;同一有彩色由于反射光量的强弱不同产生不同的明度。色彩的明度变化往往会影响到纯度,同一颜色加入黑色以后明度降低了,同时纯度也降低了;同一颜色掺和白色以后明度提高了,但纯度却降低(图 2-50)。

有彩色的色相、纯度和明度这三个要素密不可分割,在分析物体色彩时必须同时考虑。

4. 色彩的混合

(1) 三原色:牛顿通过色散实验将日光分解为七种色光,而这七种色光通过三棱镜后不能再被分解,混合一起又产生白光,故他认定七种色光的颜色为原色;英格兰物理学家大卫·伯鲁特(David Brewster)研究发现所有颜色都可以由红、黄、蓝这三种颜色混合而产生;他的三原色理论被法国染料学家席弗尔(Chevereul)通过各种染料混合实验所证明,从此,红、黄、蓝三原色理论被人们所公认。1802 年,英国生理光学的创始人托马斯·扬(Thomas Young)根据人眼的视觉生理特征及实验结果又提出了新的三原色理论,他认为色光的三原色并非红、黄、蓝,而是红、绿、紫。1959 年,德国物理学家、数学家、生理学家、心理学家赫尔曼·冯·亥姆霍兹(Hermann von Helmholtz)通过对托马斯·扬的实验进行改进,将红光和绿光混合,这时出现黄光,然后再掺入一定比例的紫光,结果出现了白光,提出了红、绿、紫三原色理论。至此,人们开始认识到色光和颜料的原色及其混合规律是有区别的。1931 年 9 月,国际照明委员会(CIE)将色彩标准化,正式确认色光的三原色是红、绿、蓝(蓝紫色)(red blue green,RBG),颜料的三原色是红(品红)、黄(柠檬黄)、青(湖蓝)(magenta yellow cyan,MYC)(图 2-51)。色光混合变亮最后产生白光,称为加色混合,又称加光混合;颜料混合变深最后产生黑色,称为减色混合,又称减光混合。现代科学研究认为:人眼视网膜的锥状辨色细胞有三种,这三种锥状辨色细胞分别对红、绿、蓝色光最敏感,但对可见光内所有波长的光也能发生程度不同的反应。

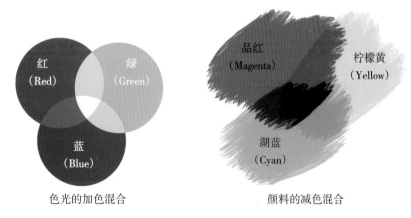

色光的加色混合　　　　　　　颜料的减色混合

图 2-51　三原色(加色混合及减色混合)

所以,三原色是指这三种色中的任何一色都不能由另外两种原色混合产生,而这三种色按一定的比例混合产生其他所有的色,色彩学上称这三个独立的色为三原色或三基色。

(2) 色光加色混合:每一原色光源仅产生一个光谱的色光感觉,而两种或两种以上的原色光源同时照射于人眼,这些色光叠加后视觉会产生另一种色光的效果,这种色光混合产生综合色觉的现象称为色光加色混合,或色光的加光混合。例如一个白色物体(反射所有的色光),没有光照时,我们看不到它、如果我们用红色的光照射它呈红色,用绿光照射呈绿色,如果用强度相当的红绿光同时照则呈黄色,如果同时用强度相当的红绿蓝光照射则呈白色。这样我们将三种原色光(RBG)等量混合可以得到:R+G=Y(yellow 黄),G+B=C(cyan 青),R+B=M(magenta 品红),R+B+G=W(white 白)(图 2-49),各原色光按照不同比例混合则可以产生出所有的色光。混合后形成的色光的总亮度等于组成混合色光的各色光亮度的总和,这是加色混合的亮度相加律,所以加色混合又称加光混合。色光的加色混合理论可以应用到颜色的测量和匹配、彩色电视、剧场照明上。公元 1860 年,英国麦斯威尔(Maxwell,1831—1879)研究彩色底片,率先采用三原色之红、绿、蓝分别摄影,再重叠放影之方式,呈现彩色影像,这是色彩加色法(additive process),这就是今天的彩色电视机能显示出彩色的原理,摄影也由黑白时代走入彩色的时代。

(3)颜料的减色混合:表面色为某一原色的物体吸收一个光谱区色光,反射两个光谱区色光(例如黄色的物体吸收蓝光而反射红光及绿光,红光及绿光的加光混合就是黄色)。所以,在投照光不变的条件下,两种或多种色料混合之后形成的新色料,其吸收色光的能力增强,它的反射光相当于白光减去各种色料的吸收光,反射能力会降低,因而新色料的明度降低了,纯度也降低了,所以称为减光混合,又称减色混合。从某种意义上讲,物体的表面色是由它吸收的色光决定的,减色混合的含义是通过色料的混合增加色料吸收色光的种类而达到从白光或其他复色光中减少某些色光的目的,从而改变色料的颜色,如果我们把红、蓝、绿色料混合,只会降低色光的明度及纯度,无法混合出明度及纯度更高色料,因而与色光的加光混合不同,色料的三原色是由有彩色中明度最高的黄(yellow,柠檬黄)、品红(magenta,不含黄色的红)和青(cyan,绝对不含黄和红色)组成。每两个原色依不同比例混合,可以混合为若干间色,其中红、绿、蓝是典型的间色,即:Y+M=R(red),Y+C=G(green),M+C=B(blue),Y+M+C=K(blacK,但不是纯黑)(见图 2-51)。三个原色一起混合出的新色称为复色。一个原色与另外两个原色混合出的间色相混后产生的颜色,也称为复色。复色种类很多,纯度比较低,色相不鲜明。三原色依一定比例可以调出黑色或深灰色。一个原色与相对立的间色可等量混合调出黑色或深灰色,这两色就被称为互补色,如黄色的补色是蓝色,品红的补色是绿色,青色的补色是红色。色料的减色混合原理主要用于对彩色原稿的分色、彩色印刷及颜色混合。

5. 物体色彩变化规律　物体色由光源色、环境色及物体的物理属性决定。

(1)光源对物体色的影响:无光则无色,物体色总是随着光源色的变化而发生变化(图2-52),这种变化遵循色彩的加色混合原则。同一物体在两个光源照射下呈现的颜色差别,称为色差。光源的显色性是指光源对物体颜色的还原能力,光源的显色性与光源的色温、光照强度及组成光源的色光相关。要评判某种光源的显色性,通常是与同色温的参考光源或基准光源(白炽灯或画光)照明下物体外观的色差来评判,色差程度愈大,该光源对该色的显色性愈差。显色指数是光源显色性的评价参数,将标准太阳光的显色性设定为 100(100%),同色温下将光源的显色性与标准太阳光比较的结果称为某种光源的显色指数,D65 标准光源的显色指数要求在 95 以上。色温是环境光源的平均波长,其单位是开尔文(K),如:晴天中午的室外光的色温大约是 5000~6000K,标准光源 D65 的色温为 6500K ± 200K。光照强度,简称光强,又称照度,是单位面积上所接受可见光的能量,用于指示光照的强弱和单位面积上所接受可见光的能量,国际单位为勒克斯(Lux 或 Lx),其定义为每平方米所接受的烛光(译音“坎德拉”)。烛光是发光强度(luminous intensity)的单位,以 1cm^3 的黑色发光体加热,直

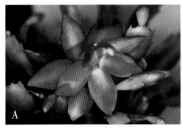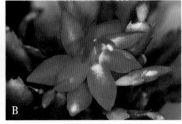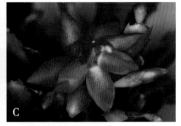

图 2-52　光源色对物体色的影响
A. 自然光照射　B. 增加蓝光照射　C. 增加黄光照射

到该发光体即将熔为液体时,所发出的光量的 1/60 就是标准光源,而烛光就是这种标准光源所发射出来的光量单位。只有在适宜的色温、足够的显色性、适宜的强度的光照条件下物体的颜色才是最准确、最真实的,光照强度过强则引起眩光效应,辨色能力减弱,光照不足则明视度下降。对于口腔美学比色工作的光源,适宜的照度为 1500Lx 左右,色温接近于晴天中午的室外光的色温的全色光比较适宜,显色指数越高越好。下面列举常见的光源的色温及显色指数(表 2-3)。

表 2-3　常见光源的色温、显色指数

光源	色温(K)	显色指数(Ra)
白炽灯	2400~2800	97~99
卤钨灯	3000~3200	97~99
日光色荧光灯	5500~6000	65~75
三基色荧光灯	3200	85
氙灯	6000	94
镝灯	5500~6000	75~85
高压钠灯	2100	21~23
高频气体放电灯	4300~5600	> 94

　(2) 环境色对物体色的影响:被观察物体因周围环境物体所反射的光的作用会产生色彩变化,这些周围物体所呈现的综合色彩称为环境色。每个物体的色彩都不是孤立存在的,而是交相辉映,即物体色受特定环境的色彩的影响,而其呈现的色彩又反过来影响到其他物体色。环境色对物体色的影响通常在物体背光部较为明显,虽没有光源色强,但引起的变化却是复杂的,也能改变物体的固有颜色(图 2-53)。

　(3) 物体属性对物体色的影响:物体色除了与物质本身的材质有关外,不透明的物体表面的粗糙程度会影响到物体对光源的反射,光在粗糙物体表面会发生漫反射,当我们身处物体不同的位置,我们都可以看到物体的色彩,而且物体的颜色会发生变化。而一束平行光照射到光滑平整的物体表面时,我们只能在入射光的对侧的某个角度看到物体的色彩。透明物体的透过色除了与物体表面粗糙程度有关外,还与透明物体的透明度(即透光的程度)、厚度及密度是否均匀有关。厚度不均的透明体使光分解。密度均匀的透明体从侧面看不到透过色光,而不均匀的透明体因为对光的散射在不同角度会看到不同的色彩(图 2-54)。

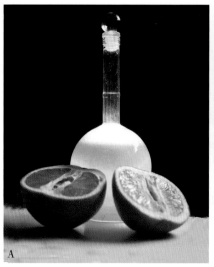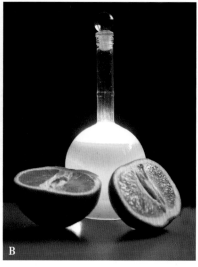

图 2-53 环境色对物体色的影响

A. 白色桌面上物体的表面色色彩纯度及明度较高　B. 紫蓝色桌面上橙皮及剖面吸收了蓝色(补色)桌面的反射光变暗,彩度增高(减光混合法);橙汁的透视光因加入了桌面蓝色的反射光明度增高,彩度降低(加光混合法)

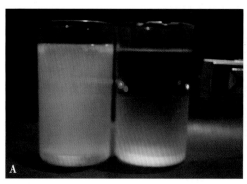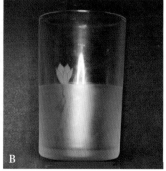

图 2-54 物体属性对物体色的影响

A. 装有黄色果汁的玻璃杯因为液体不均质对红色激光产生漫射,装有纯净水的玻璃杯仅在激光通过杯壁处时产生折射看到红色激光外杯中液体对激光产生透射因而看不到激光　B. 玻璃杯下部经过磨砂处理与上部未经处理的部分对光的反射明显差异

6. 色彩的表述与色彩体系　在绘画、生产中的调色和配色则需要对色彩进行准确的复制及对色彩感觉的描述、交流、沟通,而生活中我们对颜色的观察在很大程度上受心理因素的影响,对色彩的表述也很感性化,为了便于色彩感觉的描述交流,在不断的实践总结中,艺术家们探索及创造了很多色彩的表述理论及方法。其中最常用的有色环及色立体。

(1) 色环:我们把各种颜色按照一定色彩视觉规律排列成环形,能够比较直观地描述色彩构成规律,这种表述色彩构成规律的色彩的环形图称为色环,各种表色体系都有各自的色环。在各种色环中最常用的是"伊登十二色彩环",由近代著名的色彩学大师约翰斯·伊登(Johannes Itten)在牛顿等前人的色彩理论基础上提出的。它的设计特色是以三原色(红、黄、蓝)做基础色相,通过颜色的减色混合法调配出其他颜色,这一色相环中每一个色相的位置都是独立而明确的,以彩虹及光谱的排列方式为排列顺序,这十二个颜色间隔都一样,并以6个补色对,分别位于直径对立的两端,发展出十二色相环(图 2-55)。色环是绘画、生产中调色和配色的重要依据。随着对色彩的认识深入及彩色印刷技术的发展,现采用柠檬黄、品红和青为三原色进行配色,产生了现代十二色相环(图 2-56)。

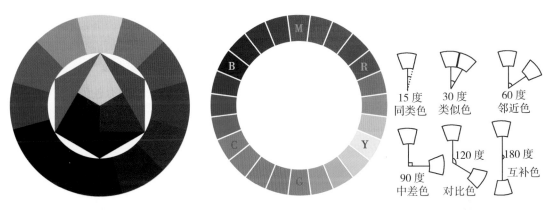

图 2-55　伊登十二色相环　　　　图 2-56　现代十二色相环

(2) 色立体:色环只是反映了色彩的色相要素,没有考虑色彩的明度及纯度。为了更全面、科学、直观地表述色彩构成规律,用三维坐标轴与颜色的三个要素对应起来,将各种颜色按照一定的排列次序并容纳在这一个空间内,使每一个颜色都有一个对应的空间位置,反过来,在空间中的任何一点都代表一个特定的颜色,我们把这个空间称为色彩空间,简称"色立体"。德国画家菲利普·奥托·龙格是世界上最早使用"色立体"来表述色彩的艺术家,色彩空间体系将色彩的三要素进行量化,便于人们进行交流、运用色彩,规范色彩的使用,这种将感觉色彩进行量化的理论体系称为色彩体系。色彩体系对于研究色彩的标准化、科学化、系统化及实际应用均有着举足轻重的作用,牙科的数字化比色系统即是色彩体系的实际应用范例。颜色是人脑对物体的一种主观感觉,用数学方法来描述这种感觉很困难,到目前为止,还没有一种色彩表述理论被人们普遍接受。在各种色彩体系中使用最广泛的是由美国画家孟塞尔创立的孟塞尔色彩体系,以及由德国化学家奥斯特瓦德创立的奥斯特瓦德色彩体系。这两种不同的色彩体系观,成为两个最具代表性、最基本、最重要的色体系。20 世纪中不少国家还致力于进一步研究完善这个两色体系,或基于这两个色体系进一步研究各自国家的色体系。下面对常用的孟塞尔色彩体系、奥斯特瓦德色彩体系及 CIE 颜色系统(国际发光照明委员会色彩体系)进行简单介绍。

1) 孟塞尔表色体系:1905 年,孟塞尔色立体是由美国教育家、色彩学家、美术家孟塞尔创立的色彩表述法。孟塞尔表色系统是用一个三维类似球体颜色立体空间模型表示颜色,以色彩的三要素为基础,中心轴是无彩色系的黑、白、灰色序列。色相环是以红(R)、黄(Y)、绿(G)、蓝(B)、紫(P)心理五原色为基础,再加上它们的中间色相:橙(YR)、黄绿(GY)、蓝绿(DG)、蓝紫(PB)、红紫(RP)成为 10 色相,顺时针排列。把物体各种表面色的三种基本属性色相、明度、饱和度全部表示出来。以颜色的视觉特性来制定颜色分类和标定系统,按照目视色彩感觉将色彩分成许多等级,把各种表面色的特征表示出来(图 2-57)。国际上已广泛采用孟塞尔颜色系统作为分类和标定表面色的方法。

2）奥斯特瓦德表色体系：奥斯特瓦德表色体系是由德国科学家、伟大的色彩学家奥斯特瓦德创造。他是从色相的饱和度的生成角度来认识色彩，是以龙格的色彩体系为基础发展而来，将赫林的生理四原色黄（yellow）、蓝（ultramarine-blue）、红（red）、绿（sea-green）分别放在圆周的四个等分点上，成为两组补色对，在两色中间依次增加橙（orange）、蓝绿（turquoise）、紫（purple）、黄绿（leaf-green）四色相，再将每一色相又分为三色相，成为 24 色相的色相环。并把 24 色相的同色相三角形按色环的顺序排列成为一个形态规则上下左右对称的陀螺形，就是奥斯特瓦德色立体（图 2-58）。该体系中共有 30 000 个色标（100 个色相，每个同色三角形 300 个色标），为了配色实用性总计有 973 个色标。他的色彩研究涉及的范围极广，创造的色彩体系不需要很复杂的光学测定，就能够把所指定的色彩符号化，为美术家的实际应用提供方便。

3）CIE 表色系统（国际发光照明委员会表色系统）：CIE 表色系统是国际发光照明委员会于 1931 年开发并在 1964 修订的 CIE 颜色系统（CIE Color System），它是在 RGB 模型基础上，用数学的方法从 RGB 三基色推导出更适用于颜色的编程计算的 CIE XYZ 基色系统，用颜色匹配函数表示，其横坐标表示光谱波长，纵坐标表示用以匹配光谱各色所需要三基色刺激值，通过相加混色或者相减混色，任何颜色都可以使用不同量的三种基色导出（图 2-59）。CIE xyY 颜色空间是由 CIE XYZ 基色系统推导出的，它把与颜色属性相关的 x 和 y 从与明度属性相关的亮度 Y 中分离开；使颜料、染料和印刷等工业能够明确指定产品的颜色。规范了用于比较颜色光源标准（D65 国际标准人工日光，色温：6500K），颜色匹配实验使用的视野（1931 年规定为 2°视野，1964 年定为 10°）。1976 年，国际照明委员会为了解决感知一致性问题（即 XYZ 系统和在它的色度图上表示的两种颜色之间的距离与颜色观察者感知的变化不一致，也就是颜色之间数字上的差别与视觉感知不一致），对 CIE 1931 XYZ 系统进行了非线性变换，规

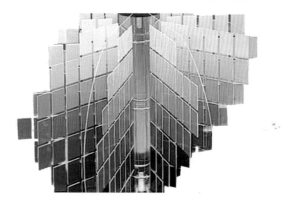

图 2-57 孟塞尔色立体

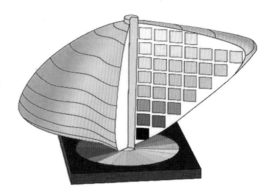

图 2-58 奥斯特瓦德色立体

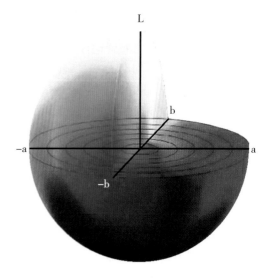

图 2-59 CIE 1976 L*a*b* 标准色度系统的结构

定了两种颜色空间,一种是用于自照明的颜色空间,叫做CIELUV;另一种是用于非自照明的颜色空间,叫做CIE 1976 L*a*b*,或者叫CIELAB(图2-59)。这两个颜色空间与颜色的感知更均匀,并且提供人们评估两种颜色近似程度的一种方法,允许使用数字量 ΔE 表示两种颜色之差。

(三)色彩生理学基础

1. 色彩视觉产生

(1)色彩视觉系统:色彩的产生离不开人类健康的视觉系统。色光射向眼睛的光学系统——角膜、瞳孔、晶状体及玻璃体到达视网膜,视网膜底层内主要含有锥体状及杆状两类感光的视细胞,分别称视锥细胞及视杆细胞,其中视锥细胞感受强光及颜色,视杆细胞感受弱光但无法感受颜色;视锥细胞又可以分为三类,分别对红光、绿光、蓝光敏感,视细胞通过双极细胞(中间神经细胞)与节细胞联系,节细胞的突起在眼球后极汇集形成视神经连接大脑视觉中枢,视网膜上的视细胞产生生物电冲动,通过双极细胞及节细胞传到大脑的视觉中枢,三种视锥细胞不同的兴奋量在大脑皮质视觉中枢整合,产生各种各样的色彩感觉。

(2)色彩视觉学说:对于颜色视觉理论的研究始于19世纪后期,至今没有完全定论,主要的理论学说有:扬—赫姆赫尔兹三色学说、赫林的四色学说、阶段视觉色彩学说,其中扬—赫姆赫尔兹三色学说、赫林的四色学说各有优缺点,阶段视觉色彩学说是对两者的总结综合,下面对阶段视觉色彩学说进行介绍。

阶段视觉色彩学说最早是由德国心理学家G. E. Muller(1930)及Deane B. Judd(1949)提出。主要内容是:经过实验研究证实,一直处于对立状态的视觉色彩三色学说与四色学说(对立颜色学说)结合在一起,更为完整地解释与说明人眼色彩视觉的现象。他们提出了视觉色彩三阶段学说:第一阶段,光线通过眼睛光学系统照入视网膜内时,视网膜上的三种视锥细胞,分别对可见光谱中的红、绿、蓝光最敏感,视锥细胞中的感色物质会选择性吸收不同波长光谱的辐射,其中一种视锥细胞的单独兴奋会引起一种原色(红、绿、蓝)的感觉及明度感(黑或白),这即是扬—赫姆赫尔兹的三色学说的理论。第二阶段:视锥细胞受色彩刺激后产生神经冲动通过视神经传递到大脑的视觉中枢,这些神经冲动在向视觉中枢传递过程中,三种视锥细胞感光产生的明暗信号宛如颜料的调和,被综合成无彩色信号 A(A=2R+G+B/20),三个色差信号 C1、C2、C3 被整合产生 C1 与 C3-C2 两种彩色信号(C1=R-G;C2=G-B;C3=B-R;C3-C2=G-2B-R。R、G、B 分别代表三种锥状细胞所产生的信号),即产生的三对对立色的神经脉冲反应,这刚好符合赫林的四色学说(即对立色色彩学说)的理论。第三阶段:大脑皮层的视觉中枢分析所收到的 A、C1 与 C3-C2 这三个讯号,分别产生灰阶、红或绿、黄或蓝的视觉(图2-60)。

2. 影响眼睛辨色能力的生理要素

(1)视野(visual field):是指用单眼固定注视前方的一点时所看见的空间范围,常用角度来表示,分为周边视野及中心视野(中央30°以内范围的视野)(图2-61)。视野的大小可用视野计来测定。在实际生活中,偏离中心视野的物体常发生变形。

(2)视网膜中央凹(fovea centralis):相当于眼球后极处的视网膜,中央有一小凹,检眼镜下呈淡黄色,所以又称黄斑(macula lutea)。此处视网膜最薄,只有视锥细胞和色素上皮层,比视网膜的其他部位层数少,光线可以直接照射到视锥细胞上,而且视觉传导也是一对一地传至视觉中枢,所以此处是视觉最敏锐、色觉最精确的部位。视网膜黄斑部的视野范围为3°~10°。

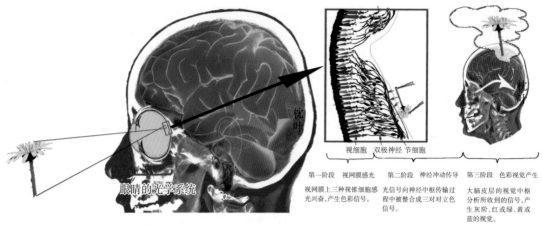

阶段视觉色彩学说

第一阶段 视网膜感光
视网膜上三种视锥细胞感光兴奋,产生色彩信号。

第二阶段 神经冲动传导
光信号向神经中枢传输过程中被整合成三对对立色信号。

第三阶段 色彩视觉产生
大脑皮层的视觉中枢分析所收到的信号,产生灰阶、红或绿、黄或蓝的视觉。

图 2-60　阶段视觉色彩学说

(3) 视角(visual angle):从所观察物体两端(上、下或左、右)引出的直线到眼调节点(即由于眼睛光学系统的调节使物体两端光线进入眼后汇集为一点的位置)的夹角。物体越大,距离越近,视角越大,反之视角越小。我们能分辨的视角越小视力越好,正常情况下人的视角为1分角以下。

(4) 视敏度(visual acuity):眼辨别物体形态细节的能力,又称视力。通常用视角的倒数来表示。视网膜各部分的视敏度不同,在亮光下,中央凹的视敏度最高,周围部分的视敏度逐渐下降,最边缘部分的视敏度仅为中央凹的1/40;在暗处,中央凹的视敏度几乎为零,而周围部分视敏度相对较高。也就是说,中央凹的视觉特点是在亮光下分辨细节和具有色觉;边缘视觉的特点则是在暗光中对弱光敏感,而不具色觉,所以视敏度与视野在视网膜上的位置有关,离开中央凹越远,视敏度就越差。视野中心周围3°~10°范围时光线正好落在中央凹的位置,所以视敏度高,此时辨色能力最强,国际发光照明委员会规范了颜色匹配实验使用的视野范围在视野中心周围10°范围内(1931年定为2°,1964年改为10°)。在可见光谱范围内,眼睛对不同波长的光的视敏度也不同,视觉生理

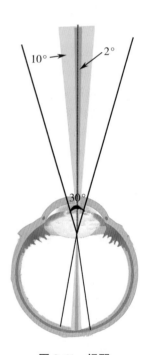

图 2-61　视野

正常的人对波长为555nm左右的黄绿光最为敏感,对高于或低于555nm波长的光的视敏度都会降低,越是趋向光谱两端视敏度越是降低,眼睛对红外光和紫外线均无视敏度。

3. 眩光现象及视觉适应现象

(1) 眩光现象:眼睛受到强烈的光照后出现视觉模糊的现象称为眩光现象。过强的光线刺激眼睛,引起视觉不舒适,瞳孔缩小,视敏度迅速降低,视觉会发生障碍,强光易引起视觉疲劳。通常眩光现象同光源与眼睛视线形成的角度有关,两者呈角在60°以上时一般无眩光作用,在45°左右有微弱眩光作用,在27°左右有中等眩光作用,在14°左右有强烈眩光作用,接近0°时有极强烈的眩光作用。为了避免眩光现象,应该避免强光对眼睛的直接照射。

(2) 视觉适应现象:视觉适应现象主要有距离适应、明暗适应、色彩适应等。

1) 距离适应:人的眼睛能够在一定距离范围内正确识别物体的形状与色彩,而与物体远近无关。

2) 明暗适应:人从明处往暗处走,瞬间感觉一片黑暗,经过一段时间视觉才恢复正常,这种现象叫做暗适应。这是因为在暗环境中,瞳孔直径逐渐扩大,进入眼球的光线增加,视网膜上的视杆细胞兴奋,逐渐恢复视敏度。暗适应所需时间因人而异,而且跟所在明处的光照强度有关,一般大约需要 5~10 分钟。从暗环境走进正常明亮的屋内,立即感到光线刺眼、视觉模糊,稍等片刻,视觉才恢复正常,这种现象叫做明适应,其产生机制与暗适应相反,明适应时间比暗适应短,这个过程约需要 0.20~0.14 秒。明暗适应现象是视网膜在光刺激由强至弱或由弱到强时,视锥细胞和视杆细胞的功能发生转换的过程。

3) 色彩适应:当你开始戴上有色的墨镜,这个世界会染上镜片的颜色,但是戴用一段时间后外界的物体似乎恢复原有的颜色,这时如果摘下墨镜,物体的颜色又发生改变,很不适应,再过一会儿才会恢复正常,这种人眼在颜色的刺激作用下引起颜色视觉发生变化的现象称为色彩适应。人的色彩适应的时间一般为 5~7 秒。

4. 色觉的缺陷　常见的色觉缺陷有色盲及色弱。先天性不能分辨自然光谱中的各种颜色或某种颜色称为色盲;对自然光谱中的各种颜色或某种颜色辨别能力差称色弱。色盲与色弱以先天性因素为多见。男性患者远多于女性患者。色盲分为全色盲和部分色盲(红色盲、绿色盲、蓝黄色盲等),色弱包括全色弱和部分色弱(红色弱、绿色弱、蓝黄色弱等)。有色觉缺陷者不宜从事比色工作。

(四) 色彩心理特征

色彩的视觉形成的三个阶段是密不可分的,说某一色彩现象属于心理特征或者与心理无关其实都很片面,本部分所描述的内容仅为与意识层面更紧密。

1. 色彩的后视现象　视觉系统受到的光刺激停止后,它对光的感觉印象并未随刺激的终止而消失,而在刺激消失后仍保留短暂的时间,这种现象称为色彩的后视现象,也叫视觉残像或视觉暂留。这种在刺激停止后所保留下来的感觉印象称为后像,分为两种情况:一种是正后像,另一种是负后像。注视一个光源或较亮的物体,然后闭上眼睛,这时可以感觉到一个光斑,其形状和大小均与该光源或物体相似,这种主观的视觉后效应称为正后像。后效应的持续时间与光刺激的强度有关。通常情况下,正后像持续几秒到几分钟。如果光刺激很强,正后像的持续时间也较长。负后像的反应与正后像相反,当长时间凝视一红色物体后,把目光迅速移到一张灰纸上,将会出现一个形状及大小与红色物体相似的青绿色(红色的补色)色块。除了色相,明度也有负后像现象。比如黑色的负后像是白色,反之亦然。这个过程是视神经过度疲劳引起的生理自动调节作用。

2. 色彩的恒常性　色的恒常性是人在感知色彩时不管光源的条件如何改变,人的视觉感知系统对物体的色知觉始终维持最先感知的物体色彩的现象。例如,我们的大脑"知道"火焰是红,雪是白的,这些印象在我们的脑海里根深蒂固。用蓝色或其他颜色的光照射雪,我们感觉雪仍然是白色的。赫林认为最常见的物体的颜色印象根深蒂固刻记在我们心里,这种物体的颜色变成它的固定特征,当我们再次接触经验所知的物体,都是通过记忆颜色的眼光去观察(图 2-62)。

3. 色彩的易见度　色彩学上把色彩容易看清楚的程度称为色彩的易见度,又称色彩的

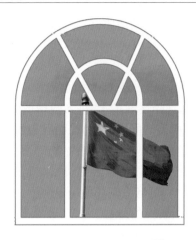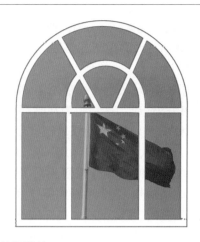

图 2-62　色彩的恒常性

透过蓝色玻璃虽然颜色改变,但是我们仍然认为五星红旗是红的,五角星是黄的

可视度。色彩的易见度与光的明暗度、色彩面积大小及物体色与背景色的对比度密切相关。光线太弱,易见度差;光线太强,由于眩光现象,易见度也差。色彩面积大易见度大,色彩面积小易见度则小。当光照强弱和物体大小一定时,物体能否被辨别清楚,则取决于物体色与背景色在明度、色调、彩度上的对比关系,其中尤以明度作用影响最大。明度、色调、彩度对比强,色彩易见度高;明度、色调、彩度对比弱,色彩易见度低(图 2-63)。

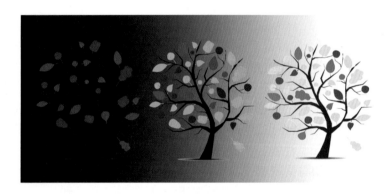

图 2-63　色彩易见度

4. 色彩的对比与调和(色彩的交互作用)　某一色彩由于受另一色彩的影响而产生与单一观察时的色觉不同的现象。自然界的色彩,充满着对比与调和的辩证统一关系,对比给人以矛盾的感觉;调和则给人以协调统一的感觉,调和与对比都是构成色彩美感的重要因素。

(1)色彩对比:根据色彩对比产生的时间不同,色彩对比分为同时对比与连续对比,两种以上的颜色并列或邻近时,各色同时作用于我们的眼睛,所形成的对比称同时对比;看了一个颜色之后再看另一个颜色,与先看的色形成对比,这种对比称连续对比。同时对比及连续对比均通过改变色彩三要素的量来实现,所以根据色彩对比产生的因素可将色彩对比分为:明暗对比、彩度对比、色调对比。

1)明度对比:色彩明度差别而形成的色彩对比(图 2-64)。

2)彩度对比:色彩彩度差别而形成的色彩对比(图 2-65)。

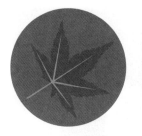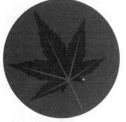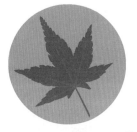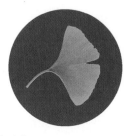

图 2-64 明度对比　　　　　　　　　　　　　　　　图 2-65 彩度对比

3) 色调对比:色调之间的差别形成的对比,色调对比又可以分为同类色对比、邻近色对比、对比色对比、补色对比。

补色对比:在色环中呈 180°左右关系的色彩的对比(图 2-66)。从色彩生理角度上来说,人在注意某一颜色时,总是渴求与此相对的补色来取得生理的平衡,所以补色对比的对比关系强烈,给人强烈的视觉冲击力。

对比色对比:在色环中呈 90°左右关系的色彩的对比(图 2-67)。对比色对比既对比又协调可使画面色彩丰富。

邻近色对比:在色环中呈 60°左右关系的色彩的对比(图 2-68)。邻近色使画面色彩融洽。

同类色对比:在色环中呈 30°左右关系的色彩的对比(图 2-69)。同类色对比使色彩协调柔和,对比微弱。

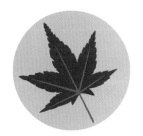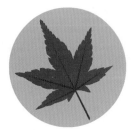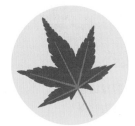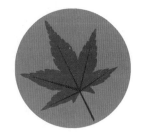

图 2-66 色调对比——　　　图 2-67 色调对比——　　　图 2-68 色调对比——　　　图 2-69 色调对比——
补色对比　　　　　　　　　对比色对比　　　　　　　　邻近色对比　　　　　　　　同类色对比

(2) 色彩的调和:色彩调和是指两个或两个以上的色彩,有秩序、协调地组织在一起。

5. 色彩的错觉(又称错视)

(1) 色彩的大小错视(膨胀、收缩感):暖色感觉大(膨胀),冷色感觉小(收缩);明度大的物体感觉大(膨胀),明度低的物体感觉小(收缩)(图 2-70)。

(2) 色彩的冷暖错视:对于无彩色系来说,白是冷色,黑是暖色,灰是中性色,所以暖色加白变冷;冷色加黑变暖。而有彩色系的饱和度越高,温暖感觉越强,饱和度降低寒冷感越强;色彩明度越高寒冷感越强(图 2-71)。

(3) 色彩的轻重错视:高明度感觉轻,低明度感觉重;其中白色最轻,黑色最重;凡是加白色提高明度的色彩变轻,凡是加黑色降低明度的色彩变重(图 2-72)。这源于生活中棉花色白轻、铸铁色黑重的经验。

(4) 色彩的进退:明度高、暖色感觉近,明度低、冷色感觉远(图 2-73)。

图 2-70　色彩大小错视

最开始法国国旗上的三条色带宽度完全相等,当国旗升到空中后,人们总觉得这三种颜色在国旗上所占的分量不相等,似乎白色的面积最大,蓝色的最小。于是设计者们把这三色的真实面积比例调整为蓝：白：红 =37：33：35 时,这样看上去就相等了

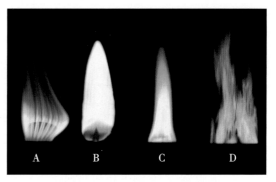

图 2-71　色彩冷暖错视

都是火焰,哪种更火热?

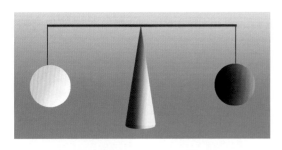

图 2-72　色彩的轻重错视

你认为天平应该向哪边倾斜?

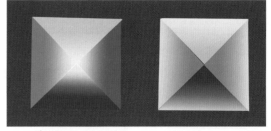

图 2-73　色彩的进退错视

哪个图是突出来的? 哪个是凹进去的?

（5）色彩的时间感:人的时间感常被周围的颜色扰乱;蓝色让人觉得时间飞快,红色令人感觉时间漫长。

6. **色彩情感性**　伦敦泰晤士河上的布莱克弗顿尔桥,原为黑色,每年总有些人在桥上自杀,后把桥改涂为蓝色,自杀的人明显减少,再把桥涂成粉红色后,很长时间也没有人到桥上自杀了。

暖色系使人兴奋,冷色系使人沉静;色彩明度高令人兴奋,明度低令人沉静;纯度高让人产生兴奋感,纯度低让人产生沉静感;对比度强的色彩组合使人兴奋,对比度弱的色彩组合使人沉静。

明度较高的鲜艳的颜色具有活泼感,灰暗混浊的颜色具有忧郁感;对比度强的色彩组合具有活泼感,对比度弱的色彩组合具有忧郁感。

根据人对于色彩的喜恶,可以判断人的性格,性格色彩学即将人的性格分为:红色、蓝色、黄色、绿色四种类型。

7. **色彩象征**　蓝色代表生命、绿色代表青春、白色代表纯洁……不同的色彩对不同的国度及民族而言有特定的含义。红色是革命旗帜的颜色,是所有社会主义国家旗帜的基本颜色;绿色是伊斯兰教中神圣的颜色,是所有信仰伊斯兰教国家旗帜中基本色彩,文化沉淀赋予色彩不同的象征。

知识拓展

奇妙的色彩幻觉

色彩幻觉又称色彩连带感觉、色彩共感现象、色彩联想。

在 1978 年的一次访问中,法国作曲家奥利维·马新提到:"色彩对我十分重要,因为我有一种天赋,每当我听到音乐或看到乐谱时,会看到色彩。"

西方现代派画家,差不多都对色彩与音乐之间的共性做过研究,但更为痴心的要算是抽象艺术的先驱瓦西里·康定斯基,他认为:色彩不只可作音乐的类比,一种色彩能够唤起对某一乐器音色的联想,因为视觉的刺激能带动别的感觉区域共同波动,而且存在着"内在的必然性"。

早在 19 世纪,西方艺术家就从实践中逐步发现色彩与音乐之间有着极其相似的基源,当它们作用于人的视听器官时,产生着相同的感情波动。

二、牙体色彩美学基础

(一)牙体色彩美学的结构基础及特征

牙体组织由釉质、牙本质、牙骨质和牙髓构成。牙本质构成牙的主体,釉质覆盖在牙本质牙冠部分的表面,牙骨质覆盖在牙本质牙根部分的表面,牙本质中央的腔隙称为髓腔,充满疏松的牙髓组织(图 2-74)。

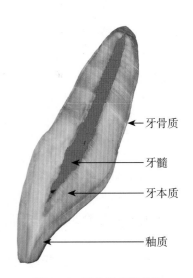

图 2-74　牙体组织学结构

1. **牙本质**　牙本质是组成牙的主体部分。由牙本质小管、成牙本质细胞突起和细胞间质构成。在成熟的牙本质重量中,有机物为 70%,无机物为 20%,水为 10%,无机物主要为由钙、磷离子组成的羟基磷灰石晶体,与骨中的羟磷灰石晶体相似。牙本质呈浅黄色,在口腔内我们所见到的牙的颜色实际上常常是透过釉质见到的牙本质颜色,牙本质具有一定的通透性,所以牙本质所呈现的颜色还包含牙髓的颜色。牙本质是一种有活力的组织,牙本质小管内含有特殊细胞成分——成牙本质细胞突和细胞间质,成牙本质细胞排列在牙髓腔壁内侧的牙髓中,成牙本质细胞既是牙髓成分,又是牙本质的成分。牙髓支持营养牙本质,牙本质又保护牙髓。当牙髓坏死,牙本质变色,因此有些学者认为应将牙本质和牙髓看成是一个整体,称之为牙本质-牙髓复合体。

2. **釉质**　釉质是覆盖在牙本质的牙冠部分表面的牙体结构,在不同部位其厚度不同,牙尖及切端较厚,牙颈部较薄。釉质是人体中最硬的钙化组织,主要由羟磷灰石晶体构成,釉质中的羟磷灰石晶体比牙本质中大。成熟的釉质中无机物占重量比的 96%~97%,有机物和水占 3%~4%,大部分水是以结合水的形式存在,分布在晶体周围。釉质不是均质状的,所以釉质对透过的光线会发生散射作用。通常釉质呈乳白色或淡黄色的半透明体,矿化程度越高,越透明;如果釉质发育差,矿化程度低,透明度差。如果釉质越薄、越透明,则牙体呈现牙本质的颜色为主;釉质厚、透明度低则牙齿主要呈现釉质的颜色,如氟牙症的颜色(图2-75)。釉质表面并不是非常平整光滑,光镜下釉质表面有呈平行排列并与牙长轴垂直的线形浅凹状横纹,即釉面横纹,间隔为30~100μm 宽,在牙颈部尤为明显,呈叠瓦状。釉质牙本质界在切片上呈连续贝壳状,凸面朝向牙本质,釉质牙本质界对光的散射特别明显,从侧面观看呈线性高光带(图2-76)。

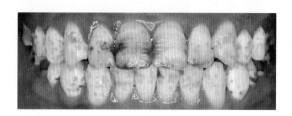

图 2-75　氟牙症

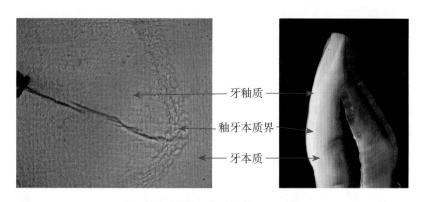

牙釉质

釉牙本质界

牙本质

图 2-76　釉质牙本质界的散光现象

3. 牙髓　牙髓位于由牙本质构建成的形态与各牙形态近似的牙髓腔内,年轻人牙髓腔比老年人牙髓腔体积大,牙髓属含血管很丰富的疏松结缔组织。

4. 牙骨质　是包绕在牙根表面的一薄层骨样组织,较薄,颜色较黄,正常情况下它对牙体色彩无明显影响。

(二)牙体色彩的特征

1. 牙体的表面色　在活体内牙体表面有一层湿润的唾液膜,唾液膜对入射光发生反射及折射。由于釉质表面并不完全平滑,所以投射到釉质表面的光发生镜面反射、漫反射及折射(图 2-77)。由于唾液膜及釉质透明度很高,所以牙体的表面色并非是牙体的主体色。

2. 牙体的透过色　半透明性是天然牙重要的光学特性,尤其是釉质,所以我们看到的牙体色彩更多的是釉质及牙本质的透过色。透射过釉质的光线被釉质吸收和散射,到达有釉质牙本质界时又会发生吸收、散射及折射,我们看到的牙体色彩,主要是

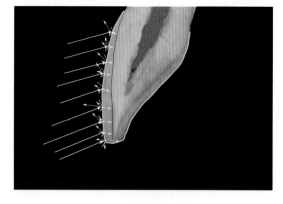

图 2-77　牙体表面色形成

牙本质反射后又透射过釉质、唾液膜的这一部分色彩,因此通常情况下牙体的色调主要由釉质的通透性及牙本质的颜色决定。由于牙本质也有透射性,所以牙髓的反射光也参与牙体色彩的构成(图 2-78)。牙体的透过色让我们看到了牙体自然而晶莹的透明感及立体感。由于釉质半透明度及散射率很高,它的主要作用是对光的散射,所以,牙体的色彩也因此跟牙体表面的釉质厚度密切相关,由于切端主要由釉质构成,从切端到颈部,天然牙的半透明度逐渐下降,在反射光照射下,牙的切端呈现蓝灰色;而在透射光模式下,其色调变为红橙色,在切端及邻面明显,这种光学现象称为天然牙的乳光效应(图

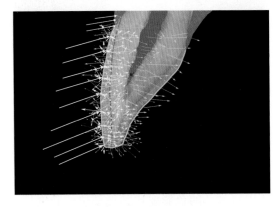

图 2-78 牙体透过色形成

2-79)。从切端到颈部,釉质逐渐变薄,透过的牙本质的颜色逐渐明显,而且牙颈部尚受到牙龈的色彩的影响,故天然牙颈部的色彩彩度最高,明度及纯度下降(图 2-80)。

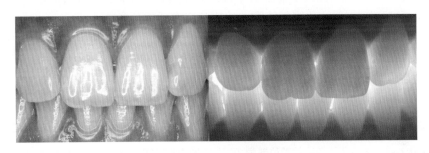

图 2-79 天然牙的乳光效应

3. 牙体的荧光效应 天然牙还具有荧光效应。当某种常温物质受到较短波长的光或其他较高能量的电磁波的照射后,把能量储存起来然后缓慢释放出较长波长的光,这种现象称为荧光效应(图 2-81),所释放出的这种光就叫荧光。天然牙具有荧光效应,加上乳光效应使得天然牙具有如梦如幻般的色彩。

4. 牙体色彩的生理性变化

(1) 牙位差异:不同牙位的颜色有所不同,天然上前牙从尖牙、侧切牙到中切牙明度逐渐增加,而偏红的趋势逐渐减弱,彩度逐渐减小。上下前牙的颜色也略有差别,与下切牙比较,上切牙偏黄、彩度稍大、明度较低(图 2-82)。

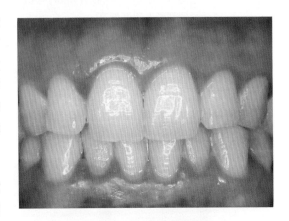

图 2-80 天然牙体唇面色彩特征

(2) 部位差异:由于天然牙牙冠不同部位釉质的厚度不同,而且釉质并不是均质的半透明体,故同一牙冠的不同部位色彩不同。釉质越薄的部位呈现牙本质及牙髓的色彩越明显,

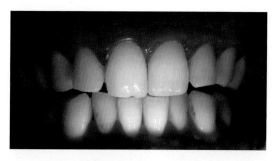

图 2-81　天然牙体的荧光效应

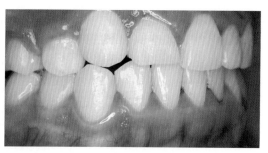

图 2-82　天然牙体色彩的牙位差异

右上颌尖牙、侧切牙及中切牙的色彩差异并未因易位而变化

所以冠颈部的色彩要比其他部位的彩度高而明度低,同时唇颊侧牙颈 1/3 色调彩度受到牙龈色彩影响,多偏黄红;切端 1/3 易受到环境色的影响,冠中 1/3 牙色彩最稳定。因此临床上常以冠中部颜色决定天然牙主色调。牙冠各部分的明度无明显差异(图 2-83)。

(3) 湿润度的影响:天然牙表面干燥使唾液膜对光的反射及折射现象消失(图 2-84)。研究发现前牙在干燥 15 分钟后,明度显著增加,彩度下降。用聚醚硅橡胶取印模后牙体的明度也增高,这种影响 30 分钟才恢复正常。故比色应在牙体预备前完成。

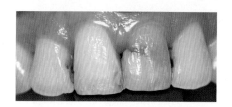

图 2-83　天然牙体色彩的部位差异

天然牙唇面不同部位色彩有差异,自切端至冠颈部彩度逐渐增高

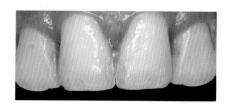

图 2-84　湿润度对天然牙体色彩的影响

右上切牙表面湿润,明度下降,彩度增加;左上切牙表面干燥,明度增加,彩度下降

(4) 年龄差异:随着年龄增长,釉质磨耗变薄、继发牙本质形成使牙本质层增厚,髓腔形态变小,以及出现染色。这些都使得天然牙牙冠彩度逐渐增大,明度逐渐减小,色调由黄渐偏红(图 2-85)。

(5) 种族差异:根据目前的研究结果,种族不同、区域不同,天然牙牙冠色彩有差别。

(6) 性别差异:有研究发现,女性前牙比男性前牙的颜色浅而黄,亮度高,彩度低,随年龄

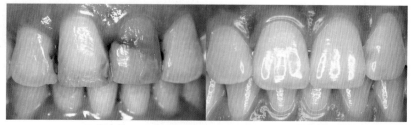

42 岁女性　　　　　　　　　　21 岁女性

图 2-85　天然牙体色彩的年龄差异

增长差异增大,但也有研究发现男女性间前牙的色彩没有区别。

5. 牙体色彩的病理性变化

(1) 牙髓坏死:死髓牙明亮度低于活髓牙,半透明性减小,荧光效应减弱,色彩饱和度大,色相偏红黄(图2-86)。

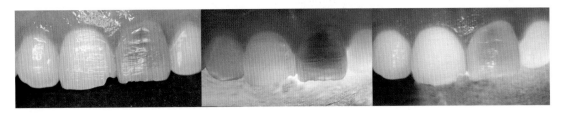

图 2-86 死髓牙唇面色彩特征

左上中切牙为死髓牙,彩度增高,半透明性减小,荧光效应减弱,明度低,色调更偏黄红

(2) 釉质发育异常:各种原因导致的釉质表面结构、厚度、透明度及色彩的异常,会使牙冠颜色与健康牙牙冠颜色不同。例如,氟牙症患者牙冠表面常呈蜂窝状,釉质厚薄不均,常有色素沉着、釉质不透明,故牙冠颜色明显不均,常呈白垩色或黄褐色,彩度下降、明度减低(见图2-75)。

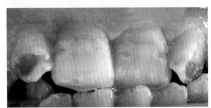

(3) 牙本质发育异常:牙本质发育异常,导致牙本质的色彩改变,牙本质吸收与反射的色光与健康牙不同,故牙体颜色有异于健康牙。例如,四环素牙的明度降低,多呈淡灰色、黄褐色,色调更黄偏红,色彩饱和度大(图2-87)。

图 2-87 四环素牙的牙体色彩

知识拓展

天然牙的色度值

早在 20 世纪 20 年代,Clark 指出:一个能描述所有口腔内的牙齿颜色的系统需要 800 个颜色,天然牙的色度值分布情况不同,学者研究结果有差异,综合目前的研究结果,用孟塞尔色彩系统测量描述:天然牙的色相(H)在 5YR~9Y 间,即为黄色或黄红色;明度(V)为 4~8.5;彩度(C)为 0~7。根据 CIE-XYZ 系统测量描述:天然牙的色度值为:L*:50~87;a*:−2~12;b*:0~30(图2-88)。

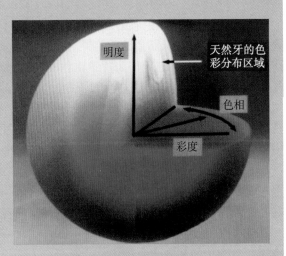

图 2-88 色度球与天然牙的色度区域

（三）影响牙体色彩变化因素

除了天然牙体生理及病理变化对牙体色彩产生影响外，光源色、环境色、背景色及比色者的生理、心理变化也会影响到牙体真实色彩的显色及辨识。

1. 光源对牙体色彩的影响　如前所述，无光即无色，所以牙体颜色总是随着光源色的变化而发生变化，这种变化遵循色彩的加色混合及减色混合规律（图 2-89）。而人主要活动在日光下，所以牙体比色应在标准的日光下进行，即：天气晴至少云，上午 10 点至下午 2 点之间的太阳光光谱最均匀，其色温、光照强度及显色性最佳，在这样的太阳光照射下物体所呈现的颜色是最真实、最自然的颜色。不同的气候条件、不同时段、不同季节及不同地区的日光的色温、显色指数及光照强度有差异，清晨和黄昏的阳光色温偏低，正午的阳光色温偏高。当光源的光照强度、色温及显色性不适合时，我们看到的物体会有色差，当然人可能在各种光源条件下活动，所以临床上采取在多种光源下多次比色的方法较为理想，但过程比较繁琐难而以实施。标准日光常常可遇而不可求，所以临床上比色常选用与标准日光相近的标准人工光源（如标准光源 D65）作为比色光源。

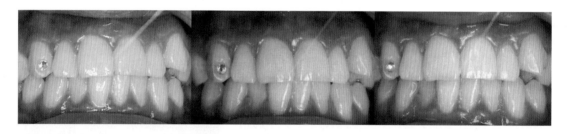

图 2-89　光源色对牙体色彩的影响

2. 环境色对牙体色彩的影响　牙体的反射光可以吸收环境的各种光，产生同色异谱现象（指两种物体在某种光源下颜色相同，但在另一种光源下颜色不同的现象）。故患者的口唇颜色、牙龈颜色、衣服颜色、房间墙面以及陈设的颜色都会对牙体的色彩产生影响。

3. 背景色对牙体色彩的影响　由于颜色对比效应的存在，在不同的背景色的衬托下，人眼对牙体色彩的识别会出现差异。实验研究发现黑色及蓝色作为背景时观察者牙体色彩辨别的正确率较高，白色作为背景比色准确性最低；临床上还发现以灰色作为背景比色的修复体的色彩准确性较高。这是因为黑色与牙体颜色形成明暗对比，色彩易见度高；蓝色为天然牙体颜色的补色，与牙体颜色形成补色对比，而且在蓝色背景下视觉不易疲劳，因此提高辨色正确率；灰色为中性色，对牙体色彩的影响小，灰色与牙体色彩也具有明暗对比，色彩易见度高（图 2-90）。

4. 视野对牙体色彩的影响　黄斑是视觉最敏锐、色觉最精确的部位。视网膜黄斑部的视野范围为 3°~10°。当牙体距离眼睛大约 50~60cm、与人的臂长相当时（图 2-91），牙体正好处在眼睛的中央视野（3°~10°）内，此时比色者的辨色能力最佳。

5. 观察者的辨色能力对牙体色彩的影响　色彩感觉是一个主观判断的过程，与观察者的视觉生理功能和视觉心理相关。有研究表明，口腔医师及相关职业人群与普通公众、医师与患者之间、修复科医师与其他口腔科医师之间对牙体色彩的审美有一定差异、同一个医师两次配色结果可能不同，尤其是口腔医师与患者之间的牙体色彩审美差异直接影响到修复

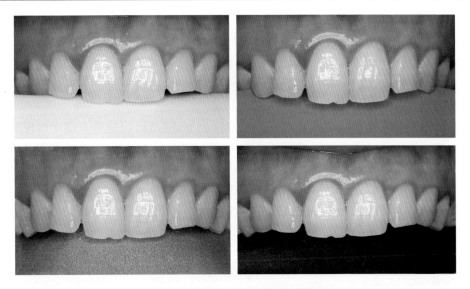

图 2-90　背景色对牙体色彩的影响

的效果及修复满意度,虽然研究发现医师选色比患者更准确,但是修复体的颜色最好由医师与患者共同协商确定,因为患者满意才是我们的最终目标。

在人的一生中,15~29 岁是辨色最佳年龄,45 岁以后人的辨别能力逐渐下降,而且个体的辨色能力各有差异。辨色能力还与辨色技能、辨色经验及其所掌握的色彩知识有关,所以通过学习色彩知识进行比色训练可以提高受训者的牙体比色的准确度。

6. 视觉疲劳对牙体色彩的影响　视觉疲劳会使观色者对颜色的辨别产生误差,所以医师比色应在牙体预备前进行。如果牙体预备后比色,则在比色前应让眼睛稍作休息后再比色。比色时,观察时间越长,由于

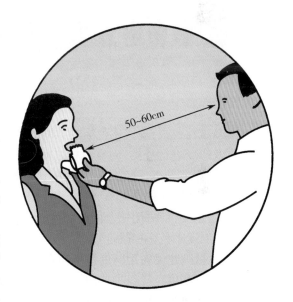

图 2-91　牙体比色距离

视觉疲劳及视觉适应,比色的准确性越差,偶尔注视一下中性色(如灰色)或牙齿颜色的补色(如蓝色)可以提高观色者的色觉敏感度。

(四)牙体色彩的表述

医师除了要正确辨别牙体色彩外,如何将所辨别的牙体色彩准确地向没有亲自看到患者牙体色彩的技师传递表达也同样重要。当然,如果技师亲自比色则少了一次信息的传递环节,因为每一次信息传递均会有信息的丢失。目前常用的牙体色彩描述记录传递的方法有以下几种:

1. 比色板比色法　用牙科比色板上的色标与患者的余留健康牙进行比较,选取色彩与患者健康牙最接近的色标来记录描述修复体色彩的方法,用色标的名称将牙体色彩信息传

递给技师,是最早采用的牙体色彩表述方法。

比色板比色所用的工具是牙科比色板,牙科比色板其实是一种应用于牙体比色的特殊色卡,色卡是将某种材质(如:纸、面料、塑胶及牙等)上自然存在的颜色按一定的规律制作成用于色彩选择、比对、沟通的标准工具,色卡上的各种颜色称为色标。牙科比色板根据其发展过程可以分为两类:传统比色板及三维比色板。

(1) 传统比色板:传统比色板不是按照色彩学的原理设计,而是将人群中出现的频率比较高的天然牙的颜色制作成色标,按照色标的色调(色相)分为几组,每个色调组又根据彩度的大小又分为几个色标(色片),色标排列较混乱,色标之间的色调、彩度差值不均等,也就是说它们在色彩空间上的分布不均,同时忽略色彩三要素中的明度,而明度是描述任何颜色的基本要素,也是人类辨别颜色时最敏感的色彩要素。传统比色板比色时通常先确定色调组,然后在色调组的色标中确定彩度(图 2-92)。

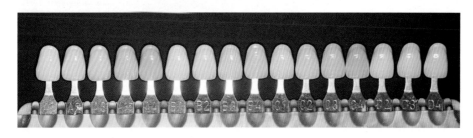

图 2-92　传统比色板

(2) 三维比色板:现代比色板的共同的特点是全面地考虑了色彩三要素。将色标按照色相、明度及彩度进行分类,而且色标之间的明度、色调、彩度差是均等的,所以各色标在色彩空间上呈规律地分布,只是不同厂家的比色板在确定色彩三要素的顺序有所不同,故色标的分组顺序也有差别(图 2-93)。例如,松风 NCC 比色板比色说明书上建议首先采用中间明度比色板确定饱和度,再用三个同饱和度、不同色调的色标中确定色调,最后用相同饱和度、同色调、不同明度的色标中挑选适合的明度,比色顺序是"饱和度→色调→明度";而 VITA 3D-Master 比色板则建议先用明度色标组选定明度,再从确定的明度色标组中选定饱和度,最后再从选定的饱和度色标组中选定色相,比色顺序是"明度→饱和度→色调"。

用比色板进行牙体比色时的注意事项:

(1) 应选用标准日光或与标准日光相近的标准人工光源(常用光源 D65)作为比色光源;

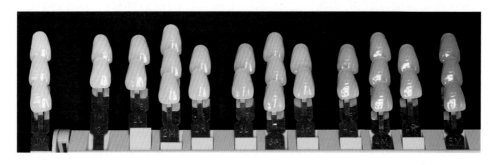

图 2-93　3D 比色板

观测线与牙面垂直时,光照应与牙面约呈 45°角。

(2) 患者的衣着不应太艳丽、不涂唇膏,房间墙面及陈设以灰色及蓝色为佳,色彩尽量单一些,摆设不要太杂乱;医师的衣着要求也相同。

(3) 选用黑色、灰色或蓝色作为比色背景。

(4) 比色板及牙体大约距眼睛一臂的距离。

(5) 比色者应学习色彩知识、参加比色训练,提高自身的辨色技能,不断地总结辨色经验。

(6) 最好在牙体预备前比色,尽量在短时间内完成比色,比色时偶尔注视一下中性色(如灰色)或牙齿颜色的补色(如蓝色)可以提高观色者的色觉敏感度,避免视觉疲劳导致误差。

(7) 将牙体唇面进行分区比色、分区描述,以牙体中部色彩作为牙体的主色调。

(8) 将所能观察到的牙体的半透明性一并描述,尤其是切端及发育沟形态,最好用图描绘出。

2. 数码照片表述法　由于数码相机的使用,使得图片的色彩处理及传递带来方便,我们可以直接将患者的牙体色彩信息记录在照片上,直接传递给技师,与常规的比色板比色法合用可以明显提高牙体色彩信息的描述准确度。但数码照片由于拍摄的条件差异(如光源、曝光参数、白平衡、镜头、相机、拍摄角度等不同)会导致照片记录的色彩出现偏差,使数码照片表述法的应用受到了限制,所以在拍照时最好采用标准灰度背景或放置一张标准灰度色标,以 RAW 格式保存,以便于后期在图像处理软件中进行色彩校正(图 2-94)。

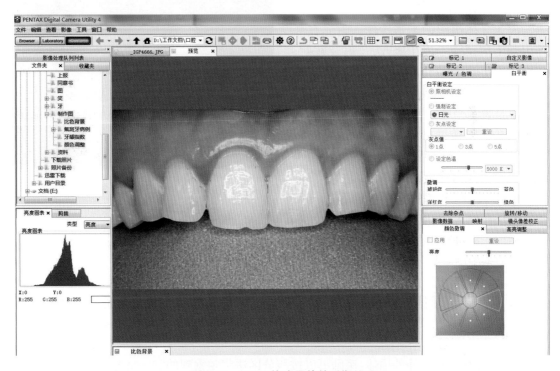

图 2-94　RAW 格式照片的后期处理

3. 比色仪测色法　不管单纯用牙科比色板比色还是数码照片加上比色板比色,其准确性及可靠性都会因比色条件、比色者的辨色能力的影响,另外与色彩信息的描述密切相关。

仪器测色可减少视觉比色时主客观因素对测色结果的影响,结果更加客观,描述更加规范统一。比色仪是用于测量物体色彩的仪器。可用于牙体测色的比色仪有:分光光度计、色度计和 RGB 成像装置。其中分光光度计和色度计最常用。分光光度计的测色原理是通过多个光学传感器测定物体反射光中各反射光波长的反射率,并将光波的反射率转化为分光光度曲线,每一条分光光度曲线表达一种颜色。色度计是利用与人眼具有大致相同光谱反应度的传感器测定牙体的反射光中红、绿、蓝三原色含量,获得 XYZ 三刺激值或 L*a*b* 值。RGB 成像装置实际上就是一个摄像探头,相当于一个数码相机,是利用内置的 CCD 或 CMOS 感光元件将接收到的牙体表面反射的光线转换成电信号并通过光电转换器转换成数字信号,获得牙体反射光线的 RGB 数据,取得色彩信息,同时记录图像。

比色仪测色的可重复性好,而且全牙面测量比色仪和 RGB 成像装置在比色的同时可以记录图像,可向技师传递所测天然牙的形态、色斑、尤其是透明度的特殊信息,但目前的比色仪设计复杂、价格昂贵,而且测色精确度受比色仪的设计、测色方式的影响,尚不能完全代替比色板比色,最好是与比色板比色联合使用,首先用比色仪测色,再由人工核对比色结果;如果使用比色仪测色、比色板核对、辅以数码照片记录则更为准确。

4. 天然牙体半透性特征的表述 半透明性、浑浊度、晕色、表面光泽度、荧光性等特性是天然牙除了颜色以外的光学特征,其中以半透性最为重要。要使修复体完美再现天然牙的光学特性,牙体的半透明性的复制非常重要,即使修复体的颜色非常准确,如果缺少半透明性,则这样的修复体看上去缺乏立体感。因为牙体组织的半透性使入射光在牙体内部不同层面上发生吸收、反射及散射,产生了深度感(即立体感)。透射率及透射系数是用于描述半透材料半透明性的物理量。透射率是表示半透明物体材料的透光能力,透射系数是指透过单位厚度材料的光的相对量(图 2-95)。研究显示,上切牙的半透明性从切端向龈方逐渐降低,牙冠中 1/3 的透射率低于近中 1/3 和远中 1/3,透射率随年龄的增加而增大;釉质的透射系数高于牙本质,唇侧牙本质的透射率小于舌侧牙本质。牙体表面干湿度影响牙体的半透明效果。

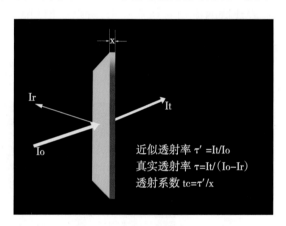

图 2-95 半透明物体透射率计算

I_0 为入射光的强度,I_r 为总的反射光的强度,I_t 为穿透材料的光的强度,τ' 为近似透射率,τ 为真实透射率,t_c 为透射系数,x 为测试材料的厚度

(1) 天然牙半透明性的测量方法:天然牙半透明性目测法的准确性及重复性非常差,只能用仪器测量,而牙体结构非常复杂,仪器测量也非常困难,同时测量半透明性的仪器结构非常复杂,价格昂贵,所以目前临床上天然牙的半透明性仍然以目测法及真彩照片记录为主。

(2) 天然牙半透明性的描述:医师可以按照分区法将观察到的实际情况在牙体唇面模式图上描绘并按高、中、低等几个等级模糊地描述天然牙体的半透明性(图 2-96)。彩色照片可以向技师提供部分天然牙体半透明性的特征(图 2-97)。

(五) 天然牙体光学特征的仿真制作

医师在临床上选择和识别的牙体颜色、牙体半透明性等天然牙体的美学信息,需要技师

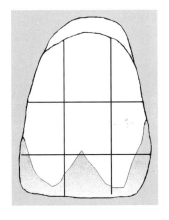

图 2-96 牙体半透明性模式图描述法

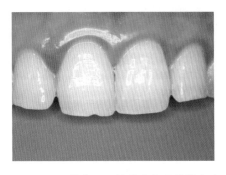

图 2-97 牙体半透明性的彩色照片描述法

在修复体的制作过程中准确再现,因此技师对修复体的美学再现是牙齿美学修复中另一个非常重要的环节。由于天然牙的组织结构非常复杂,想要完全模仿天然牙的色彩尚有困难,故目前天然牙色彩的仿制主要停留在形式上的模仿。

1. 天然牙体色彩的仿真制作 目前修复材料的生产商都会生产与本公司比色板颜色配套的树脂修复材料或瓷修复材料,而且在修复体制作过程中,根据天然牙的光学特征分层分区制作,以达到对天然牙体色彩的仿真效果(图 2-98)。然而,对牙体形态及牙体表面特征的模仿对牙体色彩的影响也非常明显,规则光滑的修复体表面会使其色彩缺乏自然感(图 2-99)。

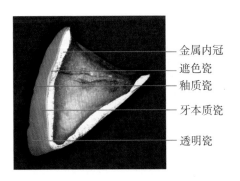

金属内冠

遮色瓷

釉质瓷

牙本质瓷

透明瓷

图 2-98 烤瓷冠对天然牙体色彩的仿制

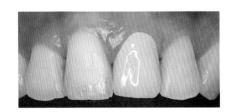

图 2-99 光滑的修复体表面缺乏自然感

2. 天然牙体半透明性的仿真制作 修复体的仿釉质材料及透明材料除了在牙齿的颜色再现中起着重要的作用外,更主要的作用是对牙体的半透明性仿真。金属烤瓷冠的金属内冠没有通透性,所以金属烤瓷冠仅能在切端模仿天然牙的半透明性;全瓷内冠具有通透性,可以模仿天然牙牙体的半透明性,所以全瓷冠比金属烤瓷冠的仿真度更高。由于天然牙体内存在棱形的釉质晶体,对透过的光线产生散射作用,即使仿釉质材料及透明材料的透射系数与天然牙体相近,其仿制的半透明性与天然牙的半透明性还是有区别的(图 2-100)。

3. 荧光效应的仿真制作 通过在瓷修复材料中混入稀有金属铈、铕、铯、锆、钒、铋的氧化物,可使瓷冠具有一定荧光效应,但无法达到天然牙的荧光效应效果(图 2-101)。

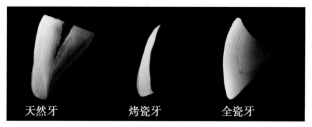
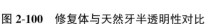

图 2-100 修复体与天然牙半透明性对比

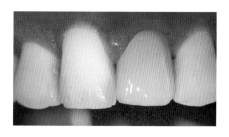

图 2-101 天然牙及瓷牙的荧光效应对比

4. 个性色彩仿真制作 为了增加瓷修复体的仿真效果,采用各种特殊效果瓷粉,如颈瓷、增白瓷、牙龈瓷、颜料瓷及乳光效果瓷等,模拟和再现天然牙的釉裂、染色、白斑、沟裂染色及特殊的牙齿颜色(如四环素牙)等各种牙齿的色彩美学特性。

三、牙龈色彩美学基础

口腔修复中的"红色美学"也日益受到人们的重视,在临床口腔修复过程中,常遇到缺牙区牙槽嵴严重吸收或基牙牙龈退缩的病例,直接修复则人工牙或桥体的牙冠很长,严重影响美观,需要模拟修复牙龈组织(图 2-102),这需要我们深入研究了解牙龈的色彩。牙龈的色彩是入射光照射到牙龈表面后发生吸收、漫反散所呈现的颜色,在不同肤色的人种之间牙龈和牙槽黏膜颜色有差异,国内外研究发现,血红蛋白吸收带是天然牙龈的反射光谱曲线中的一个特征性表现,其出现在 540nm 和 580nm 附近。Koshi 用分光光度计测量研究结果显示人类的健康牙龈的色彩是多变的,颜色范围从浅粉红至深紫红。Kleinheinz 等通过研究指出牙龈的色彩主要与角化程度和血管分布有关,所以游离龈、附着龈和牙间乳头因黏膜上皮角化程度及血管分布不同而颜色有一定差异(图 2-103)。附着龈的血管相对较少,多呈粉红色,部分人的附着龈有色素沉着,常见于肤色黝黑者及黑种人;牙槽骨黏膜内血管丰富,上皮角化程度相对较低,故为深红色;牙间乳头则介于两者之间。有炎症的牙龈由于血管扩张充血,颜色比正常的牙龈颜色红。国内外的研究结果提示性别、年龄对成人牙龈颜色及色差变化的影响很小。

牙龈的色彩的描述也可以通过专用的牙龈比色板进行比色,通过数码照片记录,或通过比色仪测色。虽然如此,牙龈的色彩并没有像牙体色彩那样受到重视,研究也相对滞后,尤

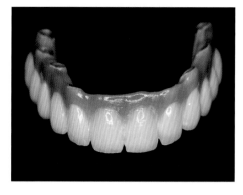

图 2-102 牙龈瓷修复案例

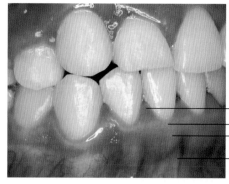

龈乳头
游离龈
附着龈
牙槽骨黏膜

图 2-103 各部位牙龈颜色的差异

其是国内。

目前许多材料生产商都生产牙龈修复材料,但由于目前人们对牙龈色彩的研究尚不够完善,天然牙龈存在难以仿真的血红蛋白吸收带,同时各部位的牙龈的色彩有所差异,所以目前的牙龈修复材料很难达到对牙龈颜色的再现。

(张华坤)

小 结

口腔医学美学是颌面部美容外科学的基础,人的面容因性别、年龄、种族等因素有较大差异,并且患者对美容整形手术的个性化要求日趋增高,因此术前做好面容美学分析,对手术方案制订和术后效果预测起着至关重要的作用。

掌握颌面部骨组织及软组织的美学测量标准在面部美容分析中十分重要。目前 X 线头影测量、CBCT 和三维重建技术在临床工作中应用较多。美容平面及"三停五眼"是颌面部软组织最基本的美学评定标准。在关注面部整体美学测量标准的前提下,对于眼、鼻、唇局部美学标准的掌握更为重要,并且一名合格的整形外科医师应该对面部美学局部与整体的关系有着深刻理解。

牙体色彩是牙的形式美的主要内容,修复体的色彩是患者最关注的内容,对牙体色彩的仿真制作是修复工作的重要任务,牙体色彩正确仿真制作的前提是医师正确的辨色、医技间的色彩交流沟通以及牙体修复材料的完善。牙体的透明性及牙体的荧光效应是牙体除了颜色外的重要光学特征,牙体的半透明性及荧光效应也是最难模拟的天然牙体光学特征。釉质的厚度、透明度及散光性决定了我们所见到的牙体颜色。牙本质具有透射性,所以牙本质所呈现的颜色又包含了牙本质本身的颜色及牙髓的颜色。牙体色彩具有牙位、部位、年龄、种族、性别的差异,受到牙体表面湿润度、光源、环境色、背景色、观察的视角等多因素的影响,同时牙体牙髓的病理变化可影响牙体色彩。目前常用的牙体色彩的表述方法有:比色板比色法、数码照片表述法、比色仪测色法。另外,在临床口腔修复过程中牙龈色彩的仿真制作也日益受到人们的重视。

思 考 题

1. X 线头影测量分析在颌骨美学测量中的应用有哪些?
2. 颌面部软组织美学评定标准有哪些?
3. 表浅肌肉腱膜系统(SMAS)在口腔医学美学中有何重要作用?
4. 如何评价鼻唇的美?
5. 为什么正畸治疗中不能过度压低上前牙?
6. 简述"黑三角"现象的发生机制?
7. 简述牙体色彩的特征?
8. 临床上影响牙体比色的因素有哪些? 如何避免这些因素的影响?
9. 临床上医技间牙体色彩信息传递的方法有哪些,各有何特点?

第三章 口腔摄影

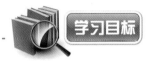

学习目标

口腔医学专业：

　　1. 掌握：口腔摄影的概念和目的；口腔摄影拍摄的内容与基本要求；数字化美学设计技术概念。

　　2. 熟悉：口腔摄影器材；数字影像管理；图像后期处理。

　　3. 了解：口腔摄影的历史；在美学医疗中的作用。

口腔医学技术专业：

　　1. 熟悉：口腔摄影的概念和目的；口腔摄影拍摄的内容与基本要求；数字化美学设计技术概念，口腔摄影器材；数字影像管理；图像后期处理。

　　2. 了解：口腔摄影的历史；在美学医疗中的作用。

第一节　口腔摄影概述

　　摄影（photography）是指使用某种特定设备进行影像记录或者创造美的过程。一般我们使用机械照相机或者数码照相机进行静态图片摄影；使用摄影机进行动态摄影，捕捉画面动态信息。通过摄影，能够将所需信息尽可能多地保存下来，并加以利用，这其中临床医疗中的应用更显得尤其重要。

一、口腔摄影的目的

　　口腔摄影多属于静态摄影，其用途相对狭窄。在临床医疗中，口腔摄影可以捕捉到更多的医疗信息，其主要目的在于：

　　1. 病例资料的保存　口腔摄影是一种有效的治疗计划辅助手段，在拥有患者现病史、口内检查、研究模型、放射检查以及口内口外摄影的完善资料后，治疗计划在制订的时候就能够像患者在场一般。此外，在患者记录外附加一张照片有利于诊所工作人员及时回想起患者的病情状况。同时，口腔摄影能够提供完整的术前患者实际情况的收集、术中治疗步骤、术后治疗效果记录和对比,这样也可以辅助医师回顾分析病情、与同行交流探讨,也可以作为教学资料保存。

2. 治疗计划的制订　口腔数码照片加上适当的软件通常被用于预测临床结果和制订治疗计划。

3. 医患交流　患者目前的情况能够通过口腔摄影图片来展现,以辅助患者对自身治疗计划的认知。特别是将与患者病情相似的治疗前后的图片放在一起时,患者会有更直观的感受。此外,通过这种直接交流的方式,治疗计划可能更容易被患者接受,患者也能更明确地提出自身的要求,辅助医师治疗计划的制订。

4. 医技交流　在医技之间的交流过程中,口腔摄影能使美学信息和治疗计划的传递更加直观、准确,让医技配合更加默契,达到提高修复效果的目的。

5. 法律依据　在出现医疗纠纷,需要医师提供无过错证明时,影像资料就成为医师提供的重要法律依据。

二、口腔摄影的应用历史

在数码摄影技术飞速发展的今天,口腔摄影没有在口腔医师中得到普及的主要原因之一是摄影技术具有一定专业性。这就像电脑的发明和推广一样,在被引入的前几十年里,并没有被人们接受,然而随着时间的流逝,电脑已成为司空见惯甚至是不可或缺的工具了。而其余的原因也包括摄影对于医疗工作并不是必要的、其技术更新较快等。当然,这些障碍已经逐渐被克服了,特别是其对医疗工作有利的一面被认同的时候,口腔摄影将不再是一个令人望而却步的难关。

事实上,口腔摄影在 20 世纪前叶,仅局限于专业摄影工作室中,由于缺乏合适的透视镜头(through-the-lens viewing)以及存在照明、曝光和经济等相关问题,口腔摄影直到 20 世纪 60 年代前期也并未广泛投入应用。

应用于口腔医学的摄影系统其要求具有一定特殊性,考虑其应用环境、图像要求和使用人群,系统总体重量必须较轻,同时还应在镜头尾部安装足够的照明,由于使用者并非专业人员,能够自动解决大部分相关技术问题,图像应清晰精准,并且价格合理。这些问题直到 20 世纪 60 年代前期才借由波纹管系统的发明得到一定程度的解决。

现在,一个高质量的常规微距摄影系统通常由一个 35mm 单反相机机身、一个 100mm 范围内的微距镜头(或波纹管系统短镜头)、环闪或者安装在镜头尾部的点光源、一个电源等部分构成。现代的数码相机能够自动测量并为相机确定适当的照片类型和照明设置,并辅助自动对焦。数码相机删除了摄像所用的几乎所有手动参数设置功能,使用者能够简洁地拍摄出优质、精确的口腔照片。

三、口腔摄影的要求

1. 图像清晰　清晰的图像能够保留更多的口内外信息,但由于口腔内光线不佳,并且前牙与后牙平面间差距较大,这就要求摄影照片有足够的景深,而快门速度也有一定要求。

2. 色彩还原　由于色彩也是修复成功的重要影响因素之一,为了还原出真实的口腔情况,需要调节相机白平衡来调整色彩还原。

四、口腔摄影与普通摄影的异同

口腔摄影在临床医疗中应用广泛,其拍摄手法和参数设置与普通摄影间的区别关键是口腔医学摄影必须是真实的记录,尽可能避免艺术的夸张,而拍摄手法和后期处理上,口腔摄影也有严格的要求。

1. 放大倍率 普通摄影对放大倍率没有要求,一般摄影者常常因构图需要而调整放大倍率。而口腔摄影属于专业医学摄影的范畴,对拍摄主体大小有严格的要求,需要根据拍摄部位的不同选择不同的放大倍率。规定了放大倍率的图片,可以提供准确的尺寸参考,也能够更加准确地记录病例资料。例如,在口腔整体拍摄中,如拍摄牙列或咬合情况时,需要1∶2的放大倍率;在口腔局部拍摄中,如拍摄局部牙冠、牙龈时,需要1∶1或1∶1.2的放大倍率;在颌面部拍摄中,如拍摄正侧位口外照片时,需要使用1∶8或1∶10的放大倍率。

2. 对焦方式 目前普通摄影多采用自动对焦模式,除了方便以外,又可以防止主体对焦不准确。但是,在口腔摄影中,由于需要控制拍摄比例参数,口腔规范摄影多用手动对焦,避免尺寸上的失真,这就要求拍摄者在摄影时,通过身体的移动调整对焦点,进行拍摄。

3. 拍摄参数 普通摄影根据环境的不同需要调节光圈、快门值、白平衡以及感光度,以便达到不同的摄影要求,而有时候采用非常规的拍摄参数能够达到意想不到的效果。而口腔摄影与普通摄影的要求不同,需要还原正常亮度以及保证高清晰度。正确的参数能够保证具有层次感的图片,能够还原出口腔内真实情况。比如口腔内摄影需要以较小的光圈值,获得足够的景深,建议口内照片光圈值设定小于F22,而口外面部摄影一般为F5.6~F2.8。决定光圈值之后,再调节其余参数修正曝光量。曝光不足或者过量会导致图片信息的丢失,为了保证图片的清晰度,推荐设置快门速度为1/125,感光度可以选择最低的值。另外,在白平衡的设置中,推荐使用闪光灯白平衡或者中性白平衡,或者拍摄者可根据相机本身情况、周围环境、自身经验以及闪光灯、辅助灯的色温值调节白平衡。

4. 拍摄环境 与普通摄影不同,口内摄影的拍摄主体为牙齿以及咬合关系。口腔内摄影环境具有特殊性,比如拍摄视野窄,舌头的阻碍,口腔内唾液、温度、湿度、牙齿表面的清洁度等对图像清晰度的影响,都需要在拍摄时引起注意。另外,在拍摄前,需要用吸唾器吸干多余的唾液,充分保持口腔环境的清洁;在使用反光板时可以通过三用喷枪向表面喷气或者提高反光板表面温度以免产生水雾;使用均一颜色的深色背景,排除其余颜色的干扰,使拍摄影像更加真实可靠。

5. 拍摄体位 口腔摄影在拍摄体位上相对简单且严格,为了拍摄患者特定角度的信息,患者需要摆出固定体位,摄影者和辅助者也需要根据拍摄目的的不同,调节自身体位。

知识拓展

光圈

光圈是相机镜头上控制进光量的装置,它一般是环形的,光线从光圈内通过,进入相机内部。光圈缩小时,进光量减少;扩大时,进光量增加。我们可以从相机上调节光圈的大小,根据镜头不同,光圈的可调节范围也不同。

快门速度

快门挡在相机感光元件和镜头间,控制光线照射在感光元件上的时间。快门开启时间越长,照片的受光量也就越高。我们常在相机上调节的快门速度就是快门开启时间的倒数。比如快门速度值为 1 时,意味着快门开启时间为 1 秒;快门速度值为 30 时,快门开启时间为 1/30 秒。快门速度值越大,快门也就越快。

感光度

感光度是照相机元件对光的敏感程度,一般用 ISO 值来表示。ISO 值越大,感光元件对光越敏感,相同的进光量照出来的照片也越明亮。在胶片相机中,ISO 是胶卷的本身属性,除了换用不同的胶卷外无法调节 ISO,而数码相机使用的是电子感光元件,ISO 可以随意调节,这大大方便了我们对曝光的控制。

五、口腔摄影在美容口腔治疗中的运用

美容口腔治疗中至关重要的步骤是有效地保留患者尽可能多的面部及口腔特征。利用保留下来的信息进行分析、预告,以保证医患间、医技间的无障碍交流,达到修复后面部与口腔的协调一致,并满足患者美学需求。口腔摄影正是这样一种技术。

作为人体最直观的部位,口腔颌面部一开始就与美学密不可分,中国古代也常有"明眸皓齿"、"唇红齿白"等说法,充分体现了人们对口腔美学的关注。口腔修复学与美学的交互是显而易见的,甚至延伸出"美容牙科"的概念,而"美"的定义具有一定主观性,因此在协调患者愈来愈高的审美要求和实际治疗效果时,口腔摄影具有显著优势。

目前常规修复过程是医师接收患者后,与患者进行简单交流讨论后就进行牙齿预备、取模,然后将模型送至技工室,让技师根据模型的条件制作修复体,最后医师将修复体戴入患者口内。这种简单的修复过程使得患者对修复后的结果没有直观的概念,医师在修复过程中也没有一个参考的指标。

而口腔摄影所得到的照片可以在辅助软件上进行设计制作,向患者展示一个可预知、可调整的设计方案,使患者对修复后的结果有一定的认识,并在与医师讨论交流的过程中明确表达自己希望的效果,使医患间的交流更加方便。

患者的需求应在医、技、患三方间达到统一才能够制作出患者满意的修复体。而常规修复过程中技师无法参考患者的详细面部;同时患者的审美与医师和技师满意的修复体外形和颜色不一定一致。在医技之间的交流过程中,口腔摄影能够直观地反映出患者的要求、医师的设计以及患者自身的情况,使美学信息的传递更加直观、准确,让医技配合更加默契,达到提高修复效果的目的。

（李俊颖）

第二节　口腔摄影技术

一、口腔摄影器材

口腔摄影多属于微距摄影,专业的微距摄影器材包括机身、微距镜头、闪光灯等部分。由于拍摄目标和环境的特殊性,口腔摄影的器材选择也与一般的微距摄影不完全相同,除了常规配置外,口腔摄影还需要开口器、反光镜以及背景板等专业辅助物品。

(一)机身与镜头

口腔摄影的目的是还原患者口内与口外的真实情况,包括颜色和形态等特质,并且需要导入相关设计软件进行设计分析,因此,尽管普通摄影相机种类较多,从胶片到数码相机,从普通数码卡片机到专业的单镜头反光相机,但是口腔数码摄影选择相机的范围较为狭窄。

1. 相机机身的选择　首先,即时即用的图片影像需要数码相机才能够达到要求;其次,口腔摄影的特点是医疗规范化,要求光影和景深达到正常亮度以及清晰、无变形、色差小等。普通的数码卡片机,因为难以控制景深以及色彩还原程度不够,无法满足治疗需求,因此,口腔摄影相机倾向于专业的单镜头反光相机。

单反相机的优点是能够选择丰富的相机配件,如镜头、闪光灯,同时能够保证较高的图像质量。它可以提供手动编程模式,让拍摄者根据自己的需求选择光圈、快门速度以及焦距,利用不同的拍摄模式达到良好的构图、景深、曝光和色彩,满足口腔摄影的需要。相比镜头来说,单反机身的更新换代较镜头快,所以考虑经济情况的医师不要浪费过多的钱在机身上,也不一定要购买昂贵的全画幅的机身。非全画幅的机身可以达到满意效果,同时重量也轻些。NIKON 和 Cannon 相机的选择范围最为广泛,其颜色较为真实,且配件易匹配。其中可推荐的机身型号有 NIKON 的 D300s、D90、D3100,Cannon 的 7D、60D 等先进摄影系统(advanced photo system,APS)画幅机身。

2. 相机镜头的选择　口腔摄影专用镜头应选择微距镜头(图 3-1)。其特点是有较长的

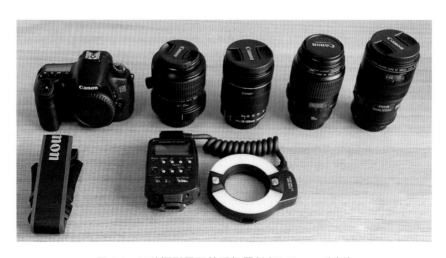

图 3-1　口腔摄影需要的照相器材(以 Canon 为例)

焦距以及较大的放大倍率(一般可达到 1∶1),其焦距范围为 80~120mm,这样的焦距能够避免广角镜头的畸变问题。而较大的放大倍率能使微小的口腔内物体占满整个画面。常规采用 100mm 或 105mm 定焦微距镜头,俗称百微。佳能有 3 款百微镜头,分别为 EF100/2.8 LISUSM、EF 100/2.8 MacroUSM、EF100/2.8 Macro,这里推荐使用 EF100/2.8 LISUSM;而 NIKON 目前有 AF 105/2.8 D Micro、AF-S VR 105/2.8G IF-ED 两款百微头,其中带光学防抖(vibration reduction,VR)头更加适用于口腔摄影。

(二)闪光灯

闪光灯同样种类繁多,一般可以简单地分为相机内置闪光灯和外置闪光灯,相比于内置闪光灯而言,外置的闪光灯一般性能强大实用。口腔摄影常常需要近距离拍摄口腔内的情况,普通的外置闪光灯通常会产生浓重的阴影,难以适用。这里环形闪光灯就显得尤其重要,环形闪光灯安装在相机镜头前方,可以从多个方向向前方打光,因此,能够有效消除目标的阴影,将目标的全貌展现出来,十分适合应用于完整还原医疗过程的口腔摄影。不同品牌的相机型号都有与之对应的闪光灯,如 Cannon 的 MR-14EX 和 NIKON 的 R1C1,都是可供选择的微距闪光灯。

(三)辅助器械

摄影当中常见的辅助器材,如口角拉钩、反光镜、背景板等,都为摄影师提供了良好的拍摄条件。

在口腔摄影中,口角拉钩可以拉开唇颊组织,充分暴露口腔内部情况,避免它们对口内目标的遮挡,同时也能够配合反光镜以及背景板的置入(图 3-2)。牵拉器形状多样,如月牙形、半月牙形、小口角、双头口角、圆形口角等,摄影师应根据拍摄位置选取合适的拉钩。

口腔摄影用的反光镜与一般镜子不同,它的反光层在玻璃表层(也有金属的反光镜),可以避免二次反射造成的重影。反光镜也分为多种,分别用于拍摄上下颌牙弓𬌗面、颊侧咬合和后牙舌腭侧等口腔不同部位的影像。

口腔摄影中常用到黑色的背景板,可以去除背景干扰,突出拍摄牙主体,消除其他反光,更有利于体现前牙切端的透明感(图 3-3)。

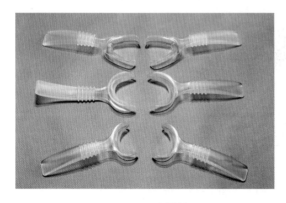

图 3-2　口角拉钩

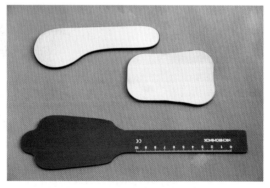

图 3-3　反光镜与黑底板

二、口腔摄影拍摄内容与基本要求

(一)口外照

1. 自然放松照(全面部) 包括图 3-4~ 图 3-8 所示角度。

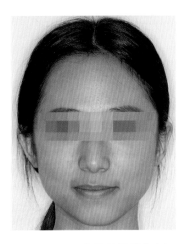

图 3-4 正面自然放松肖像(全面部)

(佳能 60D/100mm 镜头 / 快门 1/125/ 光圈 13/ 感光度 640)

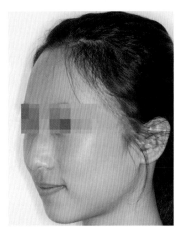

图 3-5 45°左侧面自然放松肖像(全面部)

(佳能 60D/100mm 镜头 / 快门 1/125/ 光圈 13/ 感光度 640)

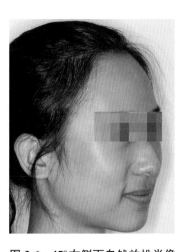

图 3-6 45°右侧面自然放松肖像(全面部)

(佳能 60D/100mm 镜头 / 快门 1/125/ 光圈 13/ 感光度 640)

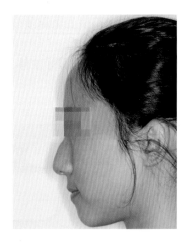

图 3-7 90°左侧面自然放松肖像(全面部)

(佳能 60D/100mm 镜头 / 快门 1/125/ 光圈 13/ 感光度 640)

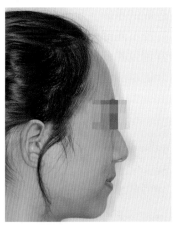

图 3-8 90°右侧面自然放松肖像(全面部)

(佳能 60D/100mm 镜头 / 快门 1/125/ 光圈 13/ 感光度 640)

2. 自然放松照（口唇） 包括图 3-9~ 图 3-13 所示角度。

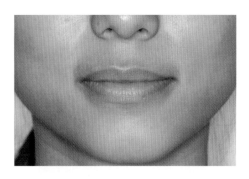

图 3-9 正面自然放松肖像（口唇部）
（佳能 60D/100mm 镜头 / 快门 1/125/ 光圈 13/ 感光度 640）

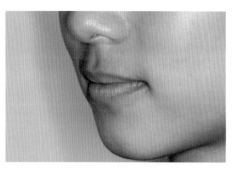

图 3-10 45° 左侧面自然放松肖像（口唇部）
（佳能 60D/100mm 镜头 / 快门 1/125/ 光圈 13/ 感光度 640）

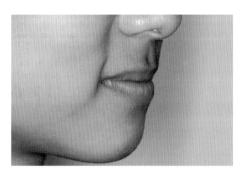

图 3-11 45° 右侧面自然放松肖像（口唇部）
（佳能 60D/100mm 镜头 / 快门 1/125/ 光圈 13/ 感光度 640）

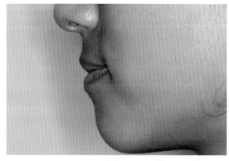

图 3-12 90° 左侧面自然放松肖像（口唇部）
（佳能 60D/100mm 镜头 / 快门 1/125/ 光圈 13/ 感光度 640）

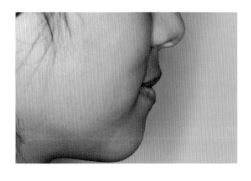

图 3-13 90° 右侧面自然放松肖像（口唇部）
（佳能 60D/100mm 镜头 / 快门 1/125/ 光圈 13/ 感光度 640）

自然放松照拍摄要点：
（1）正面自然放松肖像（图 3-14）：
1）取景：上至头顶，下至颏底。
2）头部要正：面中线，左右耳暴露量，耳上缘连线。
3）对焦中心：颧部。
（2）45° 侧面自然放松肖像（图 3-15）：

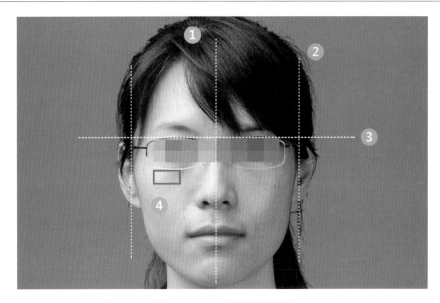

图 3-14　正面自然放松肖像

（佳能 60D/100mm 镜头 / 快门 1/125/ 光圈 10/ 感光度 400）

① 面中线位于图像中部　② 双侧耳廓露出量一致　③ 眉弓与水平线平行

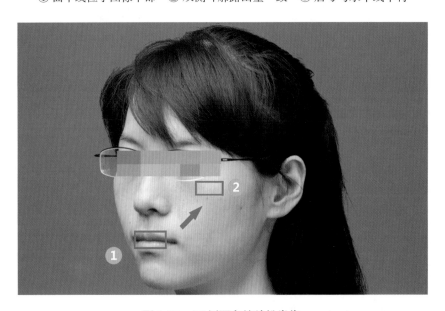

图 3-15　45°侧面自然放松肖像

（佳能 60D/100mm 镜头 / 快门 1/125/ 光圈 10/ 感光度 400）

① 对焦于口唇部　② 颧部为构图中心

1）构图中心：颧部。

2）对焦中心：嘴唇或前牙。

（3）90°侧面自然放松肖像（图 3-16）：

1）构图中心：颞下颌关节。

2）对焦中心：嘴唇轮廓或前牙轮廓。

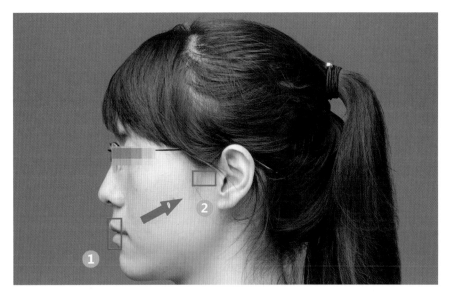

图 3-16 90°侧面自然放松肖像
（佳能 60D/100mm 镜头 / 快门 1/125/ 光圈 10/ 感光度 400）
① 对焦于侧面口唇轮廓 ② 以耳屏前为构图中心

3. 微笑照（全面部） 包括图 3-17~ 图 3-21 所示角度。

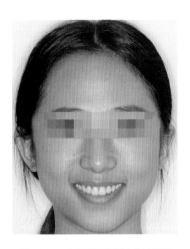

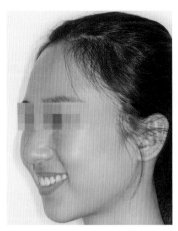

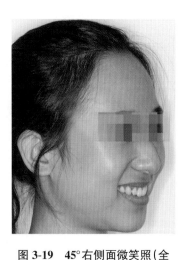

图 3-17 正面微笑照（全面部）
（佳能 60D/100mm 镜 头 / 快 门 1/125/ 光圈 13/ 感光度 640）

图 3-18 45°左侧面微笑照（全面部）
（佳能 60D/100mm 镜 头 / 快门 1/125/ 光圈 13/ 感光度 640）

图 3-19 45°右侧面微笑照（全面部）
（佳能 60D/100mm 镜头 / 快门 1/125/ 光圈 13/ 感光度 640）

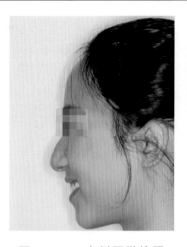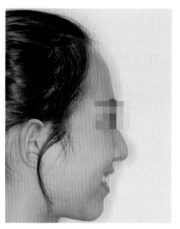

图 3-20　90°左侧面微笑照（全面部）

（佳能 60D/100mm 镜头 / 快门 1/125/ 光圈 13/ 感光度 640）

图 3-21　90°右侧面微笑照（全面部）

（佳能 60D/100mm 镜头 / 快门 1/125/ 光圈 13/ 感光度 640）

4. 微笑照（口唇）　包括图 3-22~ 图 3-26 所示的几个角度。

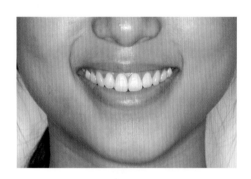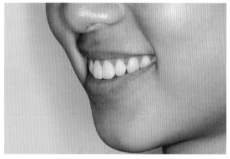

图 3-22　正面微笑照（口唇）

（佳能 60D/100mm 镜头 / 快门 1/125/ 光圈 13/ 感光度 640）

图 3-23　45°左侧面微笑照（口唇）

（佳能 60D/100mm 镜头 / 快门 1/125/ 光圈 13/ 感光度 640）

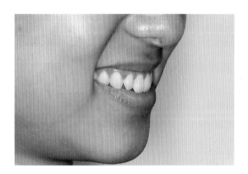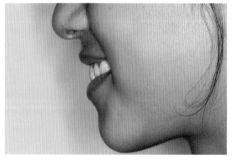

图 3-24　45°右侧面微笑照（口唇）

（佳能 60D/100mm 镜头 / 快门 1/125/ 光圈 13/ 感光度 640）

图 3-25　90°左侧面微笑照（口唇）

（佳能 60D/100mm 镜头 / 快门 1/125/ 光圈 13/ 感光度 640）

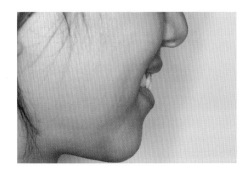

图 3-26 90°右侧面微笑照（口唇）
（佳能 60D/100mm 镜头 / 快门 1/125/ 光圈 13/ 感光度 640）

微笑照拍摄要点：
（1）正面微笑照（图 3-27）：

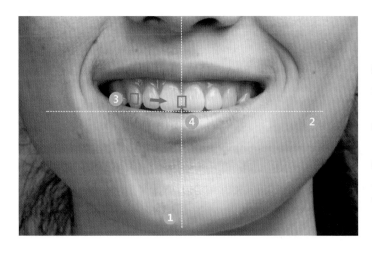

图 3-27 正面微笑照
（佳能 60D/100mm 镜头 / 快门 1/125/ 光圈 10/ 感光度 400）
① 牙列中线位于图像中部 ② 牙列与水平线平行 ③ 对焦于尖牙 ④ 构图中心为上颌中切牙之间

1）头部要正。
2）构图中心：上颌中切牙。
3）对焦中心：上颌尖牙。
（2）45°侧面微笑照（图 3-28）：

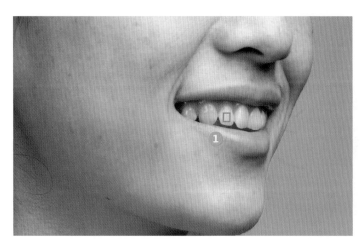

图 3-28 45°侧面微笑照
（佳能 60D/100mm 镜头 / 快门 1/125/ 光圈 10/ 感光度 400）
① 对焦于侧切牙

对焦中心：嘴唇或侧切牙。

（3）90°侧面微笑照（图3-29）：

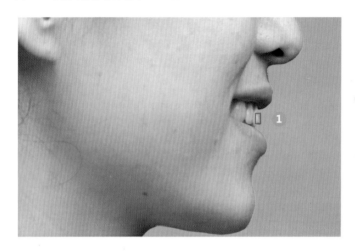

图 3-29　90°侧面微笑照
（佳能 60D/100mm 镜头 /
快门 1/125/ 光圈 10/ 感光
度 400）
① 对焦于侧面轮廓中切
牙的位置

对焦中心：嘴唇轮廓或中切牙轮廓。

（二）口内照

1. 咬合位牙弓照　如图3-30所示。

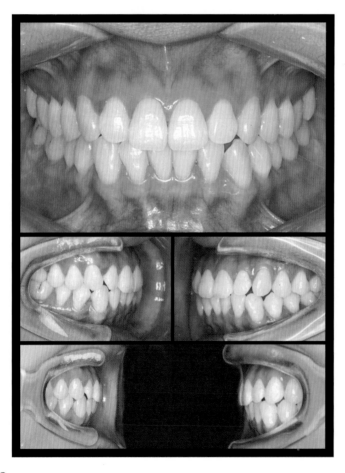

图 3-30　咬合位牙弓照
（佳能 60D/100mm 镜头 /
快门 1/125/ 光圈 22/ 感光
度 640）

拍摄要点:

(1) 咬合位牙弓正面照(图 3-31):

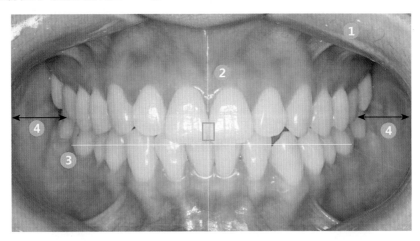

图 3-31 咬合位牙弓正面照

(佳能 60D/100mm 镜头 / 快门 1/125/ 光圈 22/ 感光度 640)

① 拉钩不要遮挡牙齿 ② 牙列中线位于图像中部 ③ 注意牙列左右水平,不要有偏斜 ④ 双侧颊间隙大小要一致

1) 取景:拉钩,牙齿,牙龈,无气泡、唾液等干扰物。

2) 图像要正:上颌牙列中线,上颌中切牙切缘连线,两侧颊黏膜间隙,牙齿。

3) 殆曲线与口外一致。

(2) 咬合位牙弓侧 45° 照(图 3-32):

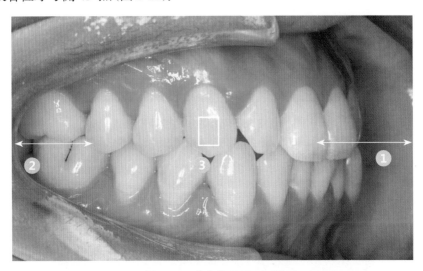

图 3-32 咬合位牙弓 45°照

(佳能 60D/100mm 镜头 / 快门 1/125/ 光圈 22/ 感光度 400)

① 前牙前方留出一定空位 ② 尽量暴露后牙 ③ 以上颌尖牙为构图中心

1) 取景:拉钩。

2) 对焦中心和构图中心:上颌尖牙。

2. 非咬合位牙弓照　如图 3-33~ 图 3-36 所示。

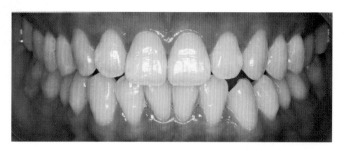

图 3-33　下颌息止位照
（佳能 60D/100mm 镜头 / 快门 1/125/ 光圈 22/ 感光度 640）

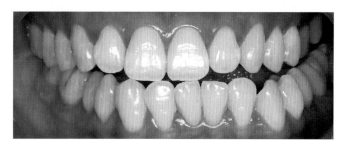

图 3-34　下颌前伸位照
（佳能 60D/100mm 镜头 / 快门 1/125/ 光圈 22/ 感光度 640）

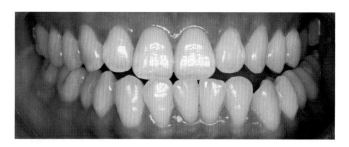

图 3-35　下颌左侧移位照
（佳能 60D/100mm 镜头 / 快门 1/125/ 光圈 22/ 感光度 640）

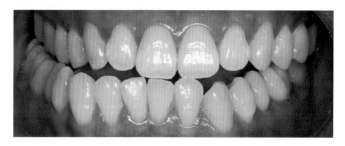

图 3-36　下颌右侧移位照
（佳能 60D/100mm 镜头 / 快门 1/125/ 光圈 22/ 感光度 640）

3. 牙弓𬌗面照　如图 3-37 和图 3-38 所示。

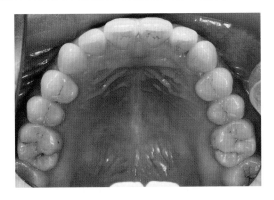

图 3-37 上牙弓𬌗面照

（佳能 60D/100mm 镜头 / 快门 1/125/ 光圈 22/ 感光度 640）

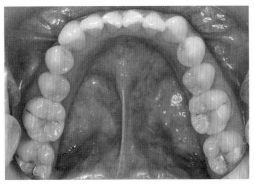

图 3-38 下牙弓𬌗面照

（佳能 60D/100mm 镜头 / 快门 1/125/ 光圈 22/ 感光度 640）

拍摄要点：

（1）取景：无实像、唾液、气泡等干扰物。

（2）图像要正：牙列中线。

（3）对焦中心：第一磨牙咬合面。

4. 前牙列照 如图 3-39 和图 3-40 所示。

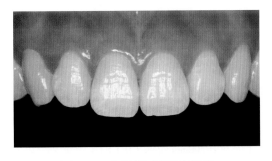

图 3-39 上颌前牙列黑底板照

（佳能 60D/100mm 镜头 / 快门 1/125/ 光圈 22/ 感光度 640）

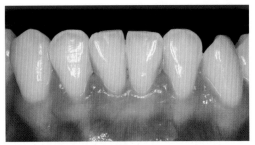

图 3-40 下颌前牙列黑底板照

（佳能 60D/100mm 镜头 / 快门 1/125/ 光圈 22/ 感光度 640）

拍摄要点：

（1）取景：前牙列。

（2）黑底板：≤2/5。

（3）图像要正：牙列中线，牙齿。

5. 后牙列照 如图 3-41~ 图 3-43 所示。

拍摄要点：

（1）后牙舌腭侧照：

1）取景：无干扰物。

2）牙列分布：尽量位于图像中央。

3）牙颈缘线：大致与反光板中央平行。

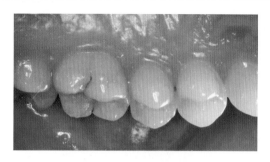

图 3-41　后牙舌腭侧照

（佳能 60D/100mm 镜头 / 快门 1/125/ 光圈 22/ 感光度 640）

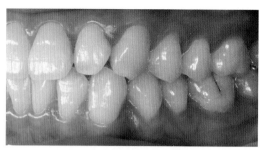

图 3-42　左侧后牙颊侧照

（佳能 60D/100mm 镜头 / 快门 1/125/ 光圈 22/ 感光度 640）

（2）后牙颊侧照：

1）取景：无干扰物。

2）牙列分布：尽量位于图像中央。

3）颌曲线：大致与反光板中央平行。

6. 单颗牙特写照　如图 3-44 所示。

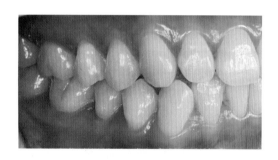

图 3-43　右侧后牙颊侧照

（佳能 60D/100mm 镜头 / 快门 1/125/ 光圈 22/ 感光度 640）

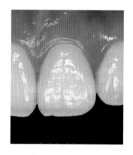

图 3-44　单颗牙照

（佳能 60D/100mm 镜头 / 快门 1/125/ 光圈 22/ 感光度 640）

第三节　数字图像处理与美学运用

一、数字影像管理

　　口腔微距摄影每次拍摄都会得到大量照片，由于不同病例的照片在摄影时会混在一起，并且同一个病例的照片多由不同阶段组成，因此，为了保存完好的病历资料，这些照片必须及时整理归档。而及时的整理归档也能发现当日拍摄是否完全、是否有图片需要补拍等，以保证病例资料的完整性。

　　通常每个患者需单独建立一个文件夹（图 3-45），按就诊时间和就诊流程分类建立子文件夹，每次拍摄完毕后，及时将有效的照片归档至每个子文件夹中，方便日后使用和调阅，提高工作效率。

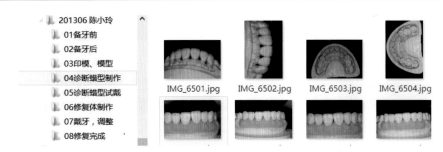

图 3-45 拍摄图像归档

　　当图片整理归档完成后，就需要对其进行规范化的储存，以方便使用。通常小范围的图像共享可搭建局域网下的 NAS（network access server）共享平台。其原理就是利用一台接入网络的设备作为文件服务器，从而实现该局域网络内的电脑、笔记本、平板、手机等设备在取得许可授权的情况下访问文件服务器中的指定数据，实现小范围内的云储存数据共享（图 3-46）。目前市面上已有技术成熟、操作简便的成品 NAS 设备（通常为小型机、路由器等）出售，设置好 NAS 端的相关参数（图 3-47），如访问权限、访问方式、共享文件夹名称等，即可实现图像的局域网内共享。这样，终端设备只要联入该局域网络，并且具备相应的权限，就能方便地查看云端图像（图 3-48，图 3-49）。

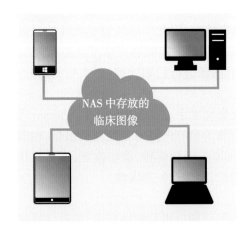

图 3-46 通过 NAS 共享图像 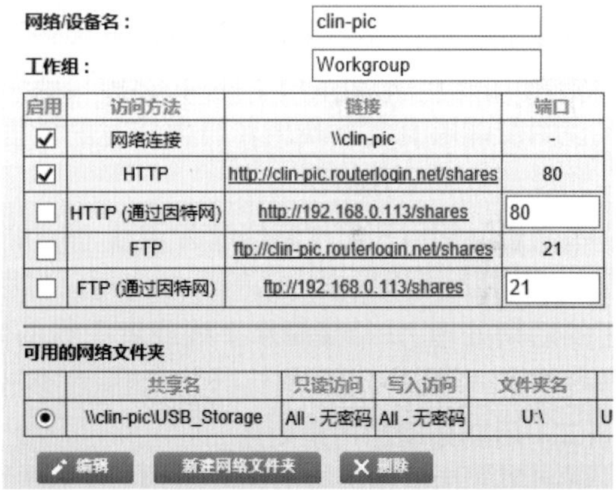　　图 3-47 NAS 端设置共享方式、访问权限等参数

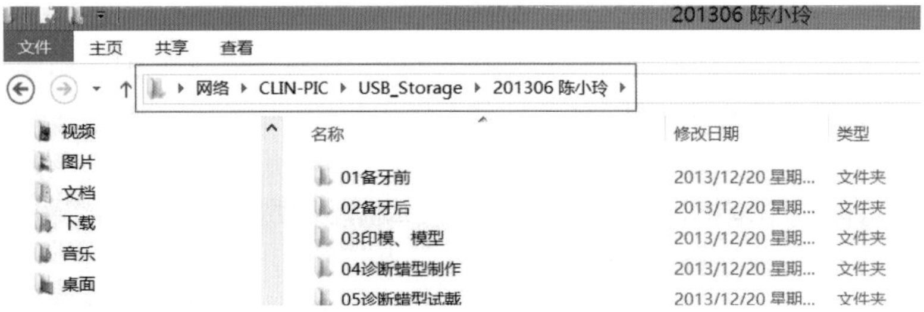

图 3-48 使用 PC 终端设备访问 NAS 中的图片

97

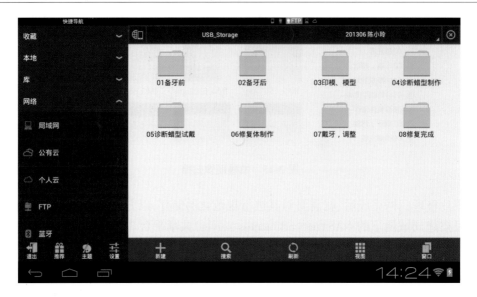

图 3-49   使用 Android 终端设备访问 NAS 中图片

二、图像后期处理

（一）后期处理

口腔微距摄影最重要的原则就是真实地还原患者情况,因此应尽量避免图片的后期处理。但是拍摄的照片通常由于体位、摄影环境等限制,图像不一定能够完全符合要求。因此,在保证图像能够真实反映患者口内情况的前提下,对图像进行后期处理,对于病例的分析、留存和展示是非常有必要的。

常规摄影的后期处理软件极为丰富,常用的有光影魔术手、Photoshop 以及 ACDSee 等系列软件,摄影者可以根据自己的喜好使用。口腔摄影作为具有医疗专业性质的摄影,也需要一定的后期处理,如拍摄时水平线或者中线的倾斜可通过轻微旋转、剪切改变,或对比比色板做一些色调和饱和度等修订,但是切忌过多改变图片,以免丧失真实性。

（二）后期处理的注意要点

普通摄影的后期处理的容忍范围较大,但口内摄影后期处理危险性较大,需要注意避免色调、饱和度等的过度修正而导致的偏色,以及剪切图片导致的放大倍率改变等。

（三）后期图像处理应遵循的原则

1. 以裁切为主的“保守原则”   口腔微距摄影的图像处理较之一般的图像后期处理更为保守,因为任何的后期调整都有可能带来图片的失真,在学术交流中使用就是学术造假。若图片不能反映患者口腔的真实情况,在日常工作中使用也会变得没有意义。因此,应养成良好的拍摄习惯,尽可能避免多余的图像后期调整:裁剪、旋转的调整可根据需要进行;曝光、清晰度应尽可能减少调整;在闪光灯工作正常、相机参数设置正确的前提下,白平衡、色相、饱和度等与色调相关的参数则不应进行调整。

同时,为了确保图像在调整过程中损耗降到最低,常规的调整应尽量在 Camera Raw 中而不是 Photoshop 主程序中完成。

2. 保存和使用患者图像中容貌的“隐私保密原则”   隐私权作为一种基本人格权利,是指公民"享有的私人生活安宁与私人信息依法受到保护,不被他人非法侵扰、知悉、搜集、利用和公开的一种人格权",而且权利主体对他人在何种程度上可以介入自己的私生活,对自己是否向他人公开隐私以及公开的范围和程度等具有决定权。

作为口腔执业医师,在保存和使用患者图像时,有义务遵循"隐私保密原则"对需要展示的患者容貌图片进行一定的处理,以保护患者隐私。最简便的方法就是在制作 PPT 时,为患者的眼部增加黑条(图 3-50)。以 Word 2007 及以上版本为例,选中"插入"选项卡,点击"形状",选择合适的图形(通常为长方形),设置颜色,遮盖患者双眼。

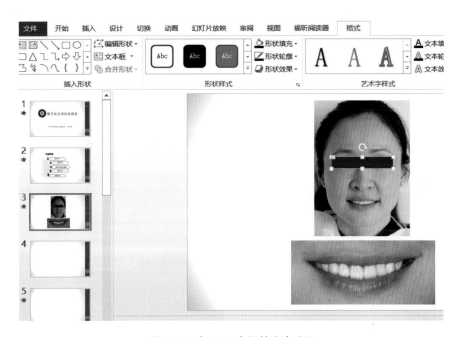

图 3-50 在 PPT 中保护患者隐私

三、口腔摄影与数字美齿设计

数字美齿设计过程就是指在软件的辅助下,进行美学修复、医患沟通、美学分析与设计及医技交流等过程。口腔摄影可以记录患者的颜面部照片以及口腔照片,为数字美齿设计提供材料(图 3-51,图 3-52)。可以说口腔摄影与数字美齿设计是密不可分的。

使用数字美齿设计软件进行美学设计,需要准备患者的正面微笑照以及正面牙弓照(图 3-53,图 3-54)。这两张照片可以采用相机拍摄,也可以直接使用软件的拍照功能。

(一) 正面微笑照

正面微笑照是记录患者面容、口唇美学信息的重要照片。为了美学设计过程的准确和快捷,正面微笑照应该符合以下的要求:

1. 患者头部面向前方,无仰头,无低头 如图 3-55~ 图 3-57 所示。

2. 照片中患者面部无左右偏转 具体可以参照耳部(左右耳郭露出量一致时,可以确定患者面部左右无偏转)(图 3-58)。如果患者头部有左右偏转,照片中的中线会发生偏移,干扰设计过程(图 3-59)。

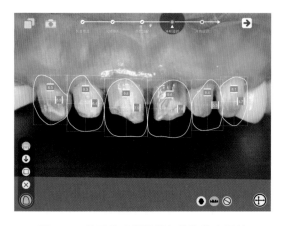

图 3-51　使用数码照片进行数字美齿设计

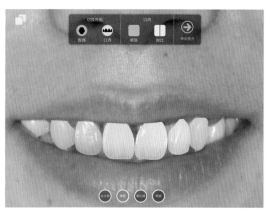

图 3-52　数字美齿设计后

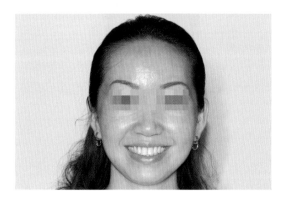

图 3-53　正面微笑照

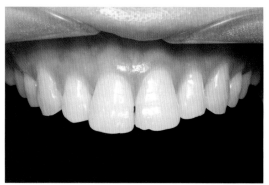

图 3-54　正面牙弓照

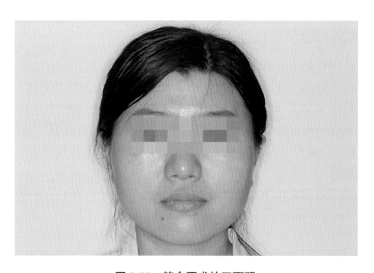

图 3-55　符合要求的正面照

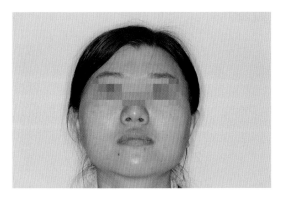

图 3-56 头部过仰

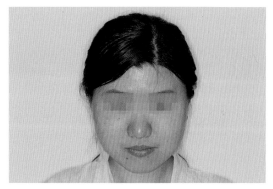

图 3-57 头部过俯

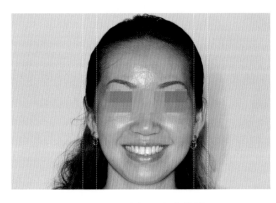

图 3-58 头部无左右偏转

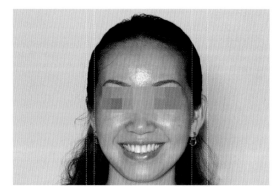

图 3-59 头部向右偏斜

3. 正面微笑照要抓住患者自然的笑容 笑容要充分,轻微的笑容下牙齿暴露会很少,无法充分显示患者的唇齿关系,并影响设计后的牙齿形态显示。

(二)正面牙弓照

正面牙弓照记录了患者的牙齿正面的形态和颜色,对牙齿形态的设计主要在这张照片上进行。正面牙弓照建议选择使用黑底板,这样的照片有利于保持设计过程中画面清晰无干扰。正面牙弓照应该符合以下要求:

1. 牙弓拍摄角度与面部微笑照中显示的牙弓角度一致 角度不一致会导致美学设计中面部的线面关系难以转移到口内。这个角度的一致主要是切缘曲线曲度一致(图 3-60~图 3-63)。

2. 牙弓拍摄角度左右对称。排除患者中线偏斜的情况下,当照片中牙弓左右边缘到中切牙间中线距离相等时,可以确定拍摄角度左右对称。

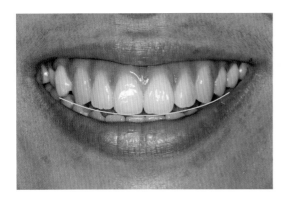

图 3-60　面部照中的切缘曲线

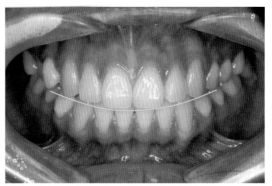

图 3-61　与面部照中切缘曲线一致

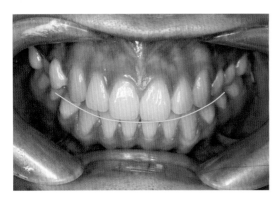

图 3-62　切缘曲线曲度过大

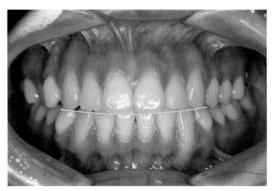

图 3-63　切缘曲线过平直

（于海洋）

小　结

随着口腔美学治疗的发展，口腔摄影技术正在成为治疗过程中不可缺少的部分。口腔摄影能够保存患者的美学信息，辅助医师进行美学设计和治疗计划制订，也能为治疗保存证据，在纠纷中保护医师的合法权利。口腔摄影有一定的器材要求和参数要求。器材上要求使用微距摄影器材以及配套的光源设备，参数上要求能够保证图片的清晰和足够的景深。口腔摄影还与数字化美学设计有着密切的关系。数码照片是数字美学设计的素材，照片拍摄的好坏直接影响到数字美学设计的效果。

思　考　题

1. 口腔摄影能运用到哪些口腔美学治疗过程中？

2. 口腔摄影需要怎样的器材？

3. 口腔摄影标准照片包括了哪些照片？

第四章　口腔美学修复

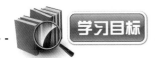

学习目标

口腔医学专业：

1. 掌握：美学修复的两因素理论概念；美学修复的临床流程；修复预告转移技术概念。

2. 熟悉：面部、口唇、牙列的美学因素；美学修复的临床流程。

3. 了解：瓷美学修复的历史和国内外状况。

口腔医学技术专业：

1. 掌握：美学修复的两因素理论概念。

2. 熟悉：面部、口唇、牙列的美学因素；美学修复的临床流程；修复预告转移技术概念。

3. 了解：瓷美学修复的历史和国内外状况。

第一节　美学修复概述

一、美学修复的基本概念

美学修复（esthetic rehabilitation）是一种以保障功能为前提，以美学理论为指导，以直接、间接修复为手段，在前牙区域内通过改变牙齿及（或）其软组织的形态，达到使前牙美观效果最大化的修复方式。

（一）美学修复宗旨

总体而言，美学修复是在功能与美观的天平上，寻求一个平衡点。口腔修复的诞生，最初是为了解决由牙体、牙列缺失、缺损所带来的功能性的问题。但是，近年来，一方面，口腔材料学、口腔修复工艺学、口腔设备学、美学等学科的发展，为美学修复的实现提供了材料、技术方面的保障；另一方面，人们生活水平的稳步提高使得患者已不会满足于纯粹功能上的恢复，而更多的将重心转为对美观性的追求。因此，美学修复的宗旨是，在保障功能恢复的基础之上,使美观效果最大化。

(二)美学修复适应证

1. 形态、颜色、大小异常的患牙,比如过小牙、锥形牙、氟斑牙、四环素染色牙、釉质发育不全、死髓牙等。

2. 邻牙之间间隙过大。

3. 前牙区域修复的高笑线患者。

4. 因龋坏、外伤等造成的前牙区域牙体缺失、缺损。

5. 不宜或不能做正畸治疗的前后错位、扭转的患牙。

(三)美学修复方式

1. 直接修复 直接修复(direct restoration)是指,利用可塑性的材料或椅旁修复系统,在牙体或预备好的牙体表面,一次性实现牙体结构的恢复的一类修复方式的总称(图 4-1)。通常使用复合树脂、机加工陶瓷、复合树脂等。直接修复的优点是能够快速简便地完成修复工作。

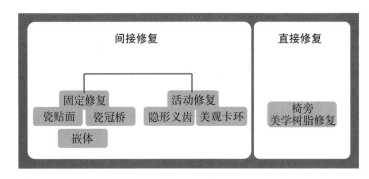

图 4-1 直接修复与间接修复

近年来,随着树脂材料和粘接技术的发展,市场上推出的美学树脂套装,都包含有不同透明度、不同色彩的树脂与染色剂,可以模仿天然牙生理结构中不同层次的色彩,再辅以以天然牙解剖结构为基础的分层树脂堆塑技术,从而弥补了直接修复材料颜色上缺乏层次感的短板。有利于直接修复技术的普及化。

2. 间接修复 间接修复(indirect restoration)是指,通过制取印模转移患者的预备体和牙列形态,在口外制作修复体的一类修复方式的总称(图 4-1)。常见的间接修复方式有嵌体、高嵌体、冠、桥以及贴面,一般使用烤瓷、全瓷的材料。间接修复的操作步骤较直接修复繁琐,它的优势在于:

(1)间接修复的修复体的制作者是技师,技师相较于修复医师具有更专业的牙齿形态与颜色的重塑能力。

(2)修复体在口外制作,为技师提供了更充足的时间、空间去完成制作。

(3)间接修复的材料有金属熔附烤瓷材料、铸瓷材料、氧化锆、氧化铝等,相较直接修复体而言具有更多选择。

间接修复方式:

(1)嵌体:嵌体(inlay)是一种嵌入牙体内部,用以恢复牙体缺损的形态和功能的修复体。按覆盖牙面可分为单面嵌体、双面嵌体和多面嵌体。按照材料可分为合金嵌体、树脂嵌体和瓷嵌体,后两者用于美学修复。能用充填法修复的牙体缺损都是嵌体的适应证。

（2）瓷贴面：瓷贴面是指，在不磨牙或少磨牙的情况下，利用粘接材料，将薄层瓷修复体固定于患牙唇、颊面，从而达到修复牙体缺损、遮盖变色、关闭中缝等的一种修复方法。临床上，因其较冠类修复备牙少，对牙髓刺激小，颜色稳定、美观，更易被患者接受。

（3）全瓷冠：全瓷冠（all-ceramic crown）无金属基底冠，因而光学效果优于金瓷冠，具有更逼真的颜色与半透明性。可改变牙齿的颜色、形状、大小使其满足美观需求。与根管治疗结合，可达到牙齿的改向。

（4）桩冠和桩核冠：桩冠（post crown）是利用桩插入根管内以获得固位的一种全瓷修复体。桩核冠是桩冠的改良。桩核冠的桩与冠是分别戴入的，就位与边缘位置不受根管方向影响，因此具有更好的边缘密合性。如冠出现变色、磨损等情况需要重做，可换冠不换桩，从而从一定程度上保护了牙根。桩冠、桩核冠适用于牙体缺损大的患牙。

（5）种植：种植（implant）是以牙种植体为支持、固位基础所完成的一类缺牙修复体。具有良好的支持、稳定、固位的功能。因无基托或基托面积小，具有良好的舒适度。避免了基牙预备造成的邻牙牙体的损伤。较好地恢复了咀嚼、美观、发音，被誉为人类的第三副牙齿。

种植美学修复，在实现硬组织的美观修复的同时，还要注意对软组织形态的挤压与恢复，防止牙龈的退缩。

（6）活动义齿：活动义齿（removable partial denture，RPD）是利用天然牙和基托下黏膜及骨组织作支持，依靠义齿的固位体和基托来固位的一类修复体。因适应证广，在临床上普遍应用，是历史最悠久的一种修复方式。

3. 美学修复与普通修复的区别　普通修复是立足口颌系统，以修复牙列缺损、恢复咀嚼功能为目的的修复方式。美学修复是立足全面部，在保障口颌系统功能的基础上，更强调对牙齿、牙列美学形态、颜色的重塑，并且作为局部与面部整体形貌的协调。

为了重塑出患者满意的美观牙齿，现如今借助于美学预告转移技术，美学修复让患者更多的参与到方案的制订上，使得患者能在最终修复体制作以前对可视化的修复方案进行体验，并且提出自己的意见。大大提高了患者对最终修复效果的满意程度。这也是普通修复所不能比肩的（表4-1）。

表4-1　普通修复与美观修复区别表

	普通修复	美观修复
目的	功能	功能、美观
位置	全口任何位置	多为前牙区域
适应证	牙体缺损	牙体缺损
	牙列缺失	牙列缺失
		牙齿的颜色、大小、形态异常
		邻牙间隙大
		不易做正畸治疗的前后扭转牙、错位牙
		露龈笑
直接修复	可以	可以
间接修复	嵌体、贴面、烤瓷冠、全瓷冠、桩核冠、种植、活动修复体	嵌体、贴面、全瓷冠、桩核冠、种植、活动修复
考虑面部因素	否	是

好莱坞贴面

瓷贴面真正兴起于 20 世纪后期的美国好莱坞。由牙科大师 Charles L Pincus 利用自己丰富的牙医学知识和高超的美容技巧,为众多的好莱坞明星们在牙齿表面粘贴一层人造牙面来改变牙齿的外形和颜色,从而提高整体面部形象。因此,也被称为"好莱坞贴面"。

Charles L Pincus 为推动美学牙科学的发展过程做出了杰出的贡献,在他的发起下,美国于 1975 年首先成立了美学牙科学学会。Charles L Pincus 被奉为美容牙科学的鼻祖。

二、美学修复的现状

放眼发达国家,口腔美学修复依托于定位高端的口腔诊所,已唤醒巨大的市场需求,并形成相应成熟的医疗体系。其口腔美学修复秉承以人为本,让患者更多地参与到美学方案的制订和完善中,并在流程上形成一条相当规范化的诊疗流程,配以专业的在细节上力臻完美的医疗团队。治疗前,患者与客服充分交流,明确双方的责任、义务;初诊时,进行患者信息的采集,包括心理评估以及口腔、面部情况的照片采集;方案设计完成后,制作成美观蜡型,以此为可视化凭借与患者沟通,进行方案的调整;如若条件允许,有创性操作之前,还可利用 mock up 技术(见后述),将设计方案重现在患者口内,使患者更直观地对预期修复效果进行审视并提出自身意见;在治疗过程中,强调暂时修复体的适应、清洁,以及软组织形态的压迫成形,在效果稳定之后,再换上最终修复体。通过科学的分析设计、先进的预告技术,使得患者更多地参与其中,从而大大提高了患者对最终修复效果的满意度。

在我国,改革开放至今已近 40 年,从当年的仅满足于温饱,到现在对生活品质的追求,反映出人们随着时代的变迁,生活理念的一个转变。折射到口腔医疗方面,就体现为人们不再满足于解决牙齿咀嚼功能方面的问题,开始追求达到牙齿的干净、牙色的洁白、排列的整齐、邻牙无明显间隙等美观状态。市场需求的转变,导致国内口腔市场的美容牙科蓬勃兴起,又以市场导向化更明显的民营高端诊所为最。但国内的美容牙科,一方面,缺乏健全的美学理论来指导修复设计;另一方面,缺乏发达国家美容修复的规范化流程。因此,我们必须认清,我国的口腔美学修复正处于一个转型期,美学理论、规范化流程及相应技术,尚需进一步在口腔修复医师中进行普及。

第二节 美学修复临床过程

美学修复的临床流程,主要包括两个阶段:一是分析设计阶段;二是临床实施阶段。如前一节中所述,美国的高级口腔诊所拥有成熟的美学修复规范流程,主体涵盖这两个阶段。反观国内口腔市场,普通口腔医师通常缺乏分析设计的意识,而直接迈入了临床的实施阶段,殊不知分析设计阶段是临床实施阶段的基础,这一步的略过,导致修复结果的不稳定性,从而更难以符合美学理论。更有甚者,直接用普通修复的流程来制作需要美观修复的病案,导致美学修复的失败,并为医患矛盾埋下伏笔。为了取得稳定而符合美学理论的美学修复结果,当务之急,是普及并协助其建立"设计先于实施,思考先于操作"的理念。在分析设计阶段,以资料的采集以及医师、患者、技师三者之间的良好沟通为基础,从美学要素的分析,到美学问题的明确,再到美学方案的设计,步步严谨;在临床实施阶段,则是以各种美学转移技术为保障,制作出与设计方案相一致的修复体。由此可见,分析设计才是美学修复的核心,对其后的临床实施是一个全面指导的作用,其在美学修复过程中的必要性,不可小觑(图 4-2)。

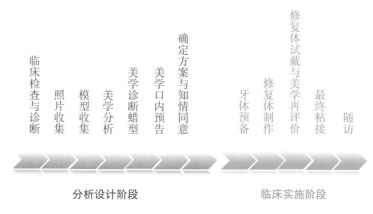

图 4-2　现代美学修复流程

一、分析设计阶段

分析设计阶段,是在有创操作前,使医技患三者在现存美学问题、详细设计方案、合理拟定目标上都达成共识,使得其后的临床实施阶段有据可依。其内容包括:临床检查与诊断,照片收集,模型收集,美学分析,美学诊断蜡型,美学口内预告,确定方案与知情同意。

(一)临床检查与诊断

口腔的地位,为隶属于全身的局部,其健康状况与全身的健康状况相互作用影响。为了保障患者治疗过程的顺利,患者信息的采集讲求全面性:除了患者前来的主诉与期望以及口腔情况外,还应采集患者的基本信息和全身情况。

1. 主诉与期望　主诉,是患者此次前来亟需解决的问题。受限于其本身口腔专业知识的匮乏,患者在进行描述时可能表述不明晰,医师有责任引导患者理清思路,明确自己的问题所在,通常可归纳为:门牙间有缝,牙齿颜色不白,牙齿排列不齐,门牙过大、过小与其他牙齿不匹配,牙齿形状畸形,微笑露龈,上前牙前突等。由此,医师明确患者最迫切解决的美学问题。

期望的合理性,很大程度上影响着美学方案的选择,以及最终患者对修复效果的满意度,是一个美学病案成功的前提之一。同样是受限于患者口腔专业知识的匮乏,患者脱离自身口腔条件地期望一个高标准的结果,是不符合客观实际的,也为修复结束后的医疗纠纷埋下伏笔。因此,医师需要在治疗前,与患者充分沟通,调整患者的期望值。从最基本的功能的恢复,到一般美观性的恢复,再到美观上的精益求精,期望值愈高,所需要的治疗计划就愈复杂。甚至需要联合正畸、牙周、牙体牙髓等科室进行联合治疗,相应的,患者也需要付出更多的时间与金钱成本。医师有责任在治疗前告知患者所能达到的修复效果。

另外需要注意的是,有的患者的严苛的高期望,是无法通过沟通进行调整的,导致最终修复满意度的难以达到,因此,医师最好选择放弃该病例。从某种角度而言,知道怎样的病例是需要放弃的,也是一种对美学专业修复医师预见性的考量。

2. 全身状况　患有严重全身性疾病的患者需要先进行全身性疾病的治疗与控制,再进行口腔修复治疗。为了保护医师自己以及其他患者,医师需要询问患者是否有艾滋、乙肝等传染性疾病的病史。另外,治疗过程中或涉及麻醉等用药,需要采集患者的药物过敏史。在进行牙周、种植手术前,全血检查肝肾功能、凝血功能检查应当常规进行。

3. 口腔状况　修复之前,口腔状况的系统检查必不可少,包括:牙周状况、咬合状况、颞下颌关节状况等。一旦发现问题,及时治疗。良好的口腔健康状况,是实现美学修复的基础与保障。另外,全景片的拍摄,有助于医师了解患者全牙列的情况,必要时可补拍牙片、CBCT。

（二）照片收集

口腔数码照片既是临床资料的一种常见保存形式,也是口腔疾病诊断、分析计划、修复设计及学术、教学数字化、医技患交流的重要手段载体,尤其是在美学修复费中,数码照片(图 4-3)对患者美学信息的提取、保存、分析美学问题、设计方案、预后预告等十分重要。

美学照片的拍摄数目、构图、参数应该标准化,以便数据的保存和前后对比分析。

（三）模型收集

相较二维的照片而言,牙列模型是患者口腔情况的三维信息载体。它能给我们足够的时间去检视患者的牙列形态,进行模型测量,模拟预备和制作美观诊断蜡型(图 4-4)。

诊断用的模型至少应翻制收集 2 副,一副用做存档保留,记录患者的原始信息,另一副用做治疗设计与美观诊断蜡型制作。

（四）美学分析

美学分析,是以前面提到的患者的合理期望为目标,照片、模型涵盖的美学信息为材料。内容而言,不仅包含纯粹的牙列分析,还涉及牙与口唇位置关系的分析,以及牙与整个颌面部的协调性分析。

根据实用的二因素美学理论,美学分析设计应该从颜色和形态这两因素入手。比色板、电子比色仪以及技师的直接比色能够辅助颜色的分析设计;形态的分析设计则涉及患者的面容、微笑、牙齿间的协调性,以照片为材料,通过数字美学设计(DED)能直观量化地进行线面设计,得出牙齿的位置与横竖向空间,塑造有良好整体协调性的牙齿轮廓及形态。

（五）美学诊断蜡型

美学诊断蜡型(esthetic diagnosis wax up)是修复治疗中用患者的石膏模型,按照美学分析和治疗目标制作的表现预期治疗效果的蜡型。它是美学分析设计的三维输出结果(图 4-5)。美学诊断蜡型在美学修复临床中有很多作用(详细请参考第四节)。

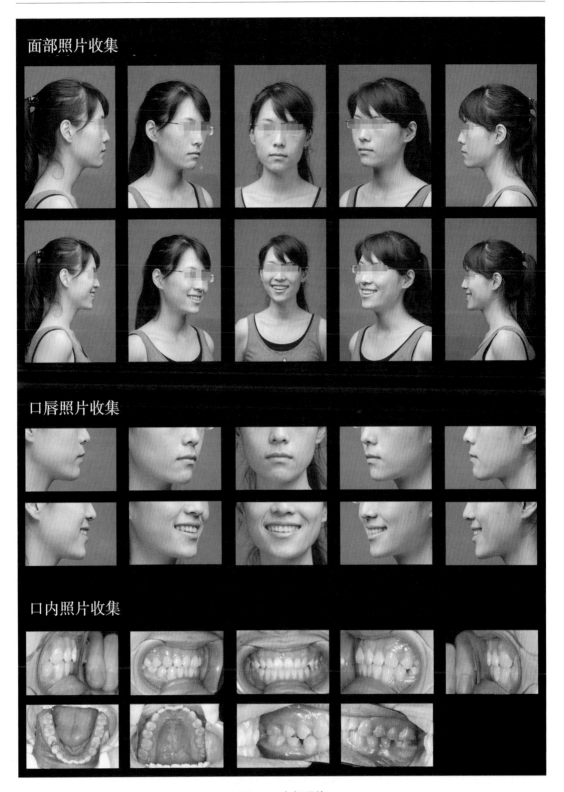

图 4-3 全部照片

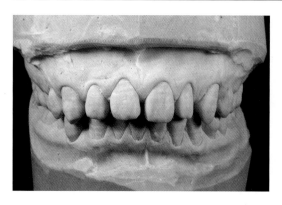

图 4-4　模型收集

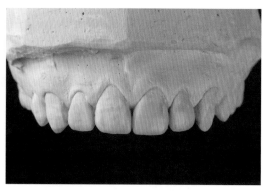

图 4-5　美观诊断蜡型

（六）美学口内预告

美学口内预告是指使用口腔修复临时材料,在患者的口内制作树脂面罩或临时修复体,以反映美学设计结果的方式。口内美学预告(图 4-6,图 4-7),是诊断蜡型、数字化设计等预告技术所不能替代的。一方面,对患者而言,通过树脂面罩或临时修复体的口内戴入,可以直观地提前地看到口内的最终修复效果,根据体验,提出修改意见;另一方面,对医师技师而言,口内预告,可通过对唇齿的动态关系的观察,对设计方案进行微调。

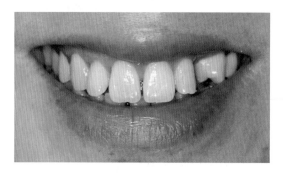

图 4-6　口内预告前后对比图(前)

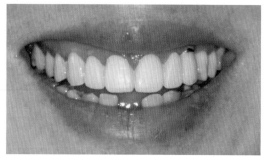

图 4-7　口内预告前后对比图(后)

（七）确定方案与知情同意

以患者主诉的解决为重心,患者的合理期望为目标,照片、模型的信息采集为材料,数字化技术、美学诊断蜡型、美学口内预告为医技患沟通工具以及方案的载体,三者共同讨论修正方案后,确定方案,并以知情同意书的形式进行书面记录。

二、临床实施阶段

美学修复的临床实施阶段包括对修复前准备治疗以及临床修复过程,在此主要介绍临床修复过程。临床修复过程是按照美学设计制订的最终方案,一一对应地进行临床操作和修复体制作的过程。"一一对应"的实施,有赖于美观蜡型以及通过它制作的各种导板。

（一）牙体预备的美学设计转移

牙体预备的美学转移有两种方式:

1. 直接在美学诊断树脂面罩(mock up)上预备牙体 通过直接在树脂面罩上打引导沟,确定转移后的空间位置。操作简单,但适用范围局限。

2. 使用硅橡胶导板 预备前,通过硅橡胶翻制美观蜡型获得硅橡胶导板。任意切割预备牙位的硅橡胶导板,得到不同截面来比较预备空间的大小(图4-8)。适应范围广。

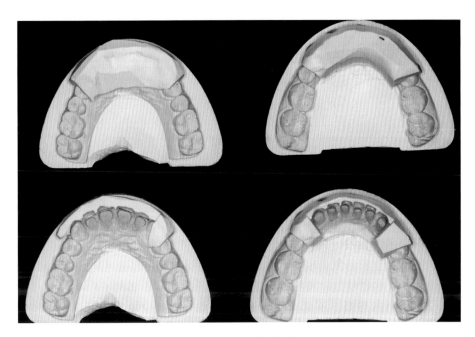

图4-8 切割硅橡胶导板

(二)临时修复体的美学设计转移

将美学设计转移成临时修复体的方法有以下几种:

1. 使用自凝暂冠材料和硅橡胶导板在患者口内直接制作。操作简单,耗时短。

2. 技工室制作丙烯酸树脂临时修复体。预备牙体后排龈取模,在技工室里使用蜡型翻制丙烯酸树脂暂冠能够制作出边缘密合性好,抛光性好的临时修复体。特别适用于需要长期佩戴临时冠,或者要通过临时冠改善牙龈的病例。

3. CAD/CAM制作 使用CAD/CAM能够快速地制作高精度的临时冠。这是最理想的临时冠制作方式,但由于价格昂贵,在国内尚未普及。

4. 3D打印 尚不成熟,尤其是材料的美学仍有待提高。

(三)牙周手术的美学设计转移

对于需要进行切龈术、牙冠延长术的患者,美学设计转移能帮助确定手术切口的位置。在患者的美观诊断蜡型上设计新的龈缘曲线位置,翻制成石膏模型,压膜,得到透明的美学导板(图4-9),可用于

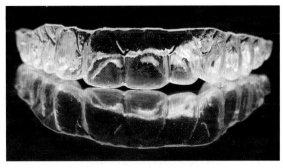

图4-9 透明的美学导板

111

指导牙周手术。

（四）修复体制作的美学设计转移

在修复体制作过程中,技师可在美学修复导板的引导下进行瓷层堆塑,车瓷,以确保最终修复体外形与设计的一致性(图 4-10)。

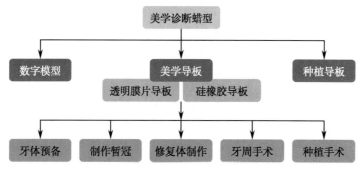

图 4-10 美学修复转移一览表

（五）种植修复的美学设计转移

种植手术应该以上部修复为引导。在进行种植手术前,我们通过制作美观诊断蜡型,确定修复体的位置。一些软件能够将扫描进电脑的诊断蜡型与患者的 CT 结合,从而制作出符合诊断蜡型位置的种植导板。不具有此类设备时,修复导板也能作为简易的种植导板引导种植体植入。

第三节　美学修复分析设计理论

一、美学修复的两因素理论与设计法则

如本章第一节中所述,传统的经典美学理论涉及因素繁多,不利于有限时间内,高效而明确地指导修复临床设计。为了指导普通医师和服务满足高要求的患者,使美学设计方法逻辑清晰、简单实用,在此将美学修复设计高度凝练简化为两因素:"颜色"与"形态"。

（一）颜色的设计法则

"颜色"而言,以"无限接近"为指导法则。颜色的重现,有赖于医师的比色精度、技师的颜色重塑能力以及陶瓷烧结的偶然性等。而比色精度,受限于比色板颜色的有限。目前技师的重塑能力参差不齐,重塑时灯光与比色时灯光难以统一。再加上,天然牙复杂的分层结构。简而言之,鉴于以上因素,牙齿颜色的完全恢复几乎是不可能的。因此,"无限接近"于真实颜色便是关于"颜色"这个因素定位最实际的指导法则。

（二）形态的设计法则

"形态"而言,以"线面理论"为指导法则。形态的重现,有赖于医师形态信息的传递以及技师的形态塑造能力。鉴于技师并不直接接触患者,无法收集到患者唇齿的动态关系,而其又掌握着患者修复体的最终形态。因此,一方面,照片、美观蜡型作为医师设计的形态信

息的传递工具的使用是不能省略的;另一方面,需要强调医师在治疗过程中的全程参与性,比如预备体形态预备、瓷层厚度预留、牙龈成形等,并在其过程中与技师良好沟通。

二、美学修复分析设计

以两因素理论为指导,美学修复的分析设计具体分为颜色的分析设计与形态的分析设计。

(一) 颜色的分析设计

颜色的设计历来是修复设计的重点之一。当今时代人们不再仅满足于牙齿的功能上的良好,开始追求更高一层次的美观性,包括牙色的洁白与自然。通常,洁白程度的提高会一定程度上降低整体的自然度,这两者之间的平衡,有赖于颜色相关的基本理论的准确掌握以及设计方法的合理利用。

天然牙的牙齿层次结构复杂,只有基于对天然牙色基本特性的全面认识,才有可能达到颜色的仿真重塑。天然牙具有使得釉质下层的结构可见的半透明性(图 4-11),在紫外光下发出紫色荧光的荧光性,釉质表面透出乳白色的乳光性,镜面反射表现出的光泽性,同时其颜色还受到表面质地、年龄、性别以及牙位的影响(详见第二章)。

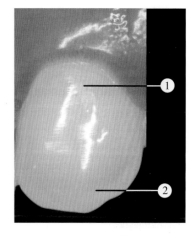

图 4-11　半透明性

知识拓展

数码相机颜色记录法

数码相机记录是比色传统记录方法的一个辅助,为的是得到比较精确的颜色分布图,以帮助技师进行个性化烤瓷。但是,鉴于数码相机本身也会产生色差,所以数码照片更多是提供牙齿形态方面的参考。至于颜色方面,可以通过在拍摄时将比色板和牙齿一同纳入照片,从而技师在仿真制作时矫正照片的颜色提供辅助。

(二) 形态的分析设计

红唇、粉龈、皓齿相互交错成不同的线与面。通过将形态上的美学分析,简单抽象为这样的线与面的分析,我们可以刨除冗杂,在短时间内,更好地理清相关因素间的关系,以及从人面部整体上把握相关美学的线面关系。所谓形态美学设计的过程,本质而言,即为参照美学理论调整线面关系的过程。

1. 面部　面部的线面设计因素包括了眉弓线、双瞳线、鼻翼线、口裂线、面中线、审美线、鼻唇角、面突角、三停等(图 4-12)。面中线、审美线、鼻唇角、面突角、三停五眼(图 4-13)的概念参见第二章。

(1) 眉弓线(ophriac line):连接两侧眉弓上缘所得线条,与面中线垂直。

(2) 双瞳线(interpupillary line):患者正视前方时连接两侧瞳孔所得连线。是线面分析中重要的线条,应该与面中线垂直。

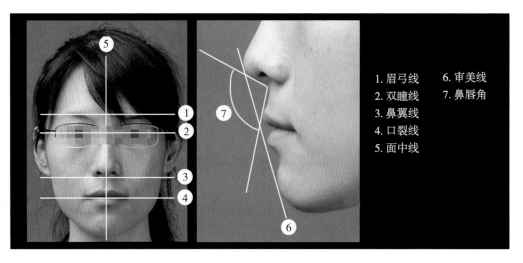

图 4-12　面部的部分线面设计因素

（3）鼻翼线（interalar line）：连接两侧鼻翼下点所得线条，与面中线垂直。

（4）口裂线（commissural line）：连接两侧口角所得线条，与面中线垂直。

2. 唇齿　口唇部的线面有息止位前牙暴露、微笑线以及口角颊间隙。

（1）息止位前牙暴露（tooth exposure at rest）：息止位时，人的上下牙通常并不接触，上下唇间自然显露一定的间隙。以上唇线位置为参照，上颌切牙切端未被上唇覆盖的部分，称为息止位前牙暴露（图 4-14）。暴露量一般在 1~5mm，通常女性大于男性，青年人大于老年人。

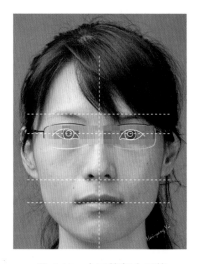

图 4-13　大三停与小三停

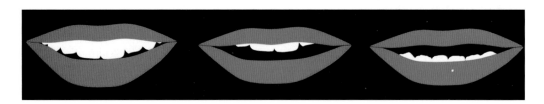

图 4-14　不同的息止位前牙暴露量

（2）微笑线（smile line）：微笑时，红色上唇与白色牙齿形成的交界线，称为微笑线。微笑线的位置与上前牙以及牙龈的暴露量紧密相关，可分为低笑线、中笑线和高笑线三种。低笑线是微笑时上唇高度较低，上颌前牙暴露量少于 75%。中笑线是微笑时上颌前牙暴露了 74%~100% 的牙冠长度，同时有部分牙龈乳头的显露。高笑线是微笑时上颌前牙全部显露，同时有牙龈的暴露(图 4-15)。理想的微笑线介于中高笑线之间,以完全显露上前牙的牙冠长度,同时又尽量减少牙龈的暴露为佳。

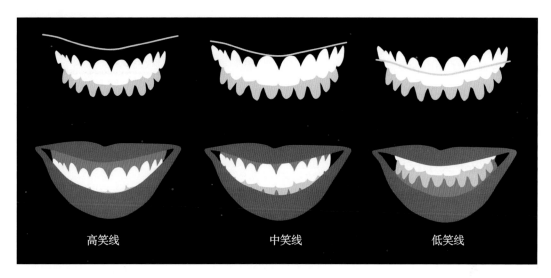

高笑线   中笑线   低笑线

图 4-15 三种微笑线

对于高笑线的患者,一方面牙龈暴露超过 2mm 以上便是不美观的;另一方面,牙龈的暴露会使得龈缘曲线的不协调或者是牙冠边缘的瑕疵暴露无遗,从而对牙龈的美学设计和牙冠的边缘设计都有更高的要求。

(3) 口角颊间隙(buccal corridor):微笑时,两侧后牙颊面和颊黏膜间形成的间隙称为口角颊间隙。在这个间隙内,我们可以看到后牙有序地向后排列,拉伸了牙列的空间深度。因此,如果义齿过宽阻挡了颊间隙,便会导致空间深度感散失而显得失真(图 4-16)。

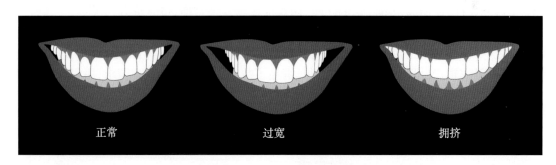

正常   过宽   拥挤

图 4-16 不同的口角颊间隙

3. 牙龈 健康的牙龈,是前牙美学修复的基础。很多修复患者患有不同程度的牙龈炎、牙周炎,应在修复开始之前即先进行的牙周基础治疗。

理想的牙龈应是粉红色,质地紧实,表面有橘皮状点彩的。为了评价牙龈整体的形态,我们引入牙龈曲线(gingival curve)这个概念。牙龈曲线,又称为龈缘曲线,是牙齿与牙龈的交界线(图 4-17)。

理想的龈缘曲线应该具有以下特点：

（1）与双瞳线平行。

（2）左右牙弓的龈缘曲线对称，包括曲度、龈缘高点的位置以及龈乳头的长度。

（3）龈缘高点的位置，以尖牙最高，侧切牙龈缘高点在尖牙和中切牙连线下方。

（4）在上前牙区，两个中切牙尖的牙龈乳头最靠近冠方，随着向远中移动，牙龈乳头越来越短。

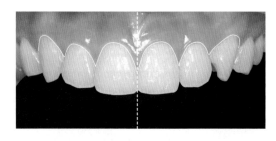

图 4-17　龈缘曲线

三、数字美学设计

美学设计是美学修复的核心步骤，由于涉及患者面部的五官、口内牙列的形态和相对位置关系，美学设计很难通过语言描述或逻辑计算的方式进行，它需要一个可视化、图像化的处理过程。这一过程在过去常常是通过在患者的照片，或者是在石膏模型上制作蜡型来进行的。图像或三维模型处理软件的出现为美学设计找到了新的载体。数字美齿设计过程就是指在软件的辅助下，进行美学修复医患沟通、美学分析与设计以及医技交流等过程。

相比普通的美学修复前期过程，数字美学方案有几个优势：①使用软件的可视化界面进行分析和结果输出，直观可视；②不需要耗费物质材料，成本低；③美学设计沟通智能化，人性化，节省时间以及沟通成本。

专业美学设计软件与非专业美学设计软件

选择合适的软件能够帮助我们高效实现美学设计。许多软件能够帮助我们实现美学设计，这其中有两大类：①非专业美学设计软件；②专业美学设计软件。

非专业的美学设计软件包括 Photoshop、Keynote、Powerpoint。这些软件有着强大的图像处理功能，能一定程度上满足数字美齿设计的需要。但由于这些软件并不是被设计用来进行美学修复设计，使用起来有一定的门槛，操作也比较复杂繁琐，费时费力。

在专业美学设计软件出现前，Keynote 和 Powerpoint 是可以实现数字美齿设计的少数可选软件之一（图 4-18~图 4-21）。它们都是制作演示文稿的办公软件，但由于可以对图像进行裁剪、变换等编辑，又可以进行线条的绘制，满足了数字美学设计的基本需求，所以被选用做

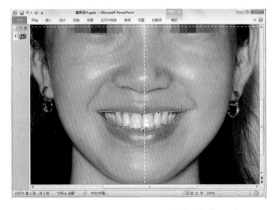

图 4-18　使用 Powerpoint 进行美学设计

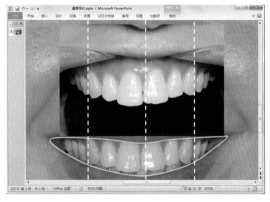

图 4-19　使用 Powerpoint 进行美学设计

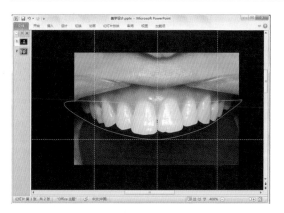

图 4-20 使用 Powerpoint 进行美学设计

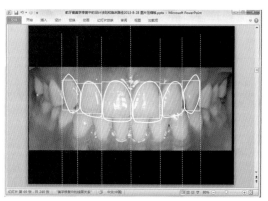

图 4-21 使用 Powerpoint 进行美学设计

美学设计工具。目前虽然已有专业美学设计软件出现，但由于 Keynote 和 Powerpoint 的普及率，它们依然是一些美学修复医师选择的美学设计软件，但除前述缺点外，量化的指标输出也较困难，费时费力。

专业的美学设计软件包括 Digital smile system、CEREC Software 4.2、Smile designer pro 以及 Smilelinker 等（图 4-22~ 图 4-25，表 4-2）。这些软件是针对美学设计进行构架的，软件使

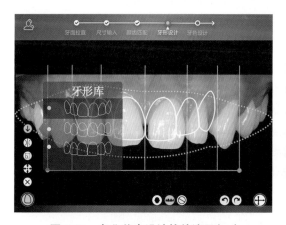

图 4-22 专业美齿设计软件演示（一）

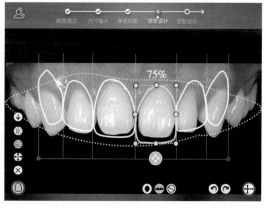

图 4-23 专业美齿设计软件演示（二）

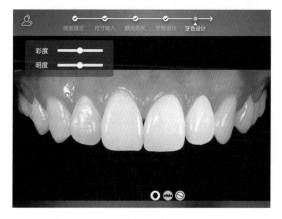

图 4-24 专业美齿设计软件演示（三）

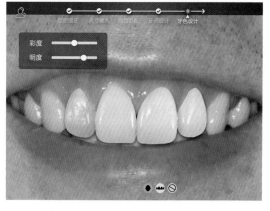

图 4-25 专业美齿设计软件演示（四）

用流程符合口腔美学设计的一般流程和习惯,对美学修复医师而言,操作容易,上手简单。

表 4-2　四种专业美齿设计软件的分析与比较

软件名称	软件特点	优点	缺点
smile designer pro	一款以 iPad(即将开放 Windows 操作系统)为主要操作平台的数码微笑设计软件,可将患者的面部和口内照片导入其中进行美学设计。目前,该软件是在罗马尼亚、意大利、南非、澳大利亚、印度、巴西、葡萄牙、以色列、土耳其等世界诸多国家中使用得最为广泛的牙科应用软件(APP 应用程序软件)	触控操作,操作方便	软件尚不完善,Bug 较多,无法进行 3D 设计
CEREC Software 4.2	该软件为西诺德公司 CAD/CAM 系列中 CEREC 系统的软件升级,融入了部分数字微笑设计理念,配合其口内扫描仪可用于椅旁操作。但是该软件的系统存在着一定的封闭性,数据不对外开放,并且每一次的软件升级都需要另收费,因此目前在临床应用的并不是很广泛	3D 设计,结果可用于 CAD/CAM	缺点是操作较复杂,美学辅助工具少
Digital smile system	该软件是 3D 扫描技术(口外模型扫描)与数字微笑设计软件巧妙结合的产物。该软件在拍摄面部照片时需要一个专门的眼镜来定位患者的面部外形,即 EYEWEAR。然后使用软件中的 Stative 工具整合患者的牙齿信息,与 Smile designer pro 不同的是这个工具中有患者整个口腔牙齿的形态信息,不仅仅局限于前牙。该软件适用于 WINDOWS 和 Mac os 系统,但其收费较 Smile designer pro 高,目前市场不大	设计效果可靠	操作较复杂
Smilelinker	又称美齿助手,是一款 iPad 端的美学设计软件,通过导入理想的牙齿轮廓和手指拖动轮廓节点,使用者可以在 10 分钟内设计出个性化的牙齿形态,明显改善照片中牙齿的美学效果。美齿助手可以广泛运用于口腔美学治疗,特别是高端美学治疗的医患沟通、医技交流、治疗计划制订、病例制作和诊所宣传当中	操作简单,可移动使用,设计结果可靠	缺点是无法进行 3D 设计

第四节　美学修复的预告转移技术

　　常规的修复,一方面,医师缺乏分析设计阶段直接迈入临床实践阶段,更遑论以可量化的美学理论为指导,使得整个操作过程以医师的个人经验为依托,修复效果缺乏稳定性和普适性;另一方面,如今的患者愈发讲究独到的个人审美,有更迫切地参与到设计过程的需求,而基于作为传统交流工具的语言有着自身不可视的局限性,医师与患者通常无法将对方所述的方案与自己头脑中依叙述勾勒的方案进行无缝对接,从而为治疗结束后的医疗纠纷埋下隐患。

　　在这样的大环境下,美学修复的预告转移技术(esthetic preview and transfer technic)应运而生(图 4-26)。美学修复的预告转移技术,以最终修复美学效果的可预知、可调整为特点,在整个治疗过程中可准确复制转移设计方案、指导临床和技师操作、确保修复效果等。

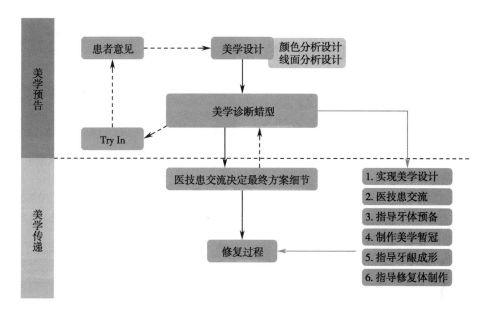

图 4-26 美学修复的预告转移技术

一、美学预告转移技术

美学预告转移技术,是指导医技患共同制订方案并执行的一系列的技术手段,包括数字美学预告技术、美观诊断蜡型、美观诊断树脂面罩及暂冠以及美学修复导板等。

(一) 数字美学预告技术

数码微笑设计(digital smile design,DSD)是通过电脑软件处理患者的数码照片、数码三维模型来辅助美学修复过程的方法。临床上可用于:

1. 预告美学修复的修复体形态效果。

2. 通过 CAD/CAM 技术制作修复体。

(二) 美学诊断蜡型

美学诊断蜡型,是修复治疗过程中,在患者的石膏模型上,按照美学分析和治疗目标制作的蜡型(图 4-27)。美学诊断蜡型在美学修复临床中有很多的作用:

1. 预告美学修复的修复体形态效果。

2. 翻制美学诊断树脂面罩和暂冠,转移美学设计。

3. 制作硅橡胶美学导板,转移美学设计,指导牙体预备。

4. 指导牙龈、牙槽骨的外科成形。

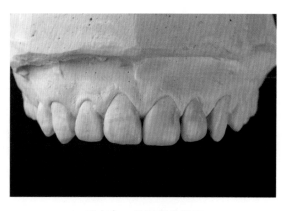

图 4-27 美观诊断蜡型

119

（三）美观诊断树脂面罩及暂冠

美学诊断树脂面罩（mock up）是指在患者口内用树脂材料制作的模拟美学修复效果的暂时修复体（图4-28）。与美观诊断蜡型不同，诊断树脂面罩是在患者口内的美学疗效预告。一般是复制美学诊断蜡型形态翻制后转移而成，有时也可直接在口内制作。在临床上，其具有以下优势：

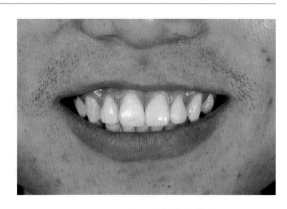

图4-28　美观诊断树脂面罩

1. 医师能在直视下评价美学设计的修复体形态与面部、口唇的协调关系。

2. 患者能在最终修复体制作之前，预先直观地体验修复体的形态，从而提出自己的意见并与医师沟通，从而保障修复效果的满意度。

3. 以美学诊断蜡型翻制的暂冠，相较于普通暂冠具有更好的美观性，从而一定程度上提高了患者暂冠使用期间的生活质量；也可用于患者的临时美学评价，即患者口内美学预告的效果。

（四）美学修复导板

美学修复导板是一种用硅橡胶或者透明膜片制成的用以指导诊断树脂面罩和暂冠制作、牙体预备的美学预告转移手段。临床上使用的主要分两类，一种是由硅橡胶翻制美观诊断蜡型制成的硅橡胶印模，另一种是由压膜机在石膏模型上压制的膜片印模（图4-29）。

两种材质的美学修复导板在使用范围上略有不同（表4-3）。

1. 两者都可以用来制作诊断树脂面罩和暂冠。但由于不透光性，使用硅橡胶导板

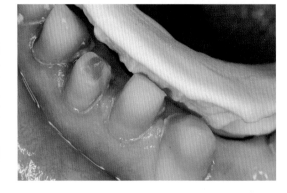

图4-29　用于指导备牙的硅橡胶导板

时只能选用自凝树脂制作暂冠，而透明膜片导板则还可选用光固化树脂。

2. 硅橡胶导板易于切割，在预备牙体时，可以切割出不同断层的导板来指导备牙，以及最终修复体的制作。

3. 透明膜片导板因其透明性、厚度的轻薄以及清晰的龈缘线，还可用作种植导板、牙周手术导板来指导相应的手术过程。

表4-3　硅橡胶导板与透明膜片导板对比表

硅橡胶导板	透明膜片导板
硅橡胶为材料	透明膜片为材料
暂冠材料自凝树脂	暂冠材料自凝树脂、光固化树脂
指导备牙	否
否	用作牙周手术导板
否	用作种植手术导板
指导最终修复体的制作	否

二、美学预告转移技术的应用

美学预告转移技术在临床上的应用主要分为预告和转移两个部分。

（一）美学预告技术的应用

美学预告技术的应用主要分为：数码二维的快速预告技术、美观诊断蜡型的三维预告技术，以及美观树脂面罩的口内预告技术。

1. 数字美学预告 数字美学预告技术的优势在于迅速。初诊时，采集并导入患者的照片以及模型信息，利用辅助软件，当即分析患者情况并设计出初步修复方案，以二维图像的形式呈现给患者，让患者看图提出自身意见，并以此为依据进行修改。

2. 美观诊断蜡型 美观诊断蜡型在预告方面的优势体现在其三维立体性（图4-30）。在数字美学预告方案取得患者首肯之后，利用美观诊断蜡型将方案三维立体化，方便医技患三者对方案的更直观地认识以及相互间的沟通，并以此为基础进行新一轮的方案微调。

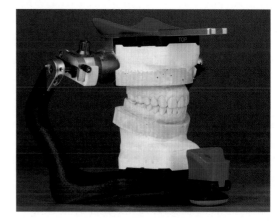

图4-30 美观诊断蜡型

值得注意的是，蜡型制作的质量以及与数字方案的匹配程度，取决于蜡型制作者的塑形能力。因此，一方面，需要再次强调技师的全程参与性；另一方面，为了更好地把设计方案实体化，医师有必要磨练并提高自己的蜡型堆塑能力。

3. 美观树脂面罩和暂冠 美观树脂面罩的优势在于口内直接预告（图4-31）。在美观

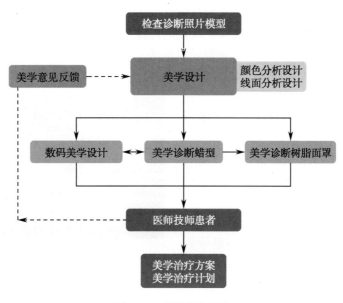

图4-31 美学修复预告

诊断蜡型取得医技患三方的一致性后,可通过美学转移技术在口内直接制作美观树脂面罩,将修复体的最终形态,提前戴入患者口内,有利于观察义齿与口唇以及全面部的协调性,也有利于缺乏专业知识的患者更直观地感受并评价修复体的设计,准确地提出自身意见。

(二)美学转移技术的应用

美学修复转移,是遵循美学预告决定的设计方案进行临床操作和修复体制作的技术。常用于指导牙体预备,修复体、暂冠的制作以及用做手术导板。

1. 指导牙体预备的美学转移　美学修复的牙体预备区别于一般修复的牙体预备,是以美学设计的牙齿形态为指导,预备出足够的瓷层空间,与牙齿本身的形态并无太大关系。具体方法有两种:

(1) 在美学树脂面罩上,直接通过打定深沟备牙。

(2) 利用硅橡胶导板。在美观诊断蜡型上翻制多个硅橡胶导板,通过各个角度的切削,指导各个面的备牙空间(图 4-32)。

2. 指导暂冠制作的美学转移　美学修复的暂冠区别于一般修复的暂冠,是以美学设计的牙齿形态而非牙齿自身形态为参照。临床上,根据暂冠佩戴时间长短的不同,和对精度的要求不同,可分为三种:

(1) 自凝树脂暂冠:这类暂冠依托美观诊断蜡型翻制的硅橡胶导板为模板进行翻制。制作工艺简单,快速,花费便宜。适用于暂冠佩戴时间短的患者。

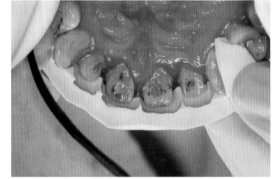

图 4-32　硅橡胶导板指导备牙

(2) 丙烯酸树脂暂冠:这类暂冠是将美观诊断蜡型和患者口内制取的印模一同送到技工中心,进行精细加工、打磨、抛光的高质量暂冠。更适用于需要长期佩戴暂冠的患者。

(3) CAD/CAM 暂冠:利用 CAD/CAM 将数码设计直接翻制成三维成品,可得到具有高精度的暂冠。但受限于费用的昂贵,这种暂冠在临床上制作很少。

3. 指导修复体制作的美学转移:将美观诊断蜡型上翻制的硅橡胶导板,进行各个方向上的切割,以其横断面指导制作修复体的各个面。

4. 种植手术导板:以相关软件为辅助制作出与美观诊断蜡型相符合的种植手术导板,指导种植手术的入口。

5. 牙周手术导板:以美观诊断蜡型上设计的龈缘线为基准,通过翻制为透明膜导板来指导牙周手术的手术切口(图 4-33)。

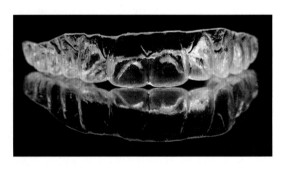

图 4-33　牙周手术导板

第五节 美 观 卡 环

近年来,口腔医学的发展日新月异,固定义齿和种植义齿的蓬勃发展,都未能取代历史悠久的活动义齿。卡环固位式支架活动义齿因其适应证广,造价低廉,工艺成熟,佩戴方便,可彻底清洁,深受部分老年患者的欢迎。卡环固位式支架活动义齿通过卡环卡抱于基牙,唇颊侧金属色的卡环与粉龈皓齿形成强烈反差,导致美观性能的下降。当今社会,随着人们不再仅仅满足于功能上的恢复,对美观性的不懈追求也渐渐成为修复的一种主流。美观卡环即应运而生。

美观卡环是将美功能兼顾、平衡的卡环,目前多由高弹性钴铬钼金属铸造。通常放置于美学区域牙位上,固位源自基牙上隐蔽的美观固位区。美观卡环保留了活动义齿的种种优点,又兼具美观性。合格的美观卡环具有如下特点:

1. 患者进行说话、微笑等日常功能活动时不暴露或者不易暴露金属,从而实现了美观性的提高。

2. 美观卡环相较于普通卡环,费用相差无几。

3. 不对口腔软组织造成损伤。

4. 对基牙的覆盖面积小,降低磨耗和龋坏。

5. 满足临床要求的固位、稳定和支持要求。

一、美观卡环的设计原则

设计美观卡环的核心在于提高卡环的美观性能。总体而言,一方面尽量使用牙色、牙龈色、透明色的材料使卡环隐身,另一方面尽量将卡环安放在美观固位区,使之在口腔行使日常功能时不或者不易暴露。

(一)使用隐形材料

目前通过材料改良的卡环隐身隐形的技术主要有两类:通过选用牙色、牙龈色或透明的树脂材料替代金属卡环,从而改变卡环颜色使之与口腔组织协调,同时维持卡环形态以及与固位区的相互位置关系;通过使用高弹性铸造合金使卡环的形态更细小、更隐蔽,因而更利用美观固位区进一步提升卡环的隐蔽性,减少和消除金属的暴露。

1. 弹性树脂 弹性树脂是一种以聚酯树脂为主要成分的制作隐形义齿的重要材料。在 20 世纪 50 年代,美国口腔市场就开始使用这种高弹性、抗折裂力强、无毒无味的高分子材料来替代传统的金属卡环和基托。

用于制作基托的弹性树脂,可模拟毛细血管的效果,具有良好的透明度,以及与天然牙龈组织相近的色泽,具有不错的美观性能(图 4-34)。随着口腔材料学的发展,近年

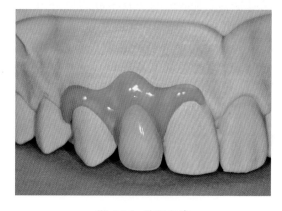

图 4-34 隐形义齿

来,弹性树脂的强度也得到了提高。临床上,有一种基托卡环,从树脂基托延伸出的卡环包绕颈部,从而取代了传统的金属卡环,依靠树脂基托的弹性来固位,也是美观卡环的一种。

这种材料的缺陷在于,伴随树脂老化,义齿会发生变色、弹性下降等问题,导致临床远期修复效果不佳。因此,弹性树脂多用于临时修复,通常不适用于全口义齿修复。

2. 牙色树脂　牙色树脂是以聚甲醛为基础合成的高分子材料。通过热凝注塑形成卡环,具有相较普通基托树脂更高的硬度。目前市面上已开发出多种牙色可供选择,还可以与染色树脂搭配使用,基本可与余留牙牙色达到协调一致。适用于局部活动义齿、临时修复体、牙周夹板等。

但是,因为树脂材料物理性能的局限,无法替代金属形成整个义齿支架。在制作时要在金属支架上机械结合树脂卡环,制作步骤较繁琐。另外,树脂存在老化变形的问题,长期使用会导致卡环固位不良。

3. 透明树脂　同牙色树脂卡环的构造、工作原理一致。由于物理性能的局限,不能单独铸造构成整副义齿的支架,而必须与金属支架结合使用,也无法使用在游离端缺失病例。临床上,由于颜色透明,主要用于在美观区域取代唇颊侧的金属卡环。

4. 高弹性铸造合金　由于树脂材料的机械力学性能缺乏长期稳定,所以铸造金属支架仍是活动义齿卡环材料的最佳选择。但是金属本身不具备透明性亦不容易改变其颜色,所以只能通过合理利用美观固位区遮蔽金属,以及改良卡环设计来减少金属暴露,例如缩短、缩窄卡环臂,隐藏等。

但长度或宽度的减少就意味着卡环固位性能的降低。为了获得固位补偿,可以将卡环臂设计得更深入倒凹区。只有符合足够弹性和强度的合金才能满足此类型卡环设计。目前使用的支架金属中,符合相应要求的材料包括金合金和高弹性钴铬钼合金。

相较而言,金合金的弹性更好,但是其硬度小,强度欠佳,费用高昂。相比之下,主要成分为钴、铬、钼的高弹性支架合金因其生产时遵循专有的元素比例以及结合提纯工艺,具有比普通钴铬金属更强的高弹性、更理想的延展系数和维氏硬度。

使用钴铬钼合金铸造的支架变形和折断的可能性小,因此设计更加灵活。卡环臂可以更细小,支架更精巧。在兼备良好固位力的基础上改善了卡环的美观性,是最适合设计和制作各类型金属美观卡环的材料,亦可应用于传统设计的活动义齿支架(图4-35)。

铸造金属卡环具备其他材料无法超越的优点,铸造美观卡环的设计更加灵活多变,种类众多。可摘局部义齿主要由整铸支架技术来支撑,材料和工艺的发展都较成熟,所以铸造金属美观卡环在目前临床应用上更值得推广。

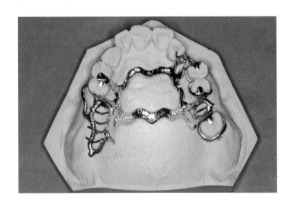

图4-35　高弹性铸造合金活动义齿支架

（二）利用美观固位区

1. 美观基牙

(1) 微笑暴露区:在露齿微笑时(一般为姿势性微笑或社交性微笑)口腔内软硬组织所暴

露的区域,称为微笑暴露区,主要包括显露的牙齿及牙龈部分(图4-36)。不同个体存在个体差异性。微笑可以跨越种族、性别与年龄障碍,不用语言就把人与人之间的距离拉近。它是我们心灵的窗户、提升个人外表魅力的重要因素,是人类社交的重要资本。

(2) 美学区域牙位:露齿微笑或言语时容易显露出的牙位,称为美学区域牙位。多数人可显露前牙和前磨牙,少数人可以显露到第一磨牙甚至第二磨牙(图4-37)。

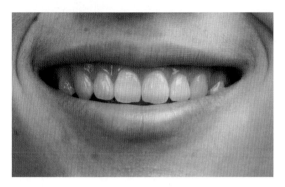

图4-36　微笑暴露区

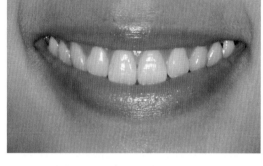

图4-37　微笑区域牙位

(3) 美观基牙:位于美学区域牙位,被选为固位体基牙的天然牙,称为美观基牙。

基牙的选择是可摘局部义齿修复中的重要环节。当牙列游离端缺失或少数前牙缺失时,美学区域牙位的天然牙常被选用作基牙(图4-38)。

如果遇到需要在尖牙或前磨牙区设计固位体的情况,就尽可能选择放置于前磨牙。当需要用下前牙做基牙时,可以设置低位卡

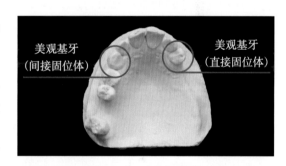

图4-38　美观基牙

环在下前牙的颈部,达到美观的效果。在合理设计的前提下,尽量选择最满足美观性的基牙。

传统卡环对基牙形成尽可能大的环抱以获得固位,但唇颊侧金属卡环部分却容易暴露。与天然口腔组织不协调的金属颜色,会严重影响面部的整体美观。美学区域牙位处于牙弓前部,卡环对容貌美观的不良影响会更明显,传统的卡环设计已无法满足美学区域牙位的美观要求。

2. 美观固位区

(1) 卡环暴露区:张口动作时,基牙上所暴露卡环金属部件的区域,称为卡环暴露区。

由于基牙及口腔组织本身的解剖特点或者观察的角度的不同,卡环金属部件并不会完全被看到,只有部分显露,其余部分会被基牙本身、邻牙或唇颊肌肉所遮挡。

无论何种卡环,基牙舌侧的金属部分都必然会被基牙本身遮挡。而卡环颊侧部分的暴露情况相对复杂。控制唇颊遮挡的因素主要为患者的笑线高度和开唇口角距离,例如:在必须使用中切牙放置卡环的病例中,如果患者笑线位置高,前牙区牙龈都位于微笑暴露区,基牙唇面上的金属就很难遮挡,卡环臂部分甚至可以全部看得到;如果笑线低,卡环可以得到唇部遮挡,没有被遮挡的部分就是卡环暴露区(图4-39,图4-40)。

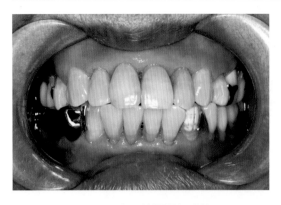

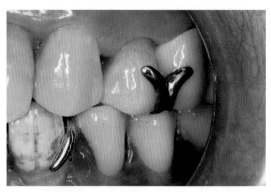

图 4-39　卡环的暴露与遮挡　　　　　　　　　图 4-40　卡环的暴露与遮挡（局部）

　　控制邻牙和基牙遮挡的因素主要是所选基牙在牙弓中所处的位置。同样长度的卡环臂包绕于不同牙位的基牙，则越是接近牙弓前部靠近面中线的牙，唇颊侧卡环臂将暴露越多。以上颌为例，若卡环置于上颌侧切牙可能不会得到任何邻牙遮挡；若置于位于牙弓转角处的尖牙，轴嵴远中的部分区域会被自身所遮挡（图 4-41，图 4-42）；若置于第一前磨牙，其位置更加靠后，不仅它的轴嵴远中被自身遮挡，近中区域的卡环还可得到相邻尖牙的遮挡，这时卡环暴露区更少。

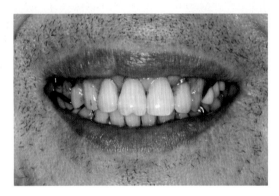

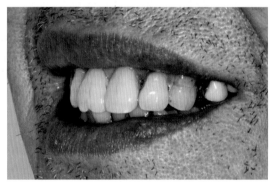

图 4-41　不同的观察角度有不同的遮挡效果（正面）　图 4-42　不同的观察角度有不同的遮挡效果（侧面）

　　这里要特别说明的是：由于观察角度的不同，比如正面观、侧 45°观或 90°观，基牙本身与邻牙形成的遮挡隐蔽区会发生变动。平视、仰视或俯视，亦会导致唇颊遮挡的视觉变化。在日常社交生活里，最常见的是面对面的交流，正面观及水平侧面视角更有临床应用价值。

　　美观卡环的目的就是尽量减少卡环暴露区，将传统卡环中唇颊侧暴露的金属部分尽可能隐藏起来，提高可摘局部义齿的美学性能。

　　（2）卡环固位区：基牙上提供固位力的倒凹区，在该倒凹固位区内放置卡环所产生的固位力能够确保义齿正常行使功能。

　　所有天然牙均存在不定量的固有倒凹可供选用，可以通过调整就位道方向来改变倒凹的大小和位置，无适合倒凹时可以进行牙体预备得到所需倒凹。

　　（3）美观固位区：根据上述概念的阐述，以美观和功能两者兼顾为目的，卡环暴露区应尽量减少其在微笑口腔暴露区中的范围，这样便可提高义齿在日常交往和功能活动时的美观性能;同时,所选用卡环固位区的大小起码要保证卡环产生的固位力达到临床应用所要求的最小值。这就是卡环美学设计的原理,由此引出一个全新的概念:美观固位区。

美观固位区是指基牙上不影响美观的倒凹固位区(图 4-43),这类倒凹区在正常功能活动时受到唇、颊、邻牙的遮挡而不显露。主要包括基牙颊轴嵴远中倒凹区、邻面倒凹区、舌侧倒凹区、颈 1/3 倒凹区。

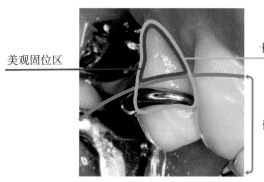

图 4-43　美观固位区

在支架活动义齿中,固位是保证义齿行使功能的前提,这项工作主要由卡环承担,所以完全消除卡环是不可能的。基牙的倒凹中总有一些隐蔽的倒凹可以利用,卡环尖位于美观固位区内,不仅具备固位作用,还兼顾了美观。

美观固位区的存在可以说是设计和制作美观卡环的重要前提。

二、常见美观卡环的分类

(一)前牙美观卡环

前牙包括切牙和尖牙,特殊性是没有后牙一样容易利用的面积较大的面,舌面固位区小,颊面固位区暴露在美学区域,对美观影响很大,因而前牙美观卡环的美观固位区选择、设计选择有一定难度。

以下所介绍的卡环中前五种卡环都是根据传统卡环改良而来,缩小了金属在基牙颊面固位区的体积,从而提升美观性。但是,如果患者笑线很高,美观区域较大,暴露在颊面的金属无法通过唇、邻牙遮蔽,美观效果就会不尽如人意。因此,合理利用邻面固位区,也是设计前牙美观卡环的一个重要方向。下面后两种卡环即为邻面固位美观卡环——前牙邻面板式卡环和 Twin-Flex 卡环。

1. 短颊侧固位臂卡环　短颊侧固位臂卡环是由传统三臂卡改良而来。传统环卡包括支托、固位臂和对抗臂。改良后的卡环缩短了固位臂的长度,位于颊轴嵴远中,不越过颊轴嵴,减少颊面卡环暴露(图 4-44)。

2. C 型卡环　C 型卡环是由传统圈卡改良而来。传统圈卡固位臂包绕基牙舌面、邻面和颊面,越过颊轴嵴,与基牙接触面积较大,故而自洁作用较差。改良后的 C 型卡环不仅提升了美观度,并且自洁作用更好(图 4-45)。

3. L 型卡环　L 型卡环是 C 型卡环的进一步改良。为了提升基牙舌面自洁作用,减少

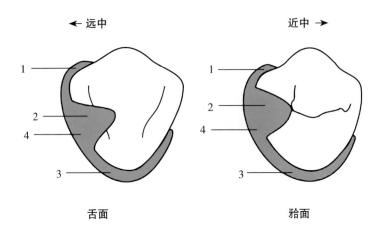

图 4-44　短颊侧固位臂卡环
1. 颊侧短固位臂；2. 远中𬌗支托；3. 舌侧对抗臂；4. 远中邻面板

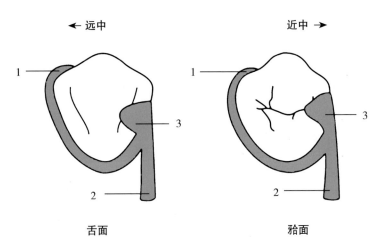

图 4-45　C 型卡环
1. 固位臂；2. 小连接体；3. 近中𬌗支托

与金属的接触面积，避免对颌牙尖咬到舌面卡环臂，同时又满足远中游离端缺失病例，将 C 型卡环固位臂与支托分离，远中固位臂直接与小连接体连接。因为分离后的固位臂从邻面看呈 L 型，故称之为 L 型卡环（图 4-46）。

前牙和后牙都可以放置 L 型卡环，但要根据患者实际情况判断，避免显露金属。

4. 改良 RPI 卡环　传统设计中的 RPI 卡环也属于美观卡环的范畴。I 杆与基牙的接触面积较小，置于基牙颈 1/3 倒凹区基本上不会影响其美观。但如果遇到笑线较高的患者，放置在近中的 I 杆就有可能会暴露（图 4-47）。

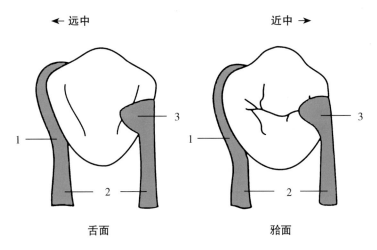

← 远中　　　　　　　　　　近中 →

1　　　　　　　3　　　　　1　　　　　3

2　　　　　　　　　　　2

舌面　　　　　　　　　　　殆面

图 4-46　L 型卡环

1.固位臂;2.小连接体;3.近中殆支托

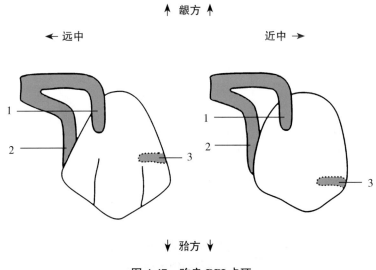

↑　龈方　↑

← 远中　　　　　　　　　　近中 →

1　　　　　　　　　　　1

2　　　　　　　　　　　2

3　　　　　　　　　　　3

↓　殆方　↓

图 4-47　改良 RPI 卡环

1.I 杆;2.远中邻面板;3.近中殆支托

5. T 型卡环　与 I 型卡环类似的低位卡环还有 T 型卡环,两者结构相似因而适应证也基本相同,都适用于游离端缺失的基牙。相比于 I 型卡环,T 型卡环因为与基牙接触面积较大故而固位力更好(图 4-48)。

6. 前牙邻面板式卡环　前牙邻面板式卡环就是利用了前牙邻面倒凹区进行固位,固位臂呈现月牙形板状,从覆盖基牙舌面的腭板远中端伸出,进入倒凹区,止于邻颊线角,不暴露在颊面,故而美观性好(图 4-49)。

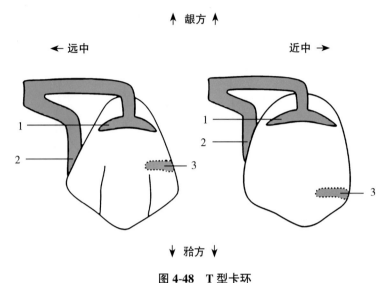

图 4-48　T 型卡环
1. T 杆；2. 远中邻面板；3. 近中𬌗支托

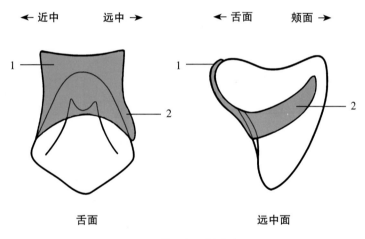

图 4-49　前牙邻面板式卡环
1. 腭板；2. 固位臂

　　7. Twin-Flex 卡环　Twin-Flex 卡环是一种特殊结构的美观卡环，金属大连接体组织面有一条预制管道，供卡环臂的连接体通过。由于颊侧无金属暴露，非常适用于前牙（图 4-50）。

　　（二）后牙美观卡环

　　1. 联合短臂卡环　联合短臂卡环由传统联合卡环改良而来，缩短了颊侧联合固位臂长度，卡环尖止于相邻两基牙颊面近远中转角处，隐蔽于外展隙内（图 4-51）。

　　2. 板杆卡环　L 型卡环用于后牙时，如果基牙前后都有缺隙，没有邻牙起到对抗作用，会对基牙会造成伤害。此外，基牙远中面依靠 L 型固位臂进行固位，当远中缺隙咬合力过大时，会造成固位臂下沉，带动基牙扭转并影响咬合功能。为了解决这个问题，在 L 型卡环的

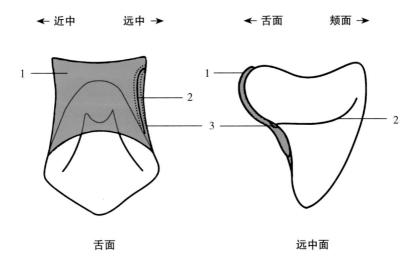

图 4-50　**Twin-Flex 卡环**
1. 连接体；2. 邻面固位臂；3. 固位臂管道

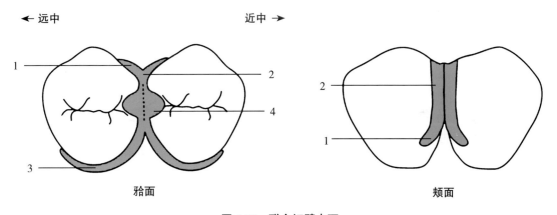

图 4-51　**联合短臂卡环**
1. 短颊固位臂；2. 舌侧对抗部；3. 联合卡环体；4. 联合𬌗支托

基础上进一步改良，以适应后牙咬合特征，故而产生了板杆卡环（图 4-52）。

3. 舌侧固位卡环　前牙由于舌面固位区面积不够，设计美观卡环时更多是选择考虑颊面或邻面。而对于有充分牙冠高度的后牙，可以考虑设计舌面固位美观卡环，让固位臂位于基牙舌侧。舌侧固位卡环一共有 3 种类型，分别是舌侧固位短颊臂卡环、舌侧固位 L 型卡环、舌侧固位 J 型卡环。

（1）舌侧固位短颊臂卡环：舌侧固位短颊臂卡环从𬌗面观察近似于短颊侧固位臂卡环，所不同的是前者固位臂在舌面，短对抗臂在颊面；后者短固位臂位于颊面，对抗臂在舌面。无论如何设计，暴露在颊面的卡环臂都要缩短长度，同时卡环包绕基牙的角度要超过 180°（图 4-53）。

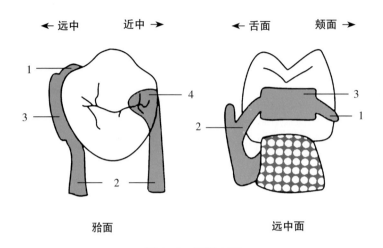

图 4-52　板杆卡环

1. 短固位臂；2. 杆状连接体；3. 远中邻面板；4. 近中𬌗支托

(2) 舌侧固位 L 型卡环：利用舌侧固位的卡环还有以下两种设计，呈对抗作用的结构不为卡环臂，而是向颊侧稍稍延伸而出的小对抗板，与横跨两基牙𬌗面的𬌗连接体相连。根据其形态命名舌侧固位 L 型卡环、舌侧固位 J 型卡环(图 4-54)。

(3) 舌侧固位 J 型卡环：由于 L 型自洁作用较弱，故而 J 型在 L 型基础上做了改动，舌侧固位臂由面接触改为了点接触，以保证正常的自洁作用(图 4-55)。

4. RLS 卡环　RLS 卡环(rest L-bar stabilize clasp)亦是一种舌侧固位美观卡环，因其结构与RPI 卡环类似，不同之处是将 I 杆设置于基牙

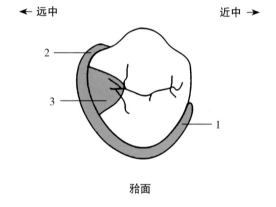

图 4-53　舌侧固位短颊臂卡环

1. 舌侧固位臂；2. 颊侧短对抗臂；3. 远中𬌗支托

舌面倒凹，故而亦有"反向 RPI"、"舌侧 RPI"之称(图 4-56)。

5. Terec 邻面隐藏式卡环　Terec 邻面隐藏式卡环(Terec hidden clasp)利用邻面固位，它可以被看作一种分离式的三臂卡(图 4-57)。由于需要利用邻面倒凹固位，所以固位臂要与小连接体、对抗臂分离，以保证卡环臂有足够的长度进入倒凹，实现良好的固位的同时具有一定的弹性。

6. 鞍锁卡环　SADDLE-LOCK 鞍锁卡环(Saddle-Lock clasp)是一类为使卡环固位臂拥有弹性而设计的美观卡环系统，以其发明者 Saddle-Lock 牙科实验室命名。

鞍锁卡环有两大分型——用于游离端缺失基牙上的 A 型(图 4-58)和用于牙支持式的 B 型(图 4-59)。两型虽适应证不同，但其共同特征都是邻面板内有一条凹型槽供固位臂通过，固位臂虽与邻面板有接触，但是相互分离没有连接为一体。主要区别是𬌗支托是否与邻面板相连。

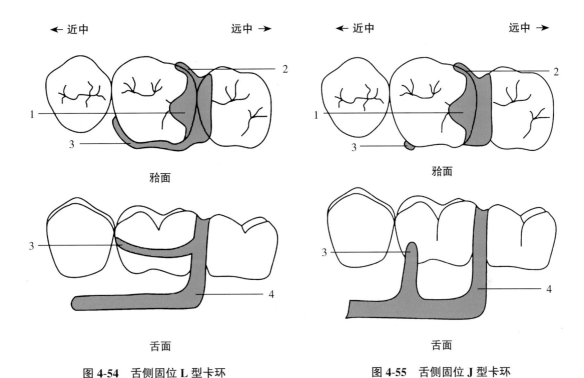

图 4-54　舌侧固位 L 型卡环
1. 𬌗支托；2. 小对抗板；3. 舌侧固位臂；4. 𬌗连接体

图 4-55　舌侧固位 J 型卡环
1. 𬌗支托；2. 小对抗板；3. 舌侧固位臂；4. 𬌗连接体

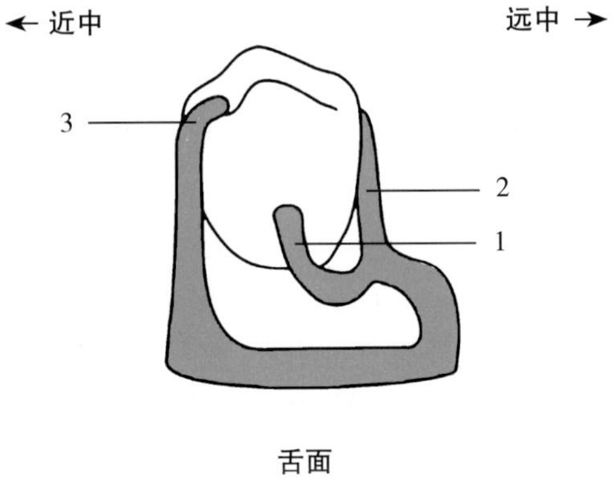

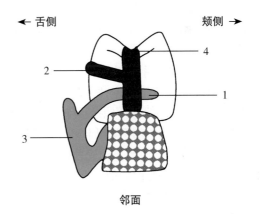

图 4-56　RLS 卡环
1. 舌面 I 杆；2. 远中稳定器；3. 近中𬌗支托

图 4-57　Terec 邻面隐藏式卡环
1. 邻面固位臂；2. 舌侧对抗臂；3. 小连接体；4. 𬌗支托

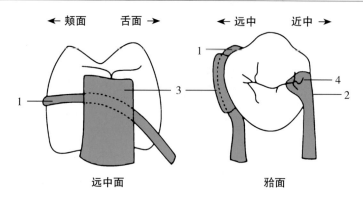

图 4-58　A 型鞍锁卡环

1. 弹性固位臂；2. 对抗板；3. 邻面板；4. 近中𬌗支托

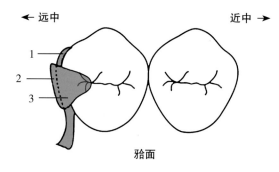

图 4-59　B 型鞍锁卡环

1. 弹性固位臂；2. 邻面板；3. 远中𬌗支托

小　结

对于美学修复而言，在功能的基础上，修复结果是否美观决定了治疗的成败。因此，美学的考量必须贯彻于美学修复治疗过程中。从流程层面上，美学修复过程包括了前期的分析设计阶段以及后期的临床实施阶段。分析设计阶段中，我们需分别从颜色和形态上进行美学设计，并完成美学预告，医技患三方共同制订治疗计划；临床实施阶段中，可通过美学转移技术，将设计的结果转化为最终的修复体。

在活动修复中，使用美观卡环是提高修复体美学效果的有效手段。设计美观卡环要注意使用隐形材料，并使用美观固位区进行固位。常用的美观卡环有 C 型卡环、改良 RPI 卡环、前牙邻面板式卡环等前牙美观卡环，以及联合短臂卡环、舌侧固位卡环、Terec 邻面隐藏式卡环等后牙美观卡环。

（于海洋）

思　考　题

1. 美学修复与普通修复有什么不同？
2. 人面部与口腔的美学因素分别是什么？
3. 美学修复的颜色法则与形态法则分别是什么？
4. 列举几种常用的美观卡环。

第五章 口腔修复体仿真制作技术

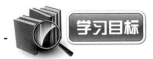 **学习目标**

口腔医学专业：

　　1. 掌握：仿真制作的基本概念、种类；仿真金属烤瓷制作方法；美观卡环、隐形义齿、个性化排牙；数字化仿真技术。

　　2. 熟悉：美观仿真蜡型的制作；仿真全瓷冠桥的制作；基托仿真制作；附着体、种植义齿的仿真制作。

　　3. 了解：仿真制作的国内外状况及发展趋势；仿真冠桥的特殊处理技巧；透明或牙色卡环的制作。

口腔医学技术专业：

　　1. 掌握：仿真金属烤瓷制作技术；美观仿真蜡型的制作；美观卡环、隐形义齿、个性化排牙与基托仿真制作。

　　2. 熟悉：仿真制作的基本概念、种类；仿真全瓷冠桥的制作；数字化仿真技术；附着体、种植义齿的仿真制作。

　　3. 了解：仿真制作的国内外状况及发展趋势；仿真冠桥的特殊处理技巧；透明或牙色卡环的制作。

第一节　仿真制作的概况

　　如何把"假牙"做得像"真牙"一样，是修复体制作一直追求的目标。尤其是近年来随着生活水平和美学意识的不断提高，患者对修复体的要求越来越高，趋向要求修复体"逼真"，不易被接触到的人识别出来。

　　口腔颌面修复体是口腔器官形态与功能的复原，既要求符合生物力学原则，又要求有高度的精确性和逼真性。口腔修复学的重心由传统的治疗口腔疾病、维持牙齿的"存在"转移到更为舒适地行使咀嚼功能和让牙齿显得"更漂亮"。口腔颌面修复体的制作要求也不断提高，既要兼顾实用要求，又要考虑艺术的审美需求，做到功能、形态和颜色的仿生和仿真，在色、形、质上达到最高的美学要求。修复体要再现天然，成为富有功能和美感的人工器官，达到"以假乱真"的效果。

随着各国学者对牙齿颜色和形态研究的深入，以及各种修复材料和成形技术的发展，各种仿真技术相继问世，修复体的仿真制作水平越来越高。本章扼要介绍目前常用的一些修复体仿真制作技术。

一、仿真制作的基本概念

1. 仿真（simulation） 是利用模型复现实际系统中发生的本质过程，并通过对系统模型的实验来研究存在的或设计中的系统，又称模拟。

2. 修复体仿真制作（prosthesis simulation manufacture，PSM） 是在人们对天然牙各种性能全面剖析的基础上，采用各种仿真技术，使修复体对天然牙的外形、色彩、质地、纹理等进行模仿，达到模拟天然牙的整体效果。对于口腔修复体，能够"以假乱真"、"逼真"一直是技师和医师的不懈追求，这个"真"字，是修复体发展的主流方向。修复体对于技师和医师来说，应具有口腔自然的美学效果和天然性能；而对于患者来说，外观和性能应与自己的或理想的天然牙相像。

二、仿真制作的种类

（一）根据修复体的类型分类

根据修复体不同的类型，可以将仿真制作技术分为固定修复类、活动修复类和附着体及种植修复类。

1. 固定修复类 固定类修复体是目前应用最多最广泛的美学修复体，各种制作固定修复体的技术属于此类，包括：美观仿真蜡型的制作技术、树脂暂冠的仿真制作技术、贴面的仿真制作技术、金属冠桥的仿真制作技术、全瓷冠桥的仿真制作技术。

2. 活动修复类 活动修复体是用于牙列缺损和牙列缺失的传统修复体，随着材料和技术的发展，其美学性能已经得到很大的提高，各种制作活动修复体的技术属于此类，包括：各种美观卡环的设计制作技术、隐形义齿的仿真制作技术、人工牙的个性化排列技术、基托的仿真制作技术。

3. 附着体及种植修复类 附着修复体是固定和活动的联合，指修复体由固定和活动两部分构成，活动部分通过附着体与固定部分相连，为活动部分提供固位和稳定，各种附着体的设计制作技术属于此类。种植修复体是利用种植体提供固位、支持的修复体，各种制作种植修复体的技术属于此类，又分为固定类和覆盖类。

（二）根据制作方法分类

根据制作方法的不同可以将仿真制作技术分为数字化仿真技术和手工仿真技术。

1. 数字化仿真技术 随着计算机虚拟仿真技术的发展和在口腔医疗中应用的普及，数字化仿真技术已经逐渐渗透到义齿修复制作的各个方面，且其优越性越来越明显。包括计算机辅助美学设计技术和计算机辅助仿真制造技术。

2. 手工仿真技术 相对于数字化仿真技术，其他各种采用手工制作方法的仿真技术称为手工仿真技术。

三、仿真制作的国内外状况及发展趋势

仿真制作是实现美学修复的主要手段。在欧美等发达国家,美学修复作为口腔治疗的热点与制高点,需求大、应用广。经过多年的发展,与之相适应的仿真制作技术已经比较成熟。为了适应市场的需求,出现很多小型化、个性化及艺术化的技工工作室,有些技工所甚至完全与诊所合并,以利于追求更完美的仿真效果。

而目前国内广泛应用的修复体制作技术则相对简单,修复体无论从颜色还是形态上来看操作要求都较简单,仿真效果也较一般。在我国,仿真制作才刚刚起步,技师对相应的仿真制作技术理论掌握不多,医师和患者对此了解更少。

随着经济、技术和需求的不断提高,仿真制作必然是修复体制作的发展方向。在仿真制作中,患者、牙医师及技师之间的有效合作是获得满意美学修复体的一个关键因素。计算机技术将模糊的美学目标转化为精确的可测量、可重复的数据和指令,为医师、患者、技师之间的无阻碍沟通提供途径,让复杂的美学修复过程可以直观地在计算机中进行模拟再现,为患者提供可预见、可测量、可控制的美学设计方案,让美学效果精确可控。计算机虚拟现实技术和数字化加工技术的应用,让口腔治疗实现了真正意义的仿真修复和仿真制作,这将会是今后口腔修复工艺技术发展的主流趋势及最终选择。

第二节　美观仿真蜡型的制作

美观诊断蜡型是指在修复治疗开始前,对研究模型进行预备并按照治疗设计方案用特效蜡制作的诊断蜡型,是美学修复预告技术的一种。美学仿真蜡型除了具有普通诊断蜡型的功能,还具有接近最终修复体的个性化美学特征,包括颜色、形态、表面纹理及透光性等,甚至可以完全模拟最终瓷修复体的美学效果。

一、模型的分析和准备

医师通过技工设计单、数码照片等传递蜡型制作要求,主要包括形态、排列及颜色,特别是个性化美学特征。技工室收到模型等临床资料后,首先需要进行模型分析。

(一)模型分析

按照牙体预备情况,传递至技工室的模型可分为已备牙模型和未备牙模型。已备牙的情况多为拆除原修复体后进行再次修复。

模型分析的内容主要包括前牙牙弓形态、牙弓拥挤度、牙列间隙、咬合关系以及缺牙区跨度等(图5-1)。进行模型分析时,也有必要观察天然牙的形态特征,特别是唇面形态,以利于制作仿真蜡型时参考原天然牙的美学特征,达到与患者牙、𬌗、面型等的协

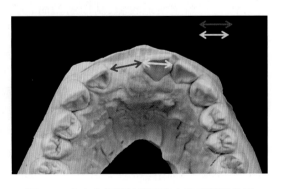

图5-1　右上中切牙缺隙宽度大于对侧同名牙

调统一。

（二）模型准备

模型准备主要指模型复制和预备,可采用硅橡胶及藻酸盐材料进行模型复制,要确保模型工作区域软硬组织形态清晰准确。依据预期蜡型设计进行模型预备,特别是需要排齐牙列的病例(图5-2),需消除因牙齿扭转、移位及唇舌侧倾斜过多而产生的妨碍排齐牙列的部分(图5-3)。

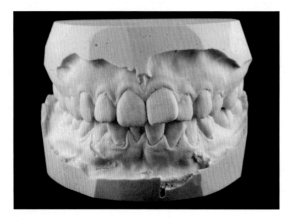

图5-2 下前牙拥挤要求排齐模型

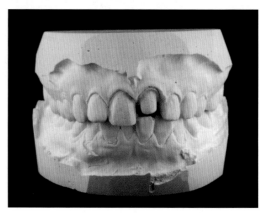

图5-3 下前牙预备后模型

二、仿真蜡型的材料

制作仿真蜡型所使用的美学蜡,与瓷粉类似,多成套装,套装内可包括牙本质滴塑蜡、釉质滴塑蜡、透明蜡以及多种染色蜡。牙本质滴塑蜡有多种颜色可供选择,因品牌套装不同,有的可与常用比色系统匹配使用,有的仅能简单区分饱和度。

三、仿真蜡型的制作方法

（一）分离剂的涂布及底层冠的制作

进行仿真蜡型制作时,不需要涂布间隙漆,为防止蜡渗入模型表面及利于蜡型摘取,应在工作区模型表面涂布分离剂。邻牙处模型表面也需要涂布分离剂,方便蜡型修整及摘取。

因仿真蜡型质地较脆,制作蜡型时,为避免蜡型碎裂,最接近模型的一层可使用韧性较好、黏度较高的蜡(如浸用蜡)。在形成蜡型底冠后,即可在底层蜡表层采用滴蜡法进行塑形。

（二）牙本质层的初步滴塑

使用牙本质滴塑蜡进行滴塑,形成牙本质层。于颈1/3处滴塑牙本质滴塑蜡一周(图5-4),此部分可选择颜色较深或者专用于牙颈部的蜡。于切2/3滴塑牙本质层蜡(图5-5),此时选择颜色较浅蜡,于颈、中1/3交界处与颈部预先滴塑的蜡形成自然过渡。使用浅色蜡采用滴塑法或回切法在切端形成生长叶(图5-6,图5-7)。

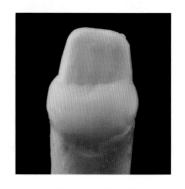

图5-4 颈1/3处牙本质层堆塑

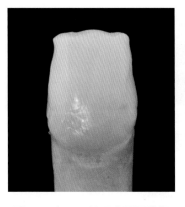

图 5-5　切 2/3 处牙本质层堆塑

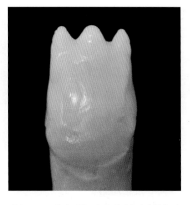

图 5-6　在切端形成生长叶(滴塑)

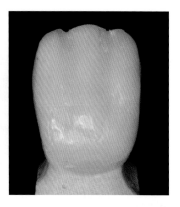

图 5-7　在切端形成生长叶(回切)

(三) 个性化特征的制作

完成牙本质层大致形态的滴塑后,可开始再进行个性化特征的制作,特别是切端透明效果及个性色彩的渲染(图5-8)。例如,年轻恒牙切端透明度较高,生长叶明显,制作蜡型时可在切端添加透明效果蜡;牙齿经过多年磨耗后,其切端生长叶不明显,牙体颜色饱和度增加,制作蜡型时可适当增加牙本质层蜡的色彩饱和度。

需要说明的是,进行个性化特征制作时,需要根据患者天然牙个性化特征位于牙齿不同层次而在滴塑不同阶段进行制作(图5-9~ 图5-12)。

(四) 仿真蜡型的完成

在牙本质层表面滴塑半透明釉质蜡,模仿釉质层,自颈部到切端厚度逐渐增加。在半透明釉质蜡表面滴塑透明蜡,使切端通透感增强(图5-13)。

蜡型表面修整,进行表面纹理的雕刻,磨光,完成(图5-14)。

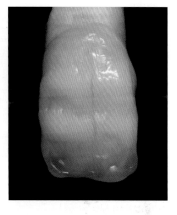

图 5-8　个性化特征的制作(切端透明效果)

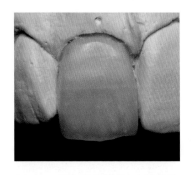

图 5-9　颈部白色横纹,中份黄染

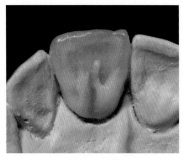

图 5-10　舌侧堆塑

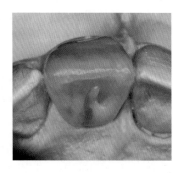

图 5-11　切端可见近远中切角透明蓝色,中份黄染

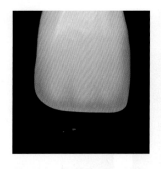 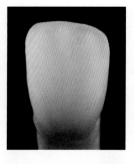 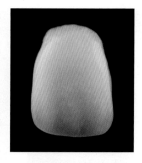

图 5-12　切缘半透明特征 　图 5-13　滴塑透明色蜡 　图 5-14　表面纹理雕塑，
的模仿　　　　　　　　　　及釉质蜡　　　　　　　完成蜡型

　　根据不同颜色、形态、表面纹理及透光性等要求制作出来的仿真蜡型具有接近最终修复体的个性化美学特征，可以完全模拟最终瓷修复体的美学效果（图 5-15~ 图 5-17）。

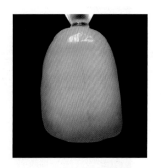 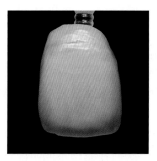 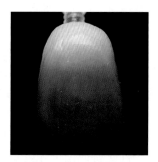

图 5-15　切缘蓝色透明效果 　图 5-16　切端透明效果 　图 5-17　四环素牙效果

第三节　仿真冠桥制作

　　仿真冠桥制作是指口腔技师根据修复医师提供的美学设计方案，制作出形态、色彩逼真的义齿，满足患者对自然美观和个性特征的追求。相比流水线式的冠桥产品，仿真冠桥的制作要求更加精细完美，不仅要实现天然牙齿的形态、颜色，还要能准确复制医师的美学设计方案。

　　冠桥的仿真，主要表现在形态和色彩的模拟上，由于牙齿的面积很小，制作时发挥的空间有限，色相范围狭窄，且颜色具有立体、层次感，有半透及荧光效应，因此其制作过程需要技师操作十分精细。

一、仿真金属烤瓷的制作方法

　　金属烤瓷修复体是一种美观与功能兼具的修复体，既有陶瓷仿真的美学性能，又有金属良好的机械性能。但其制作工艺繁杂，每一步都需要技师有很好的操作技能并对所用材料性能全面掌握。前牙位于口腔美学区域，因而前牙的仿真制作对口腔美学有很大的影响。

以下就以金属烤瓷的制作工艺为例,介绍前牙仿真制作的步骤。

（一）制备工作模型

传统的代型技术无法保留牙龈和牙龈乳头等软组织的形态,不利于颈缘的美学制作。为了达到较好的龈缘美学效果,可以制作代型义龈(图 5-18),模拟口内的真实情况,利于技师对颜色和形态的处理。

（二）制作金属底冠

根据美学设计方案,在模型上复制诊断蜡型的外形,然后根据金瓷衔接的位置、瓷层的厚度确定回切的范围。为了留给瓷层更多的发挥空间,唇侧金属在保证强度的情况下可以尽量薄,一般情况保证 0.3mm 就够

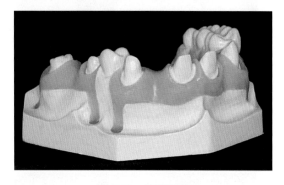

图 5-18 代型义龈

了。为了取得较好的边缘颜色效果,可以把金属做短 1mm,采用肩台瓷设计(图 5-19)。

（三）瓷粉堆筑

1. 遮色瓷的堆筑　由于遮色瓷是不透明的,为了避免影响烤瓷半透明性的美观效果,在保证遮盖金属底色的情况下,尽量做薄。在需要的情况下,还可以在遮色瓷上进行特殊的内染着色,以得到丰富的色彩层次(图 5-20)。

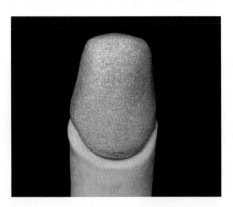

图 5-19 肩台瓷设计

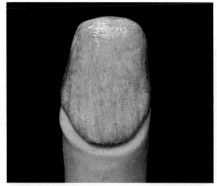

图 5-20 直接在遮色瓷上进行内染着色

2. 饰面瓷的堆筑　为了增加色彩饱和度,在瓷层空间不足的颈部可以选用薄体瓷。通过牙颈部瓷、牙本质瓷、切端瓷、透明瓷的分层堆塑(图 5-21~ 图 5-24)、分层烧结,各种特殊效果瓷的配合使用,以及瓷染色剂的内染、外染技术,达到个性化的仿真效果(图 5-25,图 5-26)。

（四）形态打磨

将饰瓷后的牙冠在工作模型上复位后,参照诊断模型、对侧同名牙或设计导板等,对牙冠的形态进行调改,打磨出牙齿的解剖形态,并进行纹理、缺损的个性化模拟。

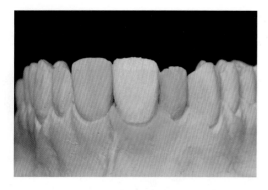

图 5-21　堆塑牙本质瓷

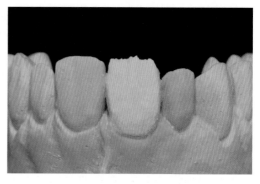

图 5-22　牙本质瓷回切

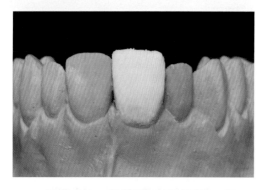

图 5-23　堆塑切端瓷和透明瓷

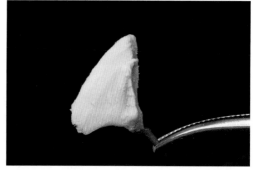

图 5-24　堆塑特殊效果瓷

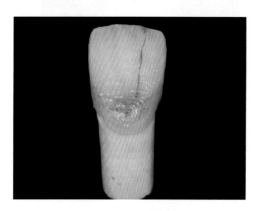

图 5-25　个性化上瓷

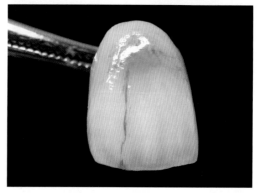

图 5-26　特殊染色效果

（五）上釉、抛光

在形态修整完成的冠桥表面涂刷一层釉料，可以使修复体产生光亮的效果。在上釉的同时也可以添加一些染色剂，对色彩不满意或者需要特殊染色的部位进行色彩的调整。

二、仿真全瓷的制作方法

全瓷由于没有金属底冠，也不使用影响美学效果的遮色瓷，可以达到更佳的美学效果，一直是口腔修复追求的良好材料。随着材料学的发展,一些通透性好、颜色逼真、强度更高的陶瓷材料被引入义齿制作领域。这些材料具有良好的光学、生物学、美学性能,且明显优于金属烤瓷,正逐渐取代金属烤瓷。

全瓷材料发展过程中出现过多种类型的全瓷材料,但目前常见的全瓷材料主要有:玻璃瓷及氧化锆陶瓷。玻璃陶瓷的通透性更佳,粘接性好;氧化锆陶瓷的强度高。不同的全瓷材料具有不同的性能,为了达到最佳的美学效果,制作时应注意根据不同的情况进行选择。

(一)玻璃陶瓷

玻璃陶瓷的强度约 300~400MPa,可以制作嵌体、贴面、单冠和前牙三单位桥(图5-27)。该材料有不同的颜色和通透性,高透材料可以达到 30% 以上,主要用于不需要过多改变颜色的正常牙。该材料也有低通透性的瓷块,可以用于需要适当遮色和改色的轻度变色牙。玻璃陶瓷可以采用传统的铸造工艺制作,但由于 CAD/CAM 技术的优越性,目前越来越多的病例采用 CAD/CAM 技术制作。

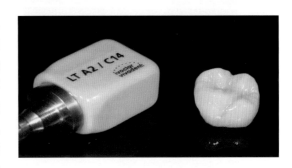

图 5-27　玻璃陶瓷及其制作的全冠

(二)氧化锆陶瓷

氧化锆基底瓷具有较高的强度(约 1200MPa),可以满足口内所有区域的修复需要,大大扩展了全瓷材料在口腔修复中的应用范围,是对金属烤瓷的有效革新(图5-28,图5-29)。尤其是高透甚至超透氧化锆材料的研制成功,通透性可以达到 25% 以上,进一步扩展了氧化锆全瓷的应用范围。氧化锆陶瓷主要采用 CAD/CAM 技术制作,近几年发展迅速。

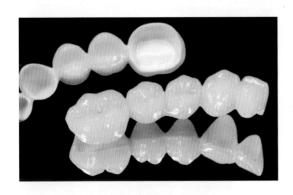

图 5-28　氧化锆后牙桥

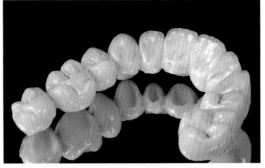

图 5-29　氧化锆长桥

(三)全锆冠

全锆冠(full contour)是指全部用氧化锆陶瓷材料加工出来的全解剖形态修复体,不需要进行饰瓷等工艺,避免了崩瓷问题,主要用于后牙修复(图5-30),也可用于前牙修复(图5-31)。全锆冠选用通透性较好的氧化锆材料,采用 CAD/CAM 技术精密加工,颜色通过染色液内染和外染上釉,或直接切削彩色瓷块,可以达到较好的颜色仿真和形态仿真。

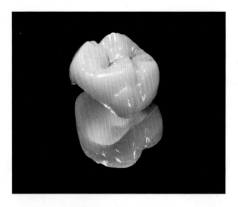

图 5-30　后牙全锆冠

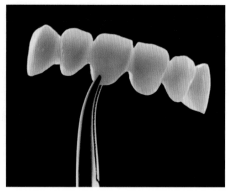

图 5-31　前牙全锆冠

知识拓展

生物相容性

生物相容性(biocompatibility)是指材料与生物体之间相互作用后产生的各种生物、物理、化学等反应性。它不仅要求材料要具备生物安全性,还要求材料和机体间相互作用达到协调。

生物相容性包括材料对组织的影响及组织对材料本身的影响。材料的生物相容性在很大程度上取决于材料同生理液体之间的化学相互作用,以及由此引起的生理、病理反应。影响材料的生物相容性有许多因素,如材料的类型、形状、成分及其表面特性,材料的化学、物理机械性能和周围环境的影响,以及动物的类型、应用的部位和应用的时间。除此之外,材料与机体之间的电、机械和物理性的相互作用也会引起非化学性的细胞反应等。一般情况下,陶瓷的生物相容性优于金属。

三、特殊处理技巧

经过正畸、牙周等多学科配合,制作仿真冠桥的口内软硬组织条件均应达到美学修复标准。然而,由于我国口腔基础医疗资源的欠缺和患者口腔保健意识的薄弱,美学修复工作中总会遇到一些条件欠佳的情况,这些瑕疵需要口腔技师在个性化仿真冠桥的制作中予以弥补。

(一)牙龈瓷

牙龈在口腔美学中扮演十分重要的角色,然而由于口腔疾病有时会损伤到牙龈,因而在牙齿缺失或者缺损的修复治疗病例中,我们通常需要使用特殊颜色的牙龈瓷来模仿天然牙颈缘线及牙龈的形态和色彩,以达到良好的红白美学效果(图 5-32)。

(二)间隙过小(大)的处理

修复体的制作空间对修复体的外形有很大的影

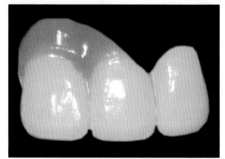

图 5-32　牙龈瓷

响,在仿真冠桥的制作中,会遇到一些制作间隙不标准的情况,间隙偏小时可以通过如下方法进行弥补:

1. 放大主面缩小副面 主面指观察者正对被观察者时,直视看到的牙面,如中切牙整个唇面、尖牙近中唇面;副面则指正面观察不容易被看到的牙面,如尖牙的远中唇面(图5-33)。

2. 刻画横纹 通过在牙齿表面刻画横纹,可以在视觉上增加牙齿的宽度(图5-34)。

3. 扭转 在一些间隙过小的情况下,可以与患者充分沟通后做个性化修复,通过一定角度扭转牙冠,进而实现增大制作空间的目的。

相反,对于间隙过大的情况,则可以通过缩小主面放大副面,以及在牙齿表面刻画竖纹,实现在视觉上减小牙齿的宽度效果(图5-35,图5-36)。

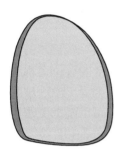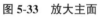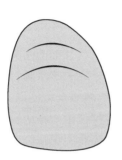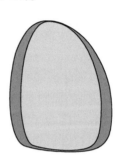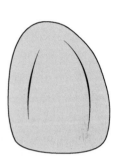

图5-33 放大主面　　　图5-34 增加横纹　　　图5-35 缩小主面　　　图5-36 增加竖纹

第四节　美观活动义齿的制作

美观活动义齿在制作过程中的美学考量包括:固位体的美学设计、人工牙的个性化排列和基托的仿真制作。可摘局部义齿的固位体是影响美观的主要部件,为了提高其美观性,可以采用美观卡环、弹性的透明或牙色材料固位体。

一、美观卡环的制作

美观卡环的制作步骤与传统支架差不多,但在制作过程中要进行一些特殊的考虑。

(一)模型设计

1. 确定美学区域 美观卡环是将金属卡环放在不易暴露或不会影响美观的区域。由于每个人在微笑时的口腔暴露情况不一样(图5-37),在进行美观卡环设计时要先确定美学

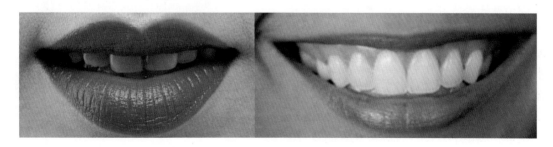

图5-37 姿势性微笑时不同的口腔暴露情况

区域,根据医师提供的患者微笑相在模型上标记出美学区域(图5-38)。这是美观卡环制作中最重要的一个环节。

2. 确定基牙　根据缺失牙位和遗留牙情况,以及患者的口腔暴露情况,选择合适的基牙。

3. 确定美观固位区　基牙上不影响美观的倒凹固位区称为美观固位区。在正常功能活动时,由于受到唇、颊、邻牙的遮挡,基牙的倒凹中总有一些隐蔽的区域,在这些区域放置金属卡环在日常活动中不易被注意到,可以

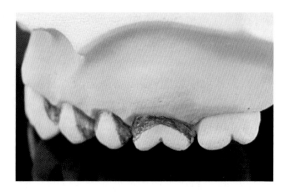

图5-38　在模型上标记美学区域

达到美观的效果。这种区域包括基牙颊轴嵴远中倒凹区、邻面倒凹区、舌侧倒凹区等(图5-39)。

4. 确定美观就位道　可消除或减少美学区域牙位卡环暴露,增加美观度的就位道称为美观就位道。确定美观就位道的原则是将模型倾斜调节至可摘局部义齿戴入后美学区域牙位卡环不易暴露的方向角度,再综合口腔情况确定就位道。考虑美观要求,可以根据美观固位区来预测美观观测线的位置范围,然后综合考虑选择美观就位道的角度(图5-40)。

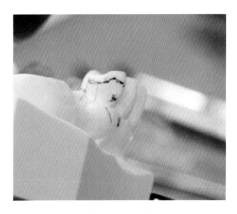

图5-39　模型上标记美观固位区

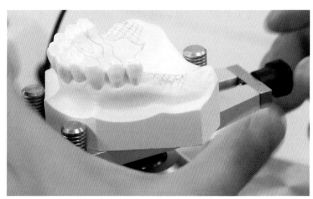

图5-40　确定美观就位道

由于旋转就位能够有效消除前牙卡环,所以它也是一种美观就位道。旋转就位义齿主要利用硬性直接固位体进行固位。硬性固位体由𬌗支托和小连接体组成,实际发挥作用的是小连接体的龈端伸展部分。支架可设计为一端的硬性固位体结合另一端的一个或多个传统卡环,义齿戴入时为依次就位。

5. 绘制美观观测线　根据确定的美观就位道绘制出的观测线称为美观观测线(图5-41)。美观观测线以下的倒凹区即为美观

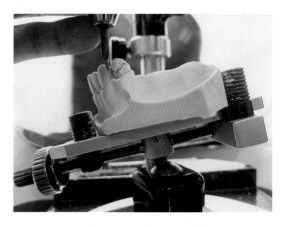

图5-41　绘制美观观测线

固位区,美观卡环的弹性末端就设计在美观观测线以下。

（二）蜡型制作

美观卡环利用的固位区与传统卡环不完全一样,如邻面卡环常常与邻面板发生交叉,给蜡型制作带来一定的难度。在材料的选用上可以选择不易变形的树脂蜡,其强度和韧性均高于普通蜡,能够有效抵御应力应变。在制作工艺上,可以采用不同的部件分别制作蜡型(图5-42),分别铸造后再焊接在一起。

（三）包埋

包埋料要采用真空调拌,保证包埋料均匀无气泡。最好采用二次包埋法,先在蜡型及耐高温模型表面均匀涂布一层内层包埋料,保证卡环的细节能够清楚地展现出来(图5-43)。

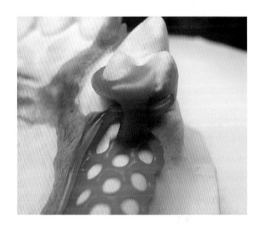

图 5-42　分别制作鞍锁卡环蜡型

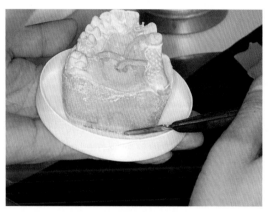

图 5-43　二次包埋法进行包埋

（四）打磨抛光

打磨抛光时注意压力不要太大,避免卡环发生永久形变。特殊部位可以采用砂纸等进行打磨抛光,并在电解抛光时进行保护(图5-44)。

（五）装盒充胶

对于邻面卡环,装盒充胶时要注意用锡箔纸进行缓冲,并避免石膏和树脂进入卡环和邻面板之间的间隙,以免卡环失去活动空间而丧失弹性。

二、透明或牙色卡环的制作

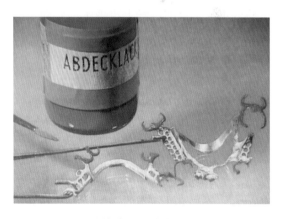

图 5-44　用绝缘漆对铸件关键部位进行保护

透明或牙色卡环,是由一种新型高分子材料制成的非金属卡环,颜色接近牙体颜色或透明色,有一定弹性形变能力,与传统铸造支架结合,应用于前牙美学区域替代传统金属卡环。这样既保留了铸造支架的大部分优点,又解决了前牙区的美观问题。

制作时先制作支架部分,再制作卡环部分,最后通过基托树脂连接成一个整体(图5-45)。一些高强度的牙色树脂还可以直接用于制作支架(图5-46)。

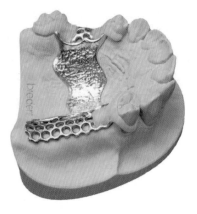

图 5-45　铸造支架与牙色卡环配合使用

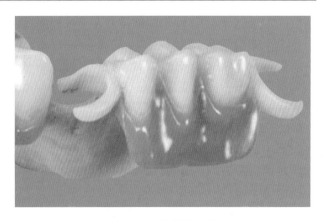

图 5-46　牙色卡环与支架

三、隐形义齿的制作

隐形义齿（concealed denture）又称为弹性义齿（flexible denture），是活动义齿的一种。它采用高弹性、抗折力强材料取代传统可摘活动义齿的金属卡环和塑料基托部分，其色泽接近天然牙龈组织，用这种材料制作的可摘局部义齿不再因为金属颜色影响美观性能，修复效果较逼真，能实现更好的美观性能。

（一）隐形义齿的材料

制作隐形义齿的树脂材料与传统的树脂基托材料聚甲基丙烯酸甲酯相比，具有一定的弹性，允许材料进入基牙的倒凹区。早期的隐形义齿材料主要是聚酰胺类（尼龙），这种材料弹性好，抗折力强，颜色淡红，和牙龈组织的色泽相近，但该材料存在不易抛光和破损后不易修补等不足。目前市场上出现了一些新型的隐形义齿材料，如 Vitaflex 材料和 ESB 材料。这些新材料具有一定的弹性，透明度高，色泽的稳定性好，容易打磨抛光，缺损后可以在技工室或牙科诊所内进行重衬和修补，弥补了尼龙类隐形义齿材料不可修补的缺陷。

（二）固位体的设计

良好的固位和稳定是义齿发挥功能的前提。隐形义齿的卡环实际上是树脂基托的延伸，隐形义齿依靠基托材料的弹性能够进入基牙倒凹区，从而产生有利于义齿固位的卡抱力，同时基托进入基牙倒凹区形成的制锁力也有利于义齿获得稳定的固位。根据缺失牙的部位、数目，基牙和牙槽嵴情况的不同，卡环设计的类型也多种多样。常见的卡环设计类型如下：

1. 围卡　卡环围绕基牙颊侧或舌侧颈部，其前端进入倒凹区并向相应牙槽嵴伸展，卡环固位力最强，使用最多，可用于前后牙缺失（图 5-47）。

2. 圈卡　围绕基牙一周的卡环，多见于孤立的基牙或关闭邻间隙时使用（图 5-48）。

3. 壁卡　位于基牙唇、颊侧颈部的三角

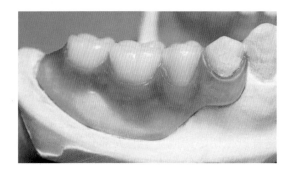

图 5-47　围卡

形卡环,看似增大的牙龈乳头,主要用于前牙缺失或基牙为前牙者(图 5-49)。

4. 叶状卡　可视为壁卡的变异。卡环外形线自缺隙处基托开始,在基牙颈部约 1mm 外沿颈缘向前,延伸到近远中径的 1/3 或 1/2 处,然后向下经牙龈部呈叶片状卡环。此卡环戴入口内隐蔽性好,固位力比壁卡大,尤其适用于基牙唇、颊侧倒凹小或无倒凹者(图 5-50)。

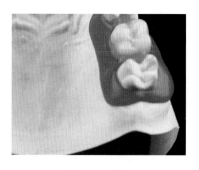

图 5-48　圈卡

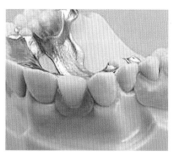

图 5-49　壁卡

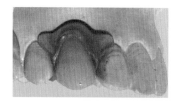

图 5-50　叶状卡

5. 分裂卡　可视为围卡的变异,在卡环与基托之间形成与基牙牙冠长度相当的裂隙,在龈方部分连接,适用于颊舌向倾斜较大的基牙。当义齿戴入时,卡环通过基牙时,卡环与基托分裂开,义齿就位后卡环恢复原状。

6. 锚卡　牙槽嵴过分突起时,可将牙槽嵴突起处基托去除,在其下方的牙槽嵴倒凹区形成手指状基托(图 5-51)。

7. 杆状卡环　当必须在远离缺牙区的自然牙列内设置卡环时,可将传统的隙卡改为杆状卡环,即卡环从舌外展隙越过𬌗外展隙进入颊外展隙形成杆状,类似邻间沟,该卡环既美观又不影响固位,但在越过𬌗外展隙处要比传统卡环稍厚(图 5-52)。

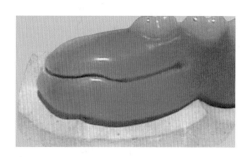

图 5-51　锚卡

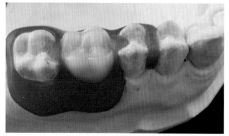

图 5-52　杆状卡环

(三) 缺失区域的美学设计

1. 单个或少数前牙缺失　一般于邻牙上设叶状卡,舌腭侧以基托对抗。腭侧基托尽量小,后缘隐于第一腭皱的凹陷处,以减少异物感。

2. 多数前牙缺失　除在邻牙上设叶状卡外,还可在远离缺隙的基牙上设杆状卡或传统卡环,以加强固位和减轻邻牙负荷。

(四) 支持的设计

一般前牙区采用黏膜支持;在处理磨牙区牙列缺损及牙列大部缺损的病例时,根据情况在基牙上设计隐形树脂支托、铸造支托或扁钢丝支托,以免义齿受力下沉(图 5-53)。也可采用弹性树脂与传统 PMMA 树脂及铸造支架联合设计的方式(图 5-54),分散𬌗力并达到良好的修复效果。

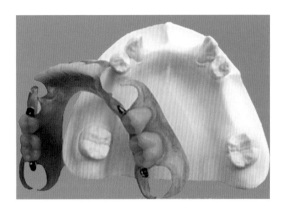

图 5-53　隐形义齿与铸造支托设计

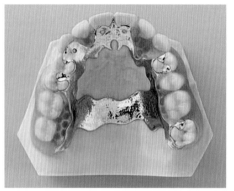

图 5-54　隐形义齿与铸造支架联合设计

四、个性化排牙与基托仿真制作

(一) 个性化排牙

个性化排牙即排列人工牙时参照患者的性别(sex)、个性(personality)、年龄(age)三大因素,在经典排牙法的基础上,对前牙的排列形式作适当调整,突显出患者的个性特征,满足患者差异化的审美要求,从而模拟天然牙列的一种排牙方法,又称 SPA 排牙法。经典的排牙法,由于较少考虑患者的个性特征,人工牙的排列按照理想𬌗的要求进行排列,有时就会与患者的个性特征不协调,缺乏生命力,给人以"义齿面容"和"托牙相"。个性化排牙通过对人工前牙大小、形态、色泽的合理选择,排列位置、方向、角度恰当的轻微改变,使义齿在具有良好的功能、组织保健作用的同时,又能与患者的性别、个性、年龄相协调(图 5-55)。这样的排牙凸显了患者的个人气质、个性特征,从而能够获得最大限度的自然美。

个性化排牙充分考虑患者的性别、个性和年龄等具体情况,实现牙形、牙列与面型及面部其他器官形态动态的协调。具体做法是:

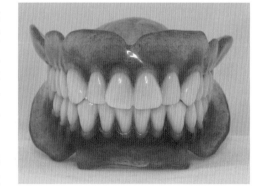

图 5-55　个性化排牙

1. 性别的考虑　一般女性尤其是年轻女性肤色较白者,选用颜色较白、唇面圆突、切角圆钝、色泽光亮的人工牙,而且侧切牙要明显小于中切牙。排牙时两颗中切牙可不完全对称地稍显内翻,即以远中面为支点近中面稍向唇侧扭转。上前牙排列整体上规则协调。这样可显示女性的温柔秀丽之美。而男性尤其是肤色较黑或喜好抽烟喝茶者,选用颜色稍黄、唇面方平、切角较锐、色泽稍暗的人工牙。排牙时两颗中切牙可不完全对称地稍显外翻,即以近中面为支点远中面稍向唇侧扭转。上前牙排列可不规则,但整体上协调和谐棱角分明。这样可显示男性的刚强健壮之美。

2. 个性的考虑　人工前牙的选择首先要根据患者颌弓的大小、形态及面部形态,确定出可供选择的人工前牙大小和形态的范围。在此之内可以考虑,身材高大体格健壮者,选用型号较大、有一定厚度、棱角的人工牙。身材丰满圆胖者,选用浑圆的人工牙。身材纤细者,选用型号较小、有薄细感的人工牙。性格豪爽刚毅者,选用唇面方形、表面凹凸显著、有棱角的人工牙。中切牙可稍外翻,人工牙排列不能太刻板。性格活泼开朗者,选用唇面方形人工牙,人工牙排列也不能太刻板。性格斯文内向者,选用唇面较方圆,特别是颈部较圆的人工牙,中切牙可稍内翻,人工牙排列要整齐对称。精神饱满思路活跃者,加大中切牙和侧切牙切缘之间在牙长轴方向的差值,但原则上不超过1mm。性格特点不明显者减小中切牙和侧切牙切缘之间在牙长轴方向的差值,甚至差值降为零。另外还可以按照排牙者以及患者的审美观,将有些患者的个别人工牙进行稍微的重叠、扭转、唇侧或舌侧移位排牙(图5-56)。

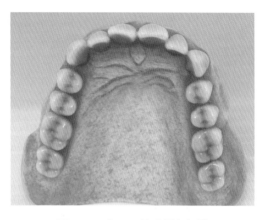

图5-56　人工牙的重叠与扭转

3. 年龄的考虑　年轻患者,选颜色稍白、色泽光亮的人工牙。排牙时让尖牙的牙颈部略向唇侧突起,甚至将尖牙略唇向错位。牙冠暴露长度以及牙龈形态要按健康自然牙的样子处理。这样可使患者显得健康而且有生气。老年患者,选颜色稍黄、色泽稍暗的人工牙。排牙时可磨改人工牙来模拟自然牙的磨耗状态。牙颈部可暴露少许牙根,龈缘及牙龈乳头模仿老年人的萎缩状态。甚至排牙时安排有散在的小间隙。而且,随着年龄增长,上前牙比下前牙暴露得要少。这样可以使义齿与患者年龄相协调而显得十分自然。

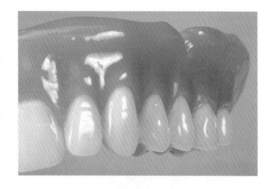

图5-57　仿真基托的根形制作

（二）基托仿真制作

基托的作用一方面是固定人工牙,同时也要恢复萎缩或缺失的牙槽骨及牙龈。基托的仿真制作包括形态的仿真和颜色的仿真。形态的仿真包括根形的制作、牙龈曲线的制作、腭皱的制作、牙龈点彩的制作(图5-57)。颜色的仿真包括选择仿生基托材料模拟牙龈的血丝,特殊着色模拟附着龈和游离龈颜色的不同。

活动义齿磨光面的处理,应考虑真实的口腔环境,避免大面积的光滑表面。可以采用皱纹表面来模拟粗糙的黏膜,减小义齿在口腔中的异物感和因光滑的表面造成的口干情况(图5-58)。

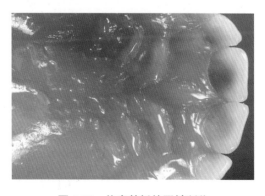

图5-58　仿真基托的腭皱制作

第五节 附着体、种植义齿的仿真制作

附着体和种植义齿改变了传统义齿的固位方式,没有影响美观的金属卡环,可以达到很高的美学效果。当患者同时有固定修复和活动修复时,可采用附着体作为活动部分的固位体,这样就避免了卡环暴露对义齿修复美观的影响,达到更好的美学效果。种植义齿是牙列缺损或牙列缺失患者最佳的解决方案。采用种植体作为固位体,可以将活动修复转化为固定修复,获得很好的固位、支持和美学效果。

一、附着体的仿真制作

(一) 附着体的种类

附着体按形态可分为:栓道式、按扣式、磁性式、套筒冠式、杆卡式等。

1. 栓道式　当空间较充足时选用,与舌侧卡配合使用,用于前磨牙上替代常规的金属卡环,美观性好,固位和稳定性均较好。当用于下颌时可能暴露舌侧的金属卡,影响美观(图5-59)。

2. 按扣式　如太极扣,小巧、固位力好,塑料垫直接埋在活动义齿里,没有过多的金属,美学效果较好。

3. 磁性式　用于残根,没有金属暴露,可以取得较好的美学效果。

4. 套筒冠式　用于少数孤立的遗留牙,同时改变了遗留牙的颜色和形态,没有金属暴露,可以取得较好的美学效果(图5-60)。

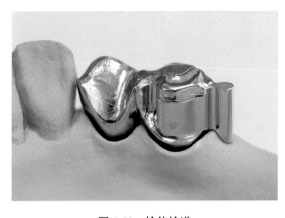

图 5-59　栓体栓道

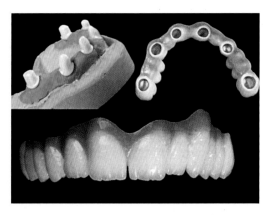

图 5-60　套筒冠式

(二) 附着体的制作

1. 固定部分　固定部分在满足固位力要求的情况下,尽量小巧,避免过多的金属暴露。注意不要偏颊侧,避免影响邻接区的美观。

2. 活动部分　栓道式、套筒冠式等附着体的活动部分,安放附着体的人工牙由于空间限制,最好采用烤塑聚合瓷进行制作,可以达到较好的美观效果,又不易发生人工牙脱落。

二、种植义齿的仿真制作

（一）种植固定义齿制作

由于种植体植入位置、方向的限制，成品基台往往难以达到最佳的美学效果，可以进行个性化基台制作。氧化锆陶瓷因其较高的强度及可选的通透性，在遮盖钛基底金属色的同时能够提供足够的强度以供后期修复体制作（图5-61，图5-62）。对于多颗种植体基牙进行修复时，如果出现种植体基牙位置与修复牙位不相匹配而个性化基台也无法纠正的情况时，可以采用牙龈瓷制作牙龈乳头的方式，形成视觉误差，提高修复体的美观效果。如果修复空间足够，可以采用纯钛切削支架堆塑牙龈瓷再进行单冠修复的方式，以到达良好的仿真修复效果（图5-63，图5-64）。

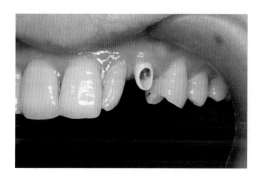

图 5-61　氧化锆个性基台

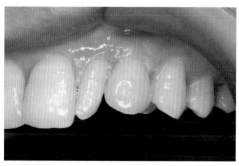

图 5-62　氧化锆个性基台 + 易美铸瓷冠修复

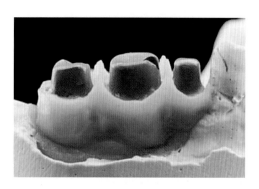

图 5-63　纯钛切削支架 + 仿真牙龈瓷

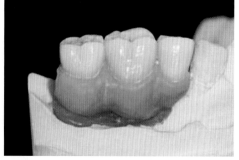

图 5-64　纯钛切削支架 + 仿真牙龈瓷 + 氧化锆单冠修复

（二）种植覆盖义齿的制作

通过杆卡、切削杆、球帽等附着体为种植覆盖义齿提供固位力，在提供有效固位力的情况下还可以达到良好的美学效果。在制作球帽、locator、磁性等附着体时，附着体的阴极、阳极部件较小，不影响义齿的美观效果，无需特殊处理。而在制作杆卡时，由于金属部分体积较大，容易影响义齿美观，可采用上遮色瓷等方式进行遮色处理（图5-65）。而对于切削杆类附着体，因其外冠较大，义齿基托无法遮盖外冠的金属色泽，需要在切削杆外冠表面涂布龈色或牙色遮盖材料，从而保障义齿的美观性（图5-66）。

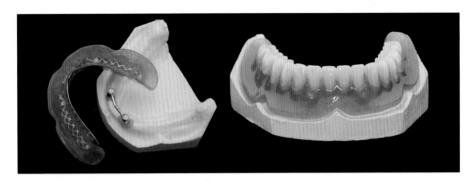

图 5-65 未进行遮色处理的杆卡式覆盖义齿,透出金属色,影响义齿美观

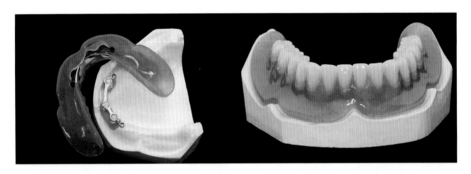

图 5-66 对切削杆外冠进行遮色处理,基托未透出金属色,提高了义齿美观

第六节 数字化仿真技术

随着计算机技术在牙科领域的应用和发展,义齿的数字化仿真设计与制作已成为现实。数字化仿真(digital simulation,DS)就是将口腔各部分的几何形态或实物模型转化为能被计算机求解的三维数字化模型,并根据存在的或设想中的牙科仿真技术编制相应的软件模拟程序,以获得义齿制作参数的方法及过程。概括地说,数字化仿真就是一个"建模—分析—设计—修正"的流程。因此,数字化仿真的实质就是仿真过程的数字化。与传统经验方法相比,数字化仿真技术实现了义齿制作的"模拟"和"预告"功能,使义齿制作变得更加方便、快捷和精确。

一、CAD/CAM 美学材料

牙科陶瓷(dental ceramics)在牙科修复中有特殊地位,它应用于美学区域能产生美观、透明、有活力的效果,在今后的若干年内都将是重要的永久修复材料。目前应用于美学修复的材料主要有以下几类:

(一)氧化硅基陶瓷

该陶瓷因含有的玻璃基质可被氢氟酸酸蚀,也称可酸蚀陶瓷。代表性的材料包括长石质陶瓷、白榴石晶体增强玻璃陶瓷和二硅酸锂玻璃陶瓷。适用于牙体缺损、前牙间隙、小牙畸形等制作贴面、嵌体或冠。

（二）多晶氧化物陶瓷

因不含玻璃成分或不以玻璃成分为主且不能被氢氟酸酸蚀,被称为不可酸蚀陶瓷。代表性的材料包括致密烧结纯氧化铝陶瓷以及致密烧结钇稳定氧化锆多晶陶瓷。适用于制作嵌体、高嵌体、部分冠、冠、前牙锆瓷桥和后牙锆瓷桥或全锆冠桥。

（三）混合陶瓷

1. 树脂复合陶瓷　它具有硅酸盐陶瓷美学和生物相容性的特点,同时还结合了树脂材料的弹性性质,是一种基于陶瓷-聚合物双重网络结构的新型材料。适合制作微创贴面、嵌体、高嵌体和前牙冠修复体。

2. 纳米复合材料　又称纳米陶瓷。这种材料中除了含有硅酸盐填料(粒径 20nm),还有在聚合物基质中的氧化锆微粒(4~11nm)。适合制作嵌体、高嵌体、种植体支持的冠。

（四）PMMA 树脂和蜡型材料

齿科 CAD/CAM 系统专用树脂盘、蜡型盘材料,具有多种颜色、尺寸规格可选。适合制作临时冠桥、诊断蜡型等。

二、CAD/CAM 美学设计

目前 CAD/CAM 设计软件已能提供牙模口内彩色扫描、CAD 建模、订单管理、医技沟通等数字化制作内容,形成了包括美学分析、美学设计、美学复制、美学再现等较为全面、专业的解决方案。

（一）美学分析

医师提供完整的口内情况并生成准确的三维数字模型或技工所使用三维扫描获取数字化三维研究模型,通过专用美学软件叠加患者的面部图像进行数字化分析并制订治疗计划。同时,软件中的仿真设计工具可以分析完整的牙齿表面形态、唇齿牙龈关系、面相协调关系,并结合二维面部图像进行虚拟备牙,生成设计前后个性化的修复体,供医师、患者选择或参考。

（二）美学设计

根据美学分析结果和制订的治疗计划,设计软件可以高效且半自动地分隔在三维扫描件中捕获的所有牙齿和牙龈,完成一整套修复体(嵌体、高嵌体、贴面、局部牙冠/全牙冠、解剖结构的牙冠)的设计重构。并根据设计结果,采用计算机辅助加工设备完成修复体、临时冠、诊断蜡型的实体制作。

（三）美学复制

通过创建全解剖修复体,使其完全复制扫描件中天然牙齿或功能形态良好的临时冠,或从 CAD 设计中复制解剖结构现状,同时缩放和旋转同名牙齿,以保持协调对称。

（四）美学再现

应用软件的对齐并重新使用技术,可将虚拟诊断设计直接重新用于设计最终美学修复体,再现美学分析中虚拟的个性化视图。这种独特技术较为快捷,省去了手工制作、转移和复制诊断蜡型的繁琐过程。

三、虚拟回切技术

该技术通过先设计全解剖修复体再对其进行定量"虚拟回切"获得基底冠,为外部饰瓷预留均匀的修复空间（图 5-67）。"虚拟回切"时需要避免饰瓷层过厚、过薄以及由于基底冠厚度不均匀导致的饰面瓷应力集中。采用这种技术可以将饰瓷崩裂的风险降至最低并提高修复体的美观性。

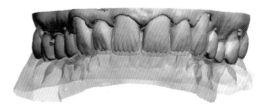

图 5-67　虚拟回切技术

四、叠成冠技术

该技术是关于计算机辅助制作全解剖结构全瓷冠桥的创新技术，推荐用于后牙修复。其主要特点是通过计算机软件自动设计一个解剖结构的修复体，该修复体与常规的牙冠和桥体结构一样，具有完全的全解剖形态。在此基础上，计算机程序将全解剖形态自动分出制作支撑内冠和表层外冠所需的两组数据。修复体的支撑内冠主要由二氧化锆等高强材料切削而成，表层外冠可由压铸或切削玻璃陶瓷制成。支撑内冠和表层外冠成型后，首先在支撑内冠的粘接表面进行喷砂，然后进行氢氟酸酸蚀和硅烷化处理，最后用粘接剂将支撑内冠和表层外冠粘接成一体（图 5-68）。该技术能获得类似天然牙结构的仿真修复体，且比单一全瓷修复体的颜色更自然、逼真。

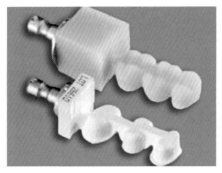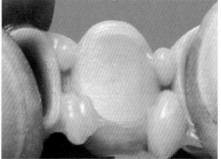

图 5-68　叠成冠技术

五、多层色技术

该技术突破了传统瓷块的白色或单一颜色，增加了修复体的美学效果。以 CEREC Blocs 玻璃陶瓷块为例，三层色瓷块由牙颈部和牙本质及釉质三层结构组成，将牙齿层次清晰地呈现出来，从而快速、准确地获得高品质的美学修复体，实现了自然色彩层次从颈部到切端的过渡（图 5-69）。此外，目前还出现了彩色复合层氧化锆瓷块，它经计算机辅助加工后获得的修复体与三层色玻璃陶瓷一样富有色彩层次（图 5-70），不需要特殊处理就能获得较好的美学效果。

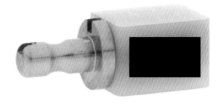

图 5-69　三层色玻璃陶瓷瓷块

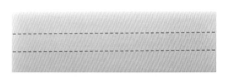

图 5-70　彩色复合层氧化锆

六、虚拟镜像技术

虚拟镜像技术可以在已完成设计的牙齿上应用虚拟镜像功能,建立具有完美对称性和仿真性的牙齿修复体。计算机软件可支持 2 种类型的虚拟镜像:一种是复制扫描件中天然牙齿或功能形态良好的临时冠(图 5-71),另一种是从 CAD 设计中复制修复体的解剖形态(图 5-72)。虚拟镜像技术只需选中并双击复制的牙位,即可使目标区域获得与选定区域牙位形态一致的解剖型设计。

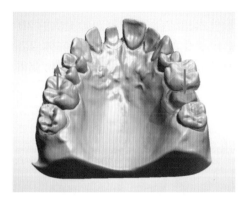
图 5-71 镜像复制天然牙形态

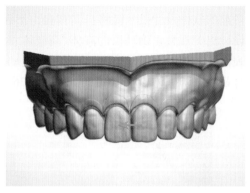
图 5-72 镜像复制 CAD 设计的修复体

七、虚拟诊断和再现技术

该技术从取模、备牙、设计、制造完全实现了数字化虚拟仿真制作,省去了手工蜡型设计及复制的繁琐过程,且医师和技师能够轻松实现诊断蜡型中的规划设计。

第一步:口腔医师获取未制备牙体的数字化图像(也可技师直接扫描模型)并导入设计软件。

第二步:技师应用设计软件虚拟边缘线、虚拟牙龈、虚拟预备牙体和解剖形态。然后结合患者二维面部图像制作出美观的虚拟诊断蜡型。

第三步:将虚拟诊断蜡型设计前后的个性化视图发送给医师和患者预览(图 5-73,图 5-74),医师、患者与技师对虚拟诊断蜡型的设计可以进行实时沟通并修改,最终获得满意的虚拟诊断蜡型(图 5-75)。

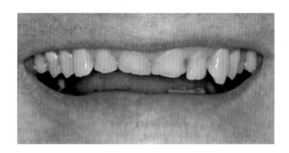
图 5-73 设计之前的视图

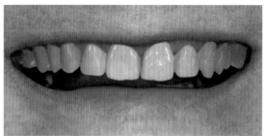
图 5-74 虚拟诊断蜡型后的视图

157

第四步:根据需要切削或打印实体诊断蜡型或树脂诊断模型及备牙导板给医师。

第五步:医师根据备牙导板制备基牙并取模。

第六步:应用设计软件的对齐并重新使用技术,可将原虚拟诊断蜡型设计直接重新用于最终美学修复体的设计。

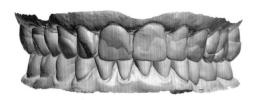

图 5-75 确认后的虚拟诊断蜡型

八、嵌体、高嵌体和贴面技术

目前的软件设计技术能将自动和自由形态变形技术相结合,可根据医师提供的 2D 微笑图像设计出美观且正确补偿的嵌体、高嵌体、贴面。经优化的新算法可自动对嵌体、高嵌体、贴面表面进行塑形以适应剩余牙体部分,自动边缘检测功能可以提高边缘精确度,获得具有高度美观效果的嵌体、高嵌体和贴面(图 5-76,图 5-77)。

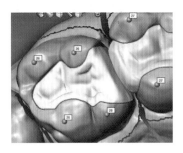

图 5-76 嵌体、高嵌体设计

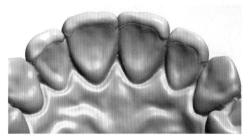

图 5-77 贴面设计

知识拓展

数字化微笑设计

数字化微笑设计(digital smile design,DSD)是 21 世纪初由巴西牙医 Christian Coachman 提出的,利用计算机、数码照相、图像处理技术,依据美学原则,通过效果模拟、诊断蜡型、口内树脂预告等方法,辅助医患、医技沟通,指导治疗的技术。

DSD 的操作流程包括:第一阶段,拍摄正面微笑相数码照片,进行 DSD 及 PED(口内模拟)设计;第二阶段,制作诊断蜡型,口内进行 mock up(树脂预告);第三阶段,依照设计参数正式进入治疗程序。

DSD 技术可在术前进行分析、测量、设计和反复修改,提供准确、直观的治疗目标,辅助医师精确操作,提高医患沟通、医技沟通效率,已成为医患、医技沟通的好助手。

小　　结

随着人们生活水平和美学意识的不断提高,口腔颌面修复体的制作要求也不断提高,既要兼顾实用要求,又要考虑艺术的审美需求,做到功能、形态和颜色的仿生与仿真,在色、形、质上达到最高的美学要求。在义齿制作中常常采用的仿真制作技术主要有仿真金属烤瓷和仿真全瓷等固定修复类的仿真冠桥制作技术,以及美观卡环、隐形义齿和个性化排牙等活动修复类的制作技术。附着体和种植义齿改变了传统义齿的固位方式,没有影响美观的金属卡环,大大改善了义齿的美学效果。采用种植体作为固位体,可以将活动修复转化为固定修复,获得很好的固位、支持和美学效果。

近年来,随着计算机技术的发展,CAD/CAM 技术在义齿制作中的运用越来越广泛。这给义齿仿真制作带来了新的方法和手段,通过"模拟"和"预告"功能,以及形态百分百复制,使义齿制作变得更加方便、快捷和精确。

（吴树洪）

思　考　题

1. 在前牙金属烤瓷的仿真制作中,可以采用哪些措施来提高其美观性?
2. 美观卡环模型设计的操作流程?
3. 数字化仿真技术有哪些?
4. 隐形义齿的固位体设计有哪些类型?

第六章 牙周治疗技术在口腔医学美容中的应用

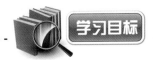

口腔医学专业：

1. 掌握：与牙周美学相关的正常软硬组织结构；牙周治疗后的修复时机及修复治疗中维护牙周健康的原则。

2. 了解：牙龈切除成形术和冠延长术的适应证、术式选择和手术方法；牙龈退缩的手术适应证、术式选择；牙槽嵴增高术适应证和术式选择；系带成形术的手术方法。

口腔医学技术专业：

1. 掌握：与牙周美学相关的正常软硬组织结构。

2. 熟悉：牙周治疗后的修复时机及修复治疗中维护牙周健康的原则。

3. 了解：牙龈切除成形术、冠延长术的适应证、牙龈退缩的手术、系带成形术的适应证。

第一节 与牙周美学相关的正常软硬组织结构

在红白美学中，红色美学（pink esthetics）即是指牙齿周围软组织，包括牙间乳头和牙龈的美学。它们的美学效果可能增强或者降低白色美学的效果。红色美学也可以说是牙周组织美学。牙周组织由牙龈、牙周膜、牙槽骨和牙骨质组成。牙周组织美学的主要体现是解剖形态上正常的牙间乳头和健康的牙龈，以及它们与天然牙列、红唇的和谐关系。除了牙龈之外，牙周膜、牙槽骨和牙骨质的健康以及牙槽骨的正常高度也是牙周组织美学的基础。

一、健康牙龈的表面特征

牙龈（gingiva）是指覆盖于牙槽突表面和牙颈部周围的口腔咀嚼黏膜，包括游离龈、附着龈和龈乳头三部分组成。健康牙龈一般呈质地坚韧的粉红色，其冠方为薄如刀削的游离龈缘,其根方止于连续的松软、深红色的牙槽黏膜(图6-1)。

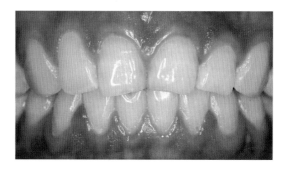

图6-1 健康牙周状况

(一)游离龈

游离龈(free gingiva)又称边缘龈(marginal gingiva),呈领圈状包绕牙颈部。正常呈粉红色,菲薄而紧贴牙面。游离龈与牙面之间形成的间隙称为龈沟(gingival sulcus)。牙完全萌出后,龈沟的底部位于釉牙骨质界。临床健康的牙龈龈沟的组织学深度平均为1.8mm。临床上常用牙周探针来探查龈沟的深度,称为牙周探诊深度。正常龈沟的牙周探诊深度介于0~3mm,不超过3mm;多数正常游离龈缘应在釉牙骨质界的冠方约1mm,即为龈沟深度。

(二)附着龈

附着龈(attached gingiva)与游离龈相连续,均为角化上皮,因此,附着龈与游离龈合为角化龈(keratinized gingiva)。附着龈与骨面附着牢固,表面角化程度高,对局部刺激有较强的抵抗力;是维持牙周健康的重要组成部分。30%~40%的成年人口腔内存在游离龈凹痕(free gingival groove),即在游离龈和附着龈之间的分界,牙龈表面显示微现的凹陷。正常成年人游离龈凹痕的位置相当于釉牙骨质界水平,常见于下颌前牙和前磨牙区,并且在唇颊侧牙龈组织中最明显。

附着龈自游离龈凹痕向根方直至与牙槽黏膜(alveolar mucosa)相接。由于附着龈由富含胶原纤维的固有层直接紧附于牙槽骨表面的骨膜上,血管较少,因此,附着龈呈粉红色、坚韧、不能移动。少数正常人的附着龈有色素沉着,颜色较深,这多见于肤色黝黑者和黑种人。

40%成人的附着龈表面有橘皮样的点状凹陷,称为点彩(stippling)。点彩的多少因人、因部位而异,唇颊面多于舌面。虽然点彩是功能强化或功能适应性的表现,是健康牙龈的特征之一,但是,部分人的健康牙龈也可以没有点彩。健康时有点彩的牙龈,在炎症时点彩减少或消失;当牙龈恢复健康时,点彩又重新出现。

附着龈的根方为牙槽黏膜,两者之间明显的界限被称为膜龈联合(mucogingival junction)。膜龈联合的位置在人的一生中基本是恒定的。牙槽黏膜的上皮无角化,上皮薄,无钉突,其下方的结缔组织疏松,且血管丰富,因而牙槽黏膜颜色深红、移动度大。牵动唇、颊,同时观察黏膜的移动度,即可确定膜龈联合的位置,从而测量附着龈的宽度。

附着龈的宽度是指从膜龈联合至正常龈沟底的距离。正常附着龈的宽度因人、因位置而异,范围为1~9mm。前牙唇侧最宽(上颌在3.5~4.5mm,下颌在3.3~3.9mm),后牙区较窄。由于颊系带的附着多位于第一前磨牙区,故该区的附着龈最窄(1.8~1.9mm)。有人报告最小的正常值为1mm。在下颌的舌侧,附着龈终止于与舌侧的牙槽黏膜交界处。在上颌的腭侧,附着龈与腭部的角化黏膜相连,无明确界限。国内有研究报告显示,青年人上颌前段牙弓唇侧的附着龈宽为2.8~5mm,下颌前牙唇侧的附着龈宽度为0.5~7.5mm。

(三)龈乳头

龈乳头(gingival papilla)又称牙间乳头(interdental papilla),呈锥形充满相邻牙接触点(区)的根方的楔形间隙中。邻牙表面的外形、相邻牙之间楔形间隙的位置和外形,以及牙槽骨间隔的外形决定了龈乳头的形态。若邻牙接触面越突、相邻牙间楔状间隙越大、牙间乳头近远中牙槽骨间隔的宽度越宽,牙间乳头近远中向就越宽。前牙区龈乳头较磨牙区龈乳头高。

二、牙槽骨

牙槽骨(alveolar bone)亦称为牙槽突(alveolar process),是上下颌骨包围和支持牙根的部分。容纳牙根的窝称为牙槽窝(alveolar socket),牙槽窝的内壁称为固有牙槽骨(alveolar bone proper),牙槽窝在冠方的游离端称为牙槽嵴,两者之间的牙槽骨部分称为牙槽间隔(interdental septum)。固有牙槽骨在X线片上呈围绕牙根连续的致密白线,称为硬骨板(lamina dura)。当牙槽骨因炎症或创伤等开始发生吸收时,硬骨板消失或模糊、中断。

牙槽骨的最冠方,即邻近牙颈部处称为牙槽嵴顶(alveolar bone crest)。牙槽嵴顶和釉牙骨质界的距离在青年人约0.75~1.49mm,平均1.08mm。一般认为此距离<2mm均为正常。正常牙槽嵴顶处可呈不同的形态。正常情况下,牙槽嵴顶处有的存在骨硬板,有的骨硬板不明显;牙槽嵴顶的边缘有的整齐,有的不齐甚至消失或呈小坑状缺损。很多因素可造成牙槽嵴顶硬骨板消失或不清,这些征象的单独出现无病理意义。

牙槽骨是牙周组织中代谢和改建最活跃的部分。牙槽骨密度、高度和外形的改变受局部和全身因素的影响,其中,局部因素包括牙齿功能的需要以及牙周炎症破坏。牙槽骨在失牙后逐渐吸收、消失。如果牙位置特别偏向颊侧或舌侧,则该侧的牙槽骨很薄甚至缺如,致使牙根面的一部分直接与骨膜和牙龈结缔组织相连,称为"骨开窗"(fenestration);如果牙槽骨呈V形缺口直达牙槽嵴顶,则为"骨开裂"(dehiscence)。"骨开窗"和"骨开裂"也可发生于牙周炎症破坏之后和正畸过程中。以上牙槽骨的形态改变都将造成牙龈外形的改变,影响红色美学。

三、影响美学效果的牙周组织因素

(一)牙周的健康状况

牙周组织的健康状态是牙周美学的基础,其内容包括正常颜色、形态和质地的牙龈、正常的牙槽骨高度及正常的牙周附着。

牙周检查时可见牙龈粉红,或与肤色一致;龈缘菲薄紧贴牙面,呈刀削状,无增生肥大,无水肿;龈缘线呈扇贝形波纹连接;附着龈有一定宽度,因部位而不同,但大于1mm。牙周探诊龈沟深度小于3mm,且无探诊出血(图6-2,图6-3)。

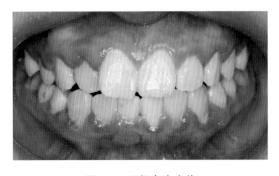

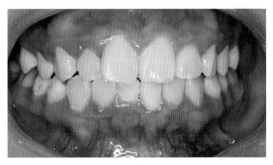

图6-2 牙龈炎治疗前
龈乳头红肿,边缘圆钝,色泽暗红

图6-3 牙龈炎治疗后一周
牙龈颜色粉红,边缘变薄

（二）对称性和协调性

牙龈包绕每一个牙冠，因此，每个牙局部的牙龈都呈现曲线轮廓。除了牙龈的色形质之外，牙龈曲线的对称性和协调性是牙周组织美学的重要内容。牙龈曲线的美学内容包括牙龈顶点的位置和龈缘连线的对称性和协调性。

1. 牙龈顶点的特点　每个牙的龈缘都呈弧线型，其最根方的点称为牙龈顶点（gingival zenith）。由于牙齿形态不同，不同牙的牙龈顶点位置不同。具有美学协调性的牙龈顶点位置特点如下：

首先，近远中方向，以牙长轴为参考线，下颌切牙的牙龈顶点多位于牙长轴上；上颌中切牙和尖牙的牙龈顶点通常位于牙长轴偏远中位置，侧切牙的牙龈顶点位于牙长轴上。

另外，冠根方向，存在两种美观的牙龈高度。第一种，牙龈顶点不在同一水平，上颌中切牙和尖牙的牙龈顶点处于同一水平，侧切牙牙龈顶点位于尖牙与中切牙龈缘顶点连线（即牙龈平面，见后）冠方1~2mm处，即侧切牙的牙龈顶点位置，与中切牙和尖牙相比，更近切缘方向。第二种，中切牙、侧切牙及尖牙的牙龈顶点都处于同一水平。

正常情况下，以上两种牙龈外形的任何一种都应该在中线两侧呈左右对称（图6-4）。两侧同名牙的牙龈顶点也应在同一水平线上。

2. 牙龈曲线的形态特点　上颌中切牙与尖牙的牙龈顶点连线称为牙龈平面（gingival plane）。该平面应与上颌前牙切缘连线（切牙平面）、瞳孔连线、口角连线、下唇曲线相平行。如果不平行会影响美学平衡感和协调性。此外，上前牙龈缘曲线还应该与唇型动态协调。

牙龈曲线中，上中切牙龈缘连线也是个重要的参考线。根据微笑时上唇缘相对于上中切牙龈缘的位置，以及上中切牙临床牙冠和牙龈的显露情况将微笑线（smile line，SL）分为三类：高微笑线（high smile line）、中微笑线（average smile line）和低微笑线（lower smile line）。其中，高微笑线是指微笑时所有上中切牙临床牙冠和部分牙龈露出。中微笑线是指微笑时显露75%~100%的上中切牙临床牙冠。低微笑线是指微笑时暴露小于75%的上中切牙临床牙冠。所谓露龈笑（gummy smile）就具有高微笑线、短前牙、较宽牙龈组织暴露等三大特点，从美学上角度看有一定的缺憾（图6-5）。对于高微笑线的人群，临床上常常通过牙周手术和修复等方式，改变前牙龈缘连线的位置，从而从视觉上降低微笑线。

牙齿排列异常和牙龈异常增生或退缩则可能破坏龈缘曲线的一致性和对称性，造成视觉上的美学障碍，应进行相应的牙周治疗或修复治疗。

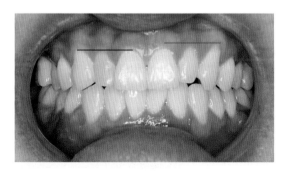

图6-4　左右龈缘线高度不协调

23龈缘高点较13高

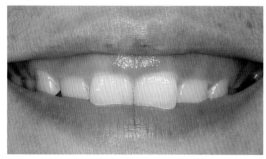

图6-5　露龈笑

高微笑线、临床牙冠短

（三）生物学宽度

龈沟底至牙槽嵴顶之间的恒定距离称为生物学宽度（biological width）。它包括结合上皮的长度及结合上皮的根方和牙槽嵴顶之间的结缔组织的距离，共约 2mm。当各种原因造成牙槽嵴顶高度改变时，结合上皮对根面的附着也随之迁移，沟底至牙槽嵴顶之间的生物学宽度保持不变。因此，临床上的修复治疗或是牙周手术都需考虑生物学宽度，若人为侵犯生物学宽度可能导致牙周组织炎症和破坏，影响红白美学。

（四）牙周生物型

牙周生物型［periodontal biotype，又称为牙龈生物型（gingival biotype）］，是指牙周软组织及其牙槽骨组织的特征。1989 年，Seibert & Lindhe 根据牙龈的厚度、角化龈的宽度以及临床牙冠的长宽比例将牙龈（周）生物型分为两种基本类型，即厚牙周生物型（图 6-6）和薄牙周生物型（图 6-7）。薄牙周生物型的患者具有窄的上中切牙，邻面接触区小且靠近牙齿切端；厚牙周生物型的患者显示短而宽的中切牙，邻牙接触区相对大，并靠近根方。此外，厚牙周生物型者具有厚而平缓的骨组织结构、较厚的牙龈组织、短而宽的牙间乳头；相反，薄生物型者的牙间乳头较长，边缘呈圆齿状。上前牙美学区的牙龈（周）生物型与美学修复和治疗预后息息相关。厚生物型的附着龈相对量大，骨结构较厚，且具有较好的血供和生物组织记忆（biological tissue memory），因而能抵抗急性创伤和炎症，利于组织回复外形，不易退缩；薄生物型者的附着龈相对量少、骨结构较薄，易出现骨开裂或骨开窗，因而常出现快速骨丧失和永久不可复的软组织退缩。

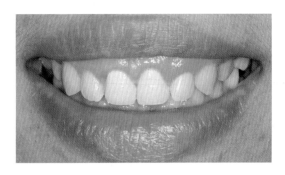

图 6-6　厚牙周生物型及高微笑线

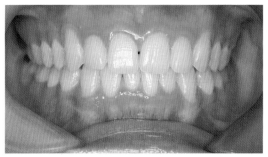

图 6-7　薄牙周生物型

此外，牙龈的厚度因年龄、性别和部位而有差异。男性较女性的牙龈厚。上颌牙龈厚于下颌。上颌尖牙和下颌第一前磨牙的牙龈最薄，为 0.7~0.9mm，易发生牙龈退缩。

（五）牙间楔状隙和"黑色三角"

牙间楔状隙（gingival embrasure）是指邻牙接触点（区）根方的楔形空间。如果没有完全充盈牙间乳头，就存在间隙成为开放的楔状隙（open gingival embrasure），即"黑色三角"（a black triangular space）（图 6-8）。如果

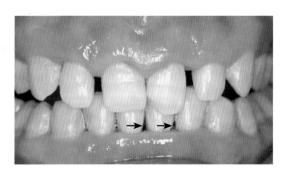

图 6-8　牙周治疗后出现的下前牙黑三角
如箭头所示

楔状隙大于 3mm 将被普遍认为不美观。通过修复方法、牙周治疗和正畸治疗可关闭"黑三角"。

"黑三角"主要与牙周疾病、牙周手术、正畸治疗等相关。其形成的原因是多因素的,包括正畸排牙时造成的邻牙间隙空间大小的改变、牙周附着丧失造成的牙龈退缩和牙槽嵴顶相对于邻牙接触点的高度的降低、相邻牙牙根之间形成的角度大小、邻牙接触点(面)的位置以及三角形的牙冠外形。

牙槽骨高度正常,无降低,邻牙接触点的位置距牙槽嵴顶的距离正常时,邻牙间隙被牙间乳头充满,无"黑三角"间隙;龈乳头不足以充满邻牙楔状隙时,就会在两牙的邻间隙形成"黑三角"。牙间乳头牙是否充盈邻间隙与邻牙接触点的位置距牙槽嵴顶的距离相关。有研究显示,当两牙的接触区根方到牙槽嵴顶的距离 ≤5mm 时,100% 的病例牙间乳头充满邻间隙,不会出现黑三角;当两牙的接触点至牙槽嵴顶的距离为 6mm 时 1/2 的病例出现"黑三角";当两牙的接触点至牙槽嵴顶的距离 >7mm 时,大多数病例的牙间乳头消失,出现黑三角。

上颌中切牙区"黑三角"是降低前牙修复的美学效果的最主要的因素,也是患者经常提出要求予以解决的美容问题。根据以上研究结果,可考虑通过改变修复体外形,调整邻牙接触区到牙槽嵴顶的距离来减少"黑三角",使龈乳头充满邻牙楔状隙。

迄今为止,还没有可预见性的有效牙周手术方法可以增加龈乳头高度。手术重塑牙间乳头可能以移植组织的收缩和坏死告终,这是因为牙间乳头组织较脆弱,而且血供不足造成的。但是也有采用上皮下结缔组织瓣移植的方法和正畸改变相邻牙长轴方向的方法成功重塑牙间乳头的病例报道。有研究显示,带蒂组织瓣较游离瓣效果好。厚生物型是手术成功者的重要条件。

第二节　牙周健康是美学修复治疗的前提

健康的牙周组织是牙周美学的重要内容之一,是修复、正畸等各种治疗成功的基础。越来越多的口腔修复医师在实施修复治疗之前,首先评估患者的牙周状况,并建议患者接受必要的牙周治疗,恢复牙周健康后再行修复。

在重症牙周炎的综合治疗计划中,修复治疗常常占有重要的地位。修复治疗从基牙的选择、修复体的设计等,均应遵循保护牙周健康、防止牙周病情加重或复发的原则。对于没有牙周病的健康者,口腔医师也应当在各种治疗中尽全力保护牙周组织的健康,防止由于不正当的修复和正畸治疗而造成牙周组织的损害。另一方面,成功的牙周治疗和良好的牙周维护治疗(supportive periodontal therapy,SPT)也是修复治疗取得良好效果的保证。此外,近年来广泛开展的牙周美学手术和再生手术可以覆盖裸露的牙根面,增高和增宽缺牙处的牙槽嵴,以利于美学修复。

一、牙周治疗程序及修复的时机

牙周治疗的目标是控制感染、消除炎症;恢复牙周组织的生理形态;恢复牙周组织功能。因此,牙周治疗是一个系统的过程,首先进行牙周基础治疗以消除致病因子。在该阶段施行牙周洁刮治术、根面平整术,从而消除龈上下菌斑和牙石;消除菌斑滞留因素及其他局部刺激因素;拔除无保留价值的或预后极差的患牙;在炎症控制后进行必要的咬合调整。其中,拔牙的指征为:患牙Ⅲ度松动或牙槽骨吸收超过根长的2/3;牙周袋深达根尖者;牙周组织破坏严重的孤立牙,妨碍修复者;牙齿位置异常,同时有严重的牙槽骨破坏者。

基础治疗结束后4~6周进行牙周再评价,对患者控制菌斑能力和治疗效果的全面分析。其内容包括对菌斑指数、牙龈炎症状况、牙周袋深度、牙齿动度等的重新检查和评价。当患者口腔卫生良好,仍有牙周袋探诊出血,没有明显的探诊深度的降低,则需采取牙周手术治疗。

为了使牙周组织经过充分的愈合阶段、龈缘位置达到稳定,并且健康的牙周组织有利于承担新的咬合力,修复治疗的最佳时期应根据患者牙周健康状态、牙周疾患的类型、菌斑控制情况和牙周治疗的效果等综合考虑、合理选择。对于慢性龈炎,通过牙周基础治疗,牙龈组织即能消除炎症恢复功能,修复治疗应选择在牙周基础治疗2周以后。对于牙周炎,则需基础治疗4~6周后进行牙周再评价,若发现通过牙周基础治疗即能消除并控制牙周炎症,则可立即考虑修复治疗;若再评价发现患者需行牙周手术,那么,修复治疗需要在牙周手术治疗至少2~3个月后进行,因为此时的牙龈、牙周附着和牙槽骨的位置才基本稳定。对于因牙龈增生或修复美学要求而行的牙周手术,也应在手术后给予组织修复和稳定的时间,牙龈切除成形术至少1个月后行修复治疗,冠延长手术、膜龈手术最好3个月后再行修复治疗。

二、修复过程中维护牙周美学的几点原则

(一)修复体边缘不侵犯生物学宽度

从牙周健康的角度考虑,修复体的边缘应尽量放在牙龈缘的冠方,以免刺激牙龈,并有利于患者保持该处的清洁。但是,在前牙等因美观需要、龋坏已达龈下或牙冠较短需增加固位等情况下,考虑将冠缘放到龈下,就需要遵循"不侵犯生物学宽度"的原则。如果将修复体放到龈缘以下过多,可能出现两种不良后果:①牙周组织为避让冠缘的刺激而发生牙槽嵴顶吸收和牙龈退缩,此种情况多发生于薄牙周生物型者;②牙龈发生炎症,充血水肿甚至炎性增生,此种情况较多见。

因此,在必须将冠缘放在龈下时,也不应超过龈沟深度的1/2(健康的龈沟一般为1~2mm),即修复体边缘设计应根据患者龈沟的深度,将修复体边缘放在龈缘下0.5~1mm,不得延伸至沟底。

对于龋坏达根部,或牙冠根折达到龈下的病例的修复,过去常予以单纯的牙龈切除术,暴露出所需牙根断面即进行冠修复。但往往出现修复体周围牙龈充血、水肿、出血等炎症,甚至出现牙龈增生,这是因为侵犯了生物学宽度。从保持龈牙结合部生物学宽度的角度出发,可先做牙冠延长术,切除部分牙龈并适量地修整牙槽嵴顶,使临床牙冠延长以利修复。在某些病例也可考虑通过正畸牵引患牙的方法暴露牙根断端,然后再行修复。

(二)修复体设计要注意有利于菌斑控制

1. 修复体边缘须与牙面高度密合且无悬突。这样才能减少菌斑在修复体边缘的滞留,同时减少粘接剂(如磷酸锌粘固粉)在冠缘处的外露。粘接剂的表面较粗糙,易附着菌斑;随着有些粘接剂的溶解,冠与牙面之间的间隙也是菌斑滞留的场所。

2. 修复体的外形也与自洁作用和菌斑控制相关

(1)修复体的外形高点:过突的外形高点的根方牙面与龈缘之间形成的三角形地带,是菌斑最易堆积之处,也不利于口腔的自洁作用。外形过突的修复体易导致牙龈炎症的发生。

因此,为了有利于口腔自洁和口腔卫生措施,修复体在设计和制作时,需注意使颊、舌面较平缓,避免过突的外形高点。

(2) 修复体接触区的位置及形态:接触区的颊舌径不宜过大,以免形成相应过宽的龈谷。接触区根方的牙面应平坦或微凸,以免挤压牙间乳头。后牙邻面接触区应位于中央沟的颊侧,以使腭侧有较大的外展隙,使食物得以外溢而不致嵌塞。牙周炎患者常有牙龈退缩,造成较大的牙间隙,后牙区修复体可考虑留出足够的空隙,以利牙间隙刷、牙签等清洁工具的进入。

(3) 修复体的外形:修复体的外形应适应牙体的自然形态,以利于自洁作用。例如,牙周炎患者常出现后牙根分叉病变,此时修复治疗时需考虑修复体颊舌侧外形应在牙冠的颊(舌)面近颈处形成与牙龈外形相应的凹陷,以利清除菌斑。

第三节　与口腔医学美容相关的牙周手术

随着患者和口腔医师对美观的重视,人们越来越注意唇的位置。唇能限制牙齿和黏膜的暴露量。唇的形态、轻松微笑时唇的位置都是牙周检查的内容。唇的形态和位置很难改变,但是,口腔医师可能通过改变或调整牙齿的形态以及改变牙间乳头、龈缘和牙齿切端的位置,从而从视觉上改变唇齿龈之间的关系,即通过牙周和修复治疗,改善这类患者的牙齿-颌面部美观。

通过一些牙周手术方法可以纠正牙周形态上或位置上的缺陷,改变牙齿周围软组织以及下方骨组织的量,以达到美学的效果。直接与口腔医学美容相关的牙周手术包括:

1. 使牙冠延长的手术　可解决"露龈微笑"问题,改变龈缘水平或位置,暴露正常牙体结构或配合美学修复。包括牙龈切除成形术、冠延长术等。

2. 校正牙龈退缩的手术　可以恢复龈缘正常位置。包括带蒂软组织瓣转移术、游离软组织移植术。

3. 缺牙区牙槽嵴增高术　以利于固定美学修复。包括利用带蒂软组织转瓣术、利用袋状受区重塑缺牙区牙槽嵴等手术方法。

4. 系带修整成形术　用于矫正唇侧、颊侧系带位置,矫正因系带牵拉造成的唇形异常,或者以利于正畸治疗,或防止因系带牵拉造成的牙龈组织退缩。

在牙周美容手术之前,必须进行牙齿-颌面部结构分析,以明确影响美观的原因。其中,应检查面部对称性、瞳孔连线是否与切牙平面及𬌗平面等平行、面中线和牙列中线是否一致、微笑线的高低、微笑时唇和面部是否对称、微笑时牙龈显露情况、龈缘线位置水平、龈缘线与牙齿大小和比例的协调性、前庭沟的位置等因素。

一、牙冠延长的手术

当患者具有高微笑线、短前牙、较宽牙龈组织暴露等三大特点时,往往会在意其"露龈笑"并要求矫正。在选择牙冠延长的方法之前,必须考虑以下几个因素:①患者说话时、放松最大微笑时上唇的位置,从而决定临床牙冠需延长多少;②附着龈宽度是否足够;③牙龈缘相对于釉牙骨质界和牙槽嵴顶的位置,以确定单纯切龈以延长牙冠长度是否可能改变生物学宽度;④冠-根-牙槽骨的比例。

在一些病例中,牙齿的大小形态和龈缘线位置(相对釉牙骨质界和牙槽嵴的位置)完全正常,过分露龈的原因常常是由于上颌骨垂直距离过长(面中份过长),该类患者牙周冠延长术很难解决该问题。该类患者应考虑是否通过颌面外科手术解决该问题,并同时评估外科手术的风险、效果及费用等。当牙齿的大小形态或龈缘线位置异常造成过分露龈,则根据情况选择牙龈切除术或牙冠延长术予以矫正。

牙冠延长手术选择有一个重要的原则,就是要维持牙周组织的长期健康。围绕这个原则,需要在维持"两个宽度一个高度",即在维持附着龈宽度、生物学宽度和牙槽嵴高度的前提下选择手术方式。

手术禁忌证:①局部炎症明显。②菌斑控制不佳。③患有全身疾病且未得到控制者(如糖尿病)或全身病情不能接受外科手术者(血液性疾病、6个月内发生心血管意外等)。④牙周组织量不足者,包括:牙根过短,冠根比失调;牙冠根折达龈下过多,为暴露牙齿断缘作骨切除术后,剩余的牙槽骨高度不足以支持牙齿行使功能者;为暴露牙齿断缘切除牙槽骨过多,会导致与邻牙不协调或明显地损害邻牙者。

手术适应证:前牙临床牙冠短,笑时露龈过多,需改善美观者;牙折裂(或龋坏)至龈下,影响修复(治疗);破坏了生物学宽度的修复体,重新修复者。

(一)牙龈切除术和牙龈成形术

多数正常牙龈缘应在釉牙骨质界的冠方约1mm。若龈沟底相对于牙槽嵴顶的位置完全正常,即生物学宽度为2mm,但游离龈缘线位置相对于釉牙骨质界的距离超过1mm——"小前牙",即临床牙冠比解剖牙冠短。这类患者往往为薄牙周生物型,此时出现过分露龈微笑,不涉及生物学宽度问题,即可选择牙龈切除术使解剖牙冠完全暴露。

牙龈切除术(gingivectomy)是用手术方法切除增生肥大的牙龈组织或后牙某些部位的中等深度牙周袋,重建牙龈的生理外形及正常的龈沟(图6-9~图6-12)。牙龈成形术(gingivoplasty)与牙龈切除术相似,只是其目的较单一,为修整牙龈形态,重建牙龈正常的生理外形,两者常合并使用。

1. 手术时机 必要的牙周基础治疗之后,牙龈健康,无充血水肿;且患者菌斑控制良好时。

2. 手术方法

(1)麻醉:传导阻滞麻醉或(和)局部浸润麻醉。一般用含肾上腺素的局部麻醉剂可达到减少术中出血的效果。尽量在手术区的根方作浸润麻醉,腭侧行切牙孔或腭大孔阻滞麻醉,

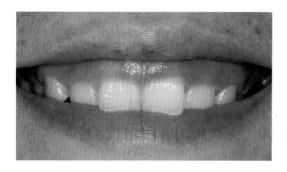

图6-9 高微笑线、前牙短小

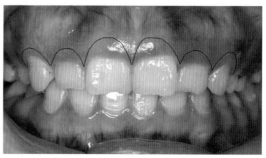

图6-10 牙龈切除成形术前
前牙萌出不足,临床牙冠短小

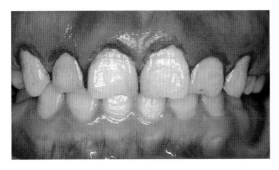

图 6-11　牙龈成形术后 A
切除牙龈后,临床牙冠变长

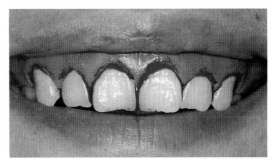

图 6-12　牙龈成形术后 B
高微笑得到矫正

避免直接注入手术切除部位,否则会影响手术切除的准确性。

(2) 消毒:患者在术前用 0.12% 氯己定含漱,以清洁口腔。口腔周围皮肤用乙醇消毒,铺消毒巾。

(3) 手术切口位置的确定:首先检查龈袋深度,在术区每个牙唇颊(舌)侧牙龈的近中、中央、远中处分别做标记点,各点连线即为袋底位置。袋底位置的标定,可用印记镊法,也可用探针法。印记镊法:将印记镊的直喙(无钩的一端)插入袋内并达袋底,弯喙(有钩的一端)对准牙龈表面,夹紧镊子,使两喙并拢,弯喙刺破牙龈形成一个出血点为标记点,该出血点与袋底位置一致。探针法:用牙周探针探查袋的深度,在牙龈表面相当于袋底处用尖探针刺入牙龈,形成出血点,作为印记。

牙龈切除术的手术切口位置应位于袋底连线的根方 1~2mm 处。如果牙龈组织较厚,切入点可位于更根方一些。

(4) 切口:

1) 外斜切口:外斜切口是牙龈切除术中,当患者希望去除牙龈色素,使牙龈组织粉红时最常选择的切口方式。对于牙龈色素沉着明显的患者,作外斜切口时须考虑左右对称,且使牙龈切除术范围扩展至两侧前磨牙区,以避免前牙美学区龈色不协调。此外,1 年后色素可能慢慢重新沉着,也可能不再改变。

使用 15 号刀片或斧形龈刀,在已定好的切口位置上,将刀刃斜向冠方,与牙长轴呈 45° 切入牙龈,直达牙面;一般做连续切口,然后用龈乳头刀或 11 号尖刀以同样角度切入牙间乳头,将牙龈乳头切断;最后用柳叶切龈刀将术区两端牙龈切断,从而将增生的牙龈切除下来。

切入的角度在牙龈厚度正常时一般是 45°,也可以根据牙龈的厚薄适当调整。如牙龈较厚时可考虑减小切入的角度;牙龈薄时可考虑增大切入角度。

2) 内斜切口:牙龈切除术中,当患者不希望改变牙龈颜色或是外斜切口可能去除过多角化牙龈组织时可选择的切口方式。

使用 15 号刀片,在已定好的切口位置上,将刀刃颊舌向斜向根方,切入牙龈,直达牙面;尽量做连续切口,然后用 15 号刀以同样角度切入牙间乳头,重塑牙间乳头;切入的位置至少在膜龈联合处的冠方 3mm,切入的角度根据牙龈的厚薄调整。然后翻开黏骨膜瓣,用刮治器去除增生的多余的内层牙龈组织。刮治暴露的根面,全厚瓣复位缝合。上牙周塞治剂。

(5) 用龈上洁治器:彻底刮除牙面残留的牙石、病理肉芽组织等。

(6) 修整牙龈:用小弯剪刀或刀,修剪创面边缘及不平整的牙龈表面,使牙龈形态与牙面呈 45°角,并形成逐渐向边缘变薄、扇贝状的正常生理外形。

(7) 生理盐水冲洗创面,压迫止血,上牙周塞治剂。

(8) 术后护理:手术区不刷牙。可用 0.12% 氯己定含漱液,每天 2 次,每次 15ml 含漱 1 分钟,以达到术后控制菌斑的目的。7 天复诊除去牙周塞治剂,检查创面愈合情况。若创面尚未愈合,必要时可再上 1 周牙周塞治剂。

3. 术后的组织愈合　牙龈切除术后约 7~14 天时薄层上皮完全覆盖创面,因此,约在牙龈切除术后 2 周时临床上牙龈外观正常。但是,上皮的角化和组织学上的完全愈合则需 4~5 周,且愈合时间的长短受手术创面大小、局部刺激因素及感染等因素的影响。通过手术切龈后,临床牙冠变长。

(二) 冠延长术

当牙龈缘位置相对正常,牙槽嵴较高或突起时,单纯牙龈切除修整将造成生物学宽度改变,则选择冠延长术(crown lengthening surgery)。

冠延长术是通过手术的方法,降低龈缘的位置、暴露健康的牙齿结构,使临床牙冠加长,从而利于牙齿的修复或解决美观问题。通过冠延长术可解决以下问题:

1. 牙折裂达龈下或龈下边缘不足,影响牙体预备、取印模及修复者。

2. 龋坏达龈下,影响治疗或修复。根管侧穿或牙根外吸收在颈 1/3 处,而该牙尚有保留价值者。

3. 破坏了生物学宽度的修复体,需暴露健康的牙齿结构,重新修复者。

4. 前牙临床牙冠短,笑时露龈,需改善美观者。

适合上述四种情况的患牙应有一定的牙根长度,在手术切除部分牙槽骨后,仍能保证足够的牙周支持。如果患牙牙根过短或过细,则不宜行牙冠延长术。

牙冠延长术的基本方法是:用翻瓣术结合骨切除术,降低牙槽嵴顶和龈缘的水平,从而延长临床牙冠,同时保持正常的生物学宽度。如果只做牙龈切除术,不去除部分牙槽嵴,由于生物学宽度将维持恒定的 2mm,因此往往会在术后牙龈又重新生长至术前水平,或在修复体完成后出现牙龈增生、红肿等炎症表现及牙槽骨吸收。

根据附着龈的宽度,冠延长术又分为"牙龈切除术 + 翻瓣骨切除术"、"根向复位瓣 + 骨修整术"两种。当附着龈足够宽时,切除牙龈延长临床牙冠后仍能保证附着龈足够宽度,不影响牙周健康时,可选择"牙龈切除术 + 翻瓣骨切除术";当附着龈宽度有限,切除牙龈后附着龈宽度将不足,可能造成牙龈退缩,影响牙周健康时则须选择"翻瓣骨切除术 + 根向复位瓣"。腭侧没有牙槽黏膜,该侧龈瓣不能行根向复位,因此,腭侧需要冠延长时均采用"牙龈切除术 + 翻瓣骨切除术"。

1. 手术时机　牙龈健康且患者菌斑控制良好时。

2. 手术方法

(1) 设计切口:根据预期龈缘位置设计牙龈切除术的切口。如为前牙,应考虑使术后龈缘位置与邻牙相协调;如为前牙美容的牙冠延长术,切口位置应遵循牙龈的生理外形,注意中切牙、侧切牙及尖牙龈缘位置的关系,以及注意中线两侧牙的龈缘位置要左右对称。如为暴露残根者,需探明牙断端的位置及范围,估计术后龈缘应在的位置,据此设计切口位置。因此,切口设计需与修复医师共同商讨,可请修复医师根据其美学需要术前制作好牙周手术导板(图 6-13~ 图 6-17),也可利用美学标尺指导切口定点(图 6-18~ 图 6-21)。

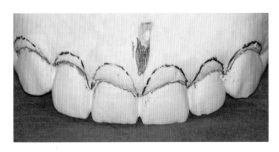

图 6-13 冠延长术前取模设计切口位置

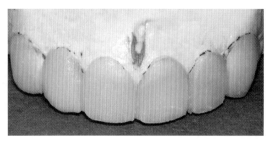

图 6-14 根据预期牙龈边缘，在模型上制作牙周手术导板

（该导板由华西口腔医院修复科孟玉坤教授提供）

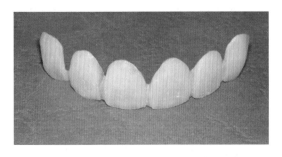

图 6-15 制作好的牙周手术导板

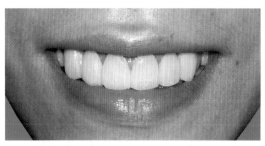

图 6-16 口内试戴牙周手术导板正面观

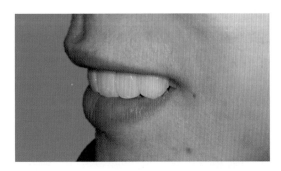

图 6-17 口内试戴牙周手术导板侧面观

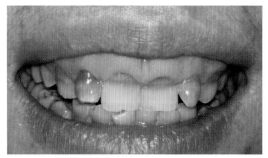

图 6-18 冠延长术前
了解前牙之间的协调性、微笑线的位置

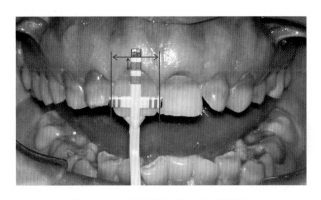

图 6-19 采用美学标尺确定牙冠比例

171

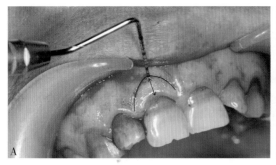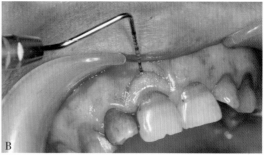

图 6-20　冠延长术前定点 2

（2）行"牙龈切除术 + 翻瓣骨切除术"
时，根据术后龈缘的新位置而确定内斜或外
斜切口的位置，切除牙龈至预期术后位置并
修整龈缘外形呈"刀削状"后，作"沟内水平
切口"，翻开黏骨膜瓣。若附着龈宽度不足，
行"根向复位瓣 + 骨修整术"时则直接作"沟
内水平切口"（图 6-21~ 图 6-25）。

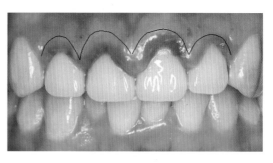

图 6-21　冠延长术前
基础治疗后牙龈仍增生，缺乏正常外形

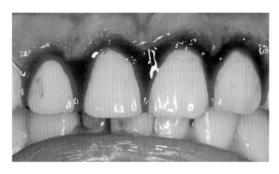

图 6-22　冠延长术 A
沟内切口切除部分牙龈，并修整成形

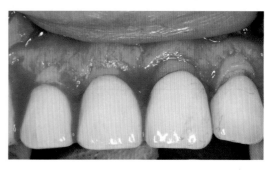

图 6-23　冠延长术 B
翻开黏骨膜瓣，去除部分骨组织，使临床牙冠变长

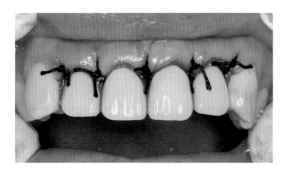

图 6-24　冠延长术 C
复位缝合

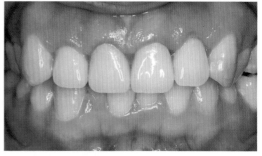

图 6-25　冠延长术后 2 周
牙龈外形及临床牙冠长度基本恢复

（3）当行"牙龈切除术＋翻瓣骨切除术"时，翻全厚黏骨膜瓣暴露根面或牙根断面，及牙槽嵴顶和部分牙槽嵴。行"根向复位瓣＋骨修整术"时，全厚瓣包括舌侧牙龈和牙槽黏膜，翻瓣应超过膜龈联合，以利于后期瓣的根向复位。

（4）进行骨修整，切除部分牙槽嵴，使骨嵴高度位置能满足术后生物学宽度的需要，骨嵴顶需降至使牙槽嵴顶距龈缘 3~4mm 处，近远中牙槽嵴顶距邻牙接触点（或接触面的根方）5mm。在骨修整时，还需注意使该处的骨嵴高度与其他部位及邻牙的骨嵴逐渐移行，不可有明显的台阶，这样才能在术后获得良好的牙龈外形。骨切除时常用低速圆钻、牙周骨凿或超声骨刀。

（5）彻底进行根面平整，去除根面上残余的牙周膜纤维，防止术后形成再附着。修整龈瓣的外形和适宜的厚度，龈瓣过厚会影响术后牙龈外形，如过薄会出现牙龈退缩。彻底冲洗术区。

（6）龈瓣复位缝合：将龈瓣复位缝合于预期龈缘位置。可根据情况采用牙间间断缝合、水平或垂直褥式缝合。行"根向复位瓣＋骨修整术"时，为了将黏骨膜瓣向根方移动，需作垂直切口。此时，为了固定好龈瓣，须采用垂直褥式缝合术，以防止龈瓣移动，影响愈合。

（7）压迫、止血。为了术后使用氯己定等含漱剂控制术区菌斑，只要对位缝合严密，可不放置牙周塞治剂。

（8）术后护理：手术区不刷牙。可用 0.12% 氯己定含漱液，每天 2 次，每次 15ml 含漱 1 分钟，以达到术后控制菌斑的目的。7 天复诊拆线。

3. 术后修复的时机　牙冠延长术后修复体的制作，应待组织充分愈合、重建后再开始，不宜过早。一般在术后 4~6 周组织愈合，龈缘位置基本稳定；在术后 6 周 ~6 个月时，仍可有 <1mm 的变化。因此，最好能够在手术后 1~2 周时先戴临时冠，永久修复体最好在术后 6 周再开始，涉及美容的修复应至少在术后 3 个月开始。如果过早修复，往往会干扰组织的正常愈合，并在组织充分愈合后导致修复体边缘的暴露。

二、牙根面覆盖的手术

牙龈退缩可造成牙根暴露，角化龈变窄，影响美观和牙周健康。除了防止根面龋和根面敏感、利于菌斑控制之外，牙根面覆盖手术的一个主要目的是满足牙周美学的需求。

牙龈退缩的主要原因有：一是菌斑造成的牙龈炎症；二是刷牙创伤；三是牙齿排列异常（过于偏唇颊侧），唇颊侧骨和龈组织过薄。在实施手术之前应评估以上病因是否得到控制或消除。当然，牙根面暴露还可能发生在埋伏牙正畸治疗后，这类患者对美学的要求就更高。

Miller 于 1985 年将牙龈退缩进行了实用的分类，通过该分类可预期根面覆盖的效果：

Ⅰ类：龈缘退缩未达到膜龈联合处；邻面无牙槽骨或软组织的丧失。

Ⅱ类：龈缘退缩达到或超过膜龈联合；邻面无牙槽骨或软组织的丧失。

Ⅲ类：龈缘退缩达到或超过膜龈联合；邻面牙槽骨或软组织丧失水平位于釉牙骨质界的根方，但仍位于唇侧退缩龈缘最低点的冠方。

Ⅳ类：龈缘退缩超过膜龈联合；邻面牙槽骨丧失已至唇侧龈退缩最低点的根方水平。

根面覆盖的手术只对于Ⅰ类和Ⅱ类龈退缩有效；Ⅲ类龈退缩，根面可获得部分覆盖；Ⅳ类龈退缩则不能通过手术治疗矫正。

根面覆盖的方法主要有带蒂软组织瓣转移术（pedical soft tissue graft procedures）和游离

软组织瓣移植术（free soft tissue graft procedures）。

带蒂软组织瓣转移术包括：①侧向转位瓣术、双乳突转位瓣术等转瓣术；②冠向复位瓣术及各种改良的冠向复位瓣术。以上转瓣术都可结合牙周引导再生术，即在瓣和根面之间加入屏障膜。

游离软组织移植术包括：①游离龈（上皮）移植术；②游离结缔组织瓣移植术。以上组织一般都来自腭部的咀嚼黏膜。

手术方式的选择取决于退缩的深度和宽度、可获得的供区组织的多少等。为了保证根面覆盖的效果和稳定性，近年来也常常考虑将软组织瓣转移术和游离软组织移植术两者结合，例如采用冠向复位瓣术和游离结缔组织瓣移植术结合覆盖根面。

（一）带蒂软组织瓣转移术

1. 侧向转位瓣术　是利用相邻牙的健康牙龈形成带蒂的龈黏膜瓣，向牙龈退缩病变区转移，以覆盖裸露根面的手术方法。包括单乳突侧向转位瓣术、双乳突侧向转位瓣术等。用于治疗个别牙较窄的牙龈退缩。

（1）适应证：个别牙的唇侧较窄的牙龈退缩，邻牙的牙周组织健康，牙槽骨有足够高度和厚度，前庭沟深度足够，附着龈较宽可供给龈瓣，并能侧向转移以覆盖裸露的根面。

（2）手术方法（图6-26）：

1）受瓣区的准备：沿着牙龈缺损区的龈边缘0.5~1mm处作一V形或U形切口直达根面，将所暴露根面周围的龈组织切除并彻底刮治暴露的根面。牙根面若较凸，可略磨平，以利瓣贴合。

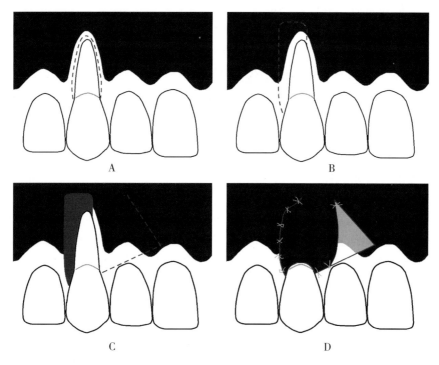

图 6-26　侧向转位瓣术模式图

A. 单个牙牙龈退缩；B. 患牙沟内切口；C. 附着龈上水平切口、垂直切口；D. 将供区半厚瓣与受区间切口间断对位缝合固定，以覆盖根面

在供区对侧、距离上述 V 形或 U 形的一侧切口约 3mm 处各作一条浅切口,从龈缘延伸至缺损区根方 3mm 水平处。另一水平浅切口将以上浅切口与 V 形或 U 形对侧切口相连,锐分离去除以上受区的上皮和部分表层结缔组织。这样,3mm 宽的受区就在缺损区的一侧和根方准备好。

2) 供瓣区的准备:首先在供区距离龈乳头 0.5~1mm 处、平行于退缩龈缘作一与 V 形或 U 形切口垂直的浅切口,其长度需超过受区宽度和暴露根面宽度约 3mm,接着从该切口的止点向根方延伸超过受区根方水平线约 3mm,然后锐分离形成一根方窄、冠方宽的梯形半厚瓣,以便有一层结缔组织能覆盖供区骨组织。若瓣的张力较大,可在切口的基底根方稍延长做松弛切口,以增加带蒂瓣的活动性,便于转移。

3) 缝合:将供区半厚瓣与受区间切口间断对位缝合固定。在受瓣区以及供瓣区遗留的裸露创面或骨面表面可置油纱布、碘仿纱布或锡箔后,放置塞治剂;也可不上塞治剂,以利于含漱剂控制菌斑。

4) 术后护理:术后 10~14 天拆线。1 个月内术区禁止刷牙,使用氯己定含漱剂控制菌斑。

当牙根暴露区的近远中径太宽,单侧瓣太窄不能完全覆盖时,则可在近中或远中邻牙各转一带乳头瓣,两瓣在受瓣区中线处缝合,此转位瓣法称为双乳头转位瓣术(double papilla flap)。

2. 冠向复位瓣术　黏膜具有弹性,因此黏膜瓣可以跨过膜龈联合向冠方移动,从而帮助覆盖根面。利用冠向复位瓣术可覆盖单个或多个牙根。该术式适合于较浅的牙龈退缩。

手术方法:

(1) 切口:首先在手术牙的长轴的近远中、从釉牙骨质界的冠方开始,平行于牙长轴、朝向根方作两条垂直松弛切口直达黏膜。

(2) 瓣的准备:退缩缺损区的近远中作半厚瓣,退缩龈缘的根方作全厚瓣。在牙槽嵴顶根方至少 3mm 处作水平切口切开骨膜,然后钝分离牙龈黏膜瓣至前庭沟。钝分离可向根方和两侧延伸,直至可以将牙龈黏膜瓣向冠方移位,无张力地置于釉牙骨质界水平。

(3) 缝合:将牙龈黏膜瓣冠向移位,固定在退缩缺损区近远中乳头区域的结缔组织上。间断缝合关闭垂直松弛切口。

除了以上的冠向复位瓣术外,根据牙龈退缩范围等情况还可选择半月形冠向复位瓣术(semilunar coronally repositioned flap)等改良的冠向复位瓣术覆盖根面。

(二) 游离软组织移植术

在邻近牙龈退缩区域没有足够的供体或需要增厚边缘龈组织时,即选择游离软组织移植术(free soft tissue graft procedures),将自体健康的角化黏膜组织移植到患区来覆盖暴露的根面。该手术可用于覆盖单个牙根或多个牙根面。除了用于覆盖牙根,该手术也可用于增宽附着龈、加深前庭沟。游离软组织可以是腭部咀嚼黏膜的上皮组织,也可以是上皮下结缔组织。

1. 游离上皮组织移植术　手术方法:

(1) 手术前彻底刮治和平整根面,若根面过凸,可略磨平,以利瓣贴合根面。

(2) 常规消毒局麻。

(3) 受植区的准备:如带蒂软组织瓣转移术一样,预备受区是组织瓣成功的关键。在牙龈退缩的根面缺损区的根方和近远中预备一个 3~4mm 宽的结缔组织受区。首先在两侧牙间龈组织上、平齐釉牙骨质界水平作水平切口;接着从水平切口的近、远中末端作两条平行的垂直切口,直达退缩龈缘根方约 4~5mm,并在此处将两条垂直切口连接起来。勿切透骨膜,锐分离去除受区上皮和部分结缔组织。用锡箔剪成受植区大小及形状，然后用浸有生理盐水的纱布覆盖受区创面。

（4）供区取游离上皮组织：选择上颌前磨牙至第一磨牙腭侧的角化牙龈，距龈缘约2~3mm处（图6-27），用15号刀片按锡箔形状作浅切口，用锐剥离切取腭部上皮组织。从一侧锐剥离少许后，可穿进一针并留长线以便牵引此瓣，继续锐剥离。切取的上皮组织厚度以1.0~1.5mm为宜，包括角化上皮及其下方少许结缔组织。薄的游离上皮组织有利于与受植区密贴，并于移植后的最初期内靠受区的组织液提供营养，过厚不利于营养的提供，且造成供区过深的创面。若切取的游离上皮组织较厚，应进行修剪，除去组织上带有的腺体和脂肪组织。

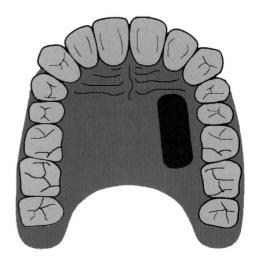

图 6-27　游离上皮组织和结缔组织瓣供区模式图

（5）游离上皮组织的移植与缝合：将获得的游离上皮组织立即移植并缝合于受植区。缝合前应清除受植区的血凝块，使移植组织能与受区的结缔组织紧贴，以利愈合。缝合时用细针和细线（5-0号）尽快将游离组织缝于受植区冠方端的骨膜上或邻近的附着龈上。尽量减少移植组织的操作和损伤。用湿纱布轻压1~2分钟，排除组织下方的积血和空气。表面放置锡箔，然后上牙周塞治剂。也可不上牙周塞治剂，以利于使用含漱剂控制菌斑。

（6）术后护理：术后2周拆线和（或）去除牙周塞治剂。术后2周内避免唇（颊）部的剧烈活动，以免移植组织移位，妨碍愈合。术后4周使用氯己定含漱剂控制菌斑。

上颌前磨牙至第一磨牙腭侧的角化牙龈，距龈缘约2~3mm处取游离瓣。

术后愈合：由受植区边缘处的上皮爬行将其覆盖约需4天。组织的完全愈合根据移植组织厚度的不同约需10~16周。愈合后移植组织的颜色质地虽为正常，但在数月之内仍会与周围原有的牙龈有明显的区别，略微发白或厚些。游离移植组织在愈合后均会有一定程度的收缩，在术后最初的6周中收缩最剧烈。

2. **游离上皮下结缔组织移植术**　上皮下结缔组织移植术（subepithelial connective tissue graft）简称结缔组织移植术（connective tissue graft），是20世纪80年代提出的一种旨在覆盖裸露根面的膜龈手术。其术式是将游离结缔组织直接覆盖在暴露的根面上，并冠向或侧向移动带蒂的半厚黏膜瓣覆盖游离结缔组织瓣，治疗单个牙或多个牙的宽而深的牙龈退缩（图6-28~图6-33）。将取自腭部的结缔组织移植于受植区翻起的半厚瓣的下方，有利于移植物的成活，并提高覆盖成功率。供区的创面小，愈合快。这种手术操作难度较大，然而成功率较高，术后牙龈退缩较少。且与游离上皮移植术相比，造成的腭部创面小，术后牙龈的颜色与邻牙区也更相近，更美观。因此，目前这种术式的应用较广泛。

手术方法：

（1）受植区的准备：在患牙两侧的牙间龈组织上、釉牙骨质界的冠方、龈乳头顶部约2mm作水平切口，应注意不包括龈乳头。在水平切口的近、远中末端做两个斜向垂直切口，切口超过膜龈联合。锐分离制备半厚瓣，直至半厚瓣能无张力地冠向复位至釉牙骨质界处。

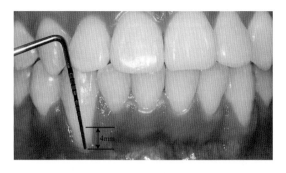

图 6-28　43 牙牙根暴露约 4mm

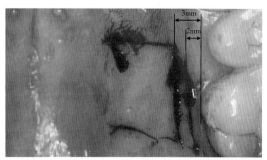

图 6-29　腭部取游离结缔组织瓣的切口

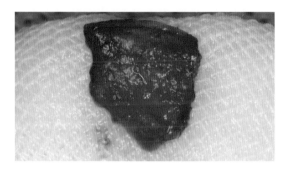

图 6-30　游离结缔组织瓣

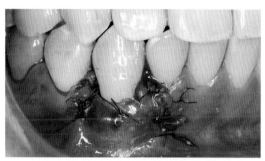

图 6-31　游离结缔组织瓣结合冠向复位瓣

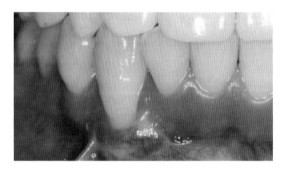

图 6-32　43 根面覆盖术后 1 个月的愈合情况:根面基本被软组织覆盖

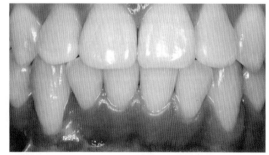

图 6-33　根面覆盖后双侧下颌尖牙龈缘基本在同一水平

彻底刮净受植区的根面,降低其凸度。

(2) 供区准备:从上颌前磨牙及磨牙的腭侧供区处切取上皮下结缔组织。在切取前用注射器针头估计可获得的黏膜厚度。在上颌前磨牙及磨牙的腭侧首先作一水平切口:距龈缘根方约 3mm 处,平行于牙长轴,深约 2mm。平行于第一条水平切口,在其冠方约 1mm 作垂直于下方骨面并直达骨面的第二条水平切口。近远中切口的位置决定于所需游离结缔组织瓣的大小。在第一刀水平切口的近中作一垂直松弛切口,并翻起一个半厚瓣,从瓣下方切取一块大小合适的结缔组织,厚度不低于 1.5~2mm,其表面可带一窄条上皮,随结缔组织移植至受植区。

(3) 将带窄条上皮的结缔组织立即放在受植区,覆盖根面,将窄上皮放在患牙的釉牙骨质界处甚至更冠方,用可吸收缝线将其缝合固定在骨膜和被保留的龈乳头处。随即将受植区的半厚瓣冠向复位,覆盖住移植来的结缔组织至少 1/2~2/3,间断缝合和悬吊缝合固定。

177

（4）采用水平褥式缝合将供区上皮组织复位缝合。

（5）术后护理：术后1周拆线。术后4周使用氯己定含漱剂控制菌斑。

三、缺牙区牙槽嵴重建的手术

拔牙、严重的牙周炎以及外伤等都可能造成缺牙区牙槽嵴缺损、形态异常。其缺损的多少取决于缺失牙齿的牙根大小结构、牙槽骨丧失量等。Seibert将牙槽嵴缺损分为三型：

Ⅰ型：牙槽嵴颊舌向组织缺失（宽度丧失），冠根向高度正常。

Ⅱ型：牙槽嵴冠根向组织缺失（高度丧失），颊舌向宽度正常。

Ⅲ型：Ⅰ型和Ⅱ缺损均存在，即牙槽嵴高度和宽度均缺失。

为了有利于固定修复，减少修复后"黑三角"、避免过长的临床牙冠，以达到红白美学比例，可以根据情况采用许多方法来重建缺损的牙槽嵴，包括：①带蒂软组织瓣转移术；②游离软组织瓣移植术；③植骨术，包括自体骨移植和使用骨替代品。

手术和修复治疗之前，需要从牙周健康和修复两方面考虑所需达到的美学效果。手术方式的选择不仅取决于牙槽嵴缺损的类型，而且还须考虑手术需要多少组织量才能修复缺损。

（一）利用带蒂软组织转瓣术重塑缺牙区牙槽嵴

1. 适应证 带蒂软组织转瓣术主要用于小或中等大小的Ⅰ型牙槽嵴缺损。

2. 手术方法（图6-34）

（1）预备长方形、去上皮的带蒂的结缔组织瓣，其长度须与冠根向需要增加的高度相匹配。首先去除腭部供区的上皮，然后锐分离腭部供区骨膜上结缔组织。

（2）然后在需增高或增宽的牙槽嵴的唇侧，继续分离骨膜上结缔组织，在牙槽嵴的唇侧的骨膜上形成一个袋状间隙。为了获得足够的结缔组织瓣并保证受区血供，袋装间隙的切

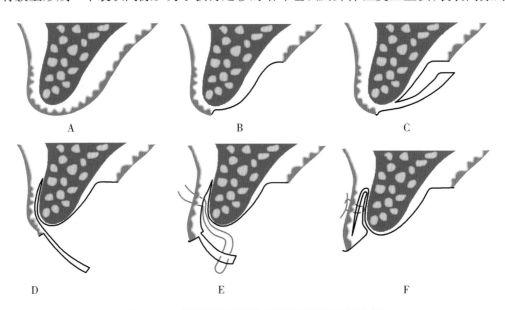

A   B   C

D   E   F

图6-34 带蒂软组织转瓣术重塑牙槽嵴手术模式图

A.缺失牙牙槽嵴术前横切面观；B.去除腭侧上皮组织；C.预备长方形结缔组织瓣（锐分离）；D.袋状切口；E.将带蒂结缔组织瓣塞进袋状间隙中，固定缝合在膜龈联合处；F.牙槽嵴上形成凹陷

口应尽量靠近牙槽嵴唇侧的骨膜。

（3）将腭侧的带蒂结缔组织瓣卷入到唇侧的袋状间隙中，并缝合固定结缔组织瓣，使受区唇侧增宽、冠根向增高。

（4）同时需通过临时桥修复，调整桥体的组织表面凹突度及外形（建议轻接触）。通过术后水肿重塑牙槽嵴处软组织外形。

（5）术后护理：牙周塞治剂置于腭部供区，唇侧供区不上塞治剂。

（二）利用袋状受区（pouch procedure）重塑缺牙区牙槽嵴

1. 适应证　预备袋状受区重塑缺牙区牙槽嵴可用于小、中、大的Ⅰ型牙槽嵴缺损。

2. 手术方法（图6-35）

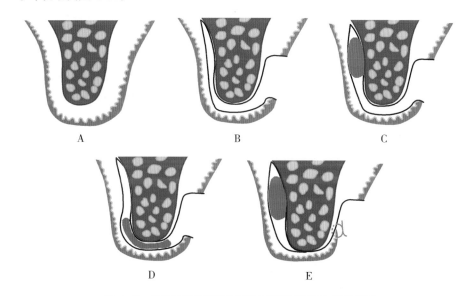

图6-35　利用袋状受区重塑缺牙区牙槽嵴手术模式图

A.缺失牙牙槽嵴术前横切面观；B.在牙槽嵴的舌腭侧作切口，翻半厚瓣；C.游离结缔组织置于所需位置，增宽牙槽嵴；D.游离结缔组织置于所需位置，增高及增宽牙槽嵴；E.缝合固定游离瓣并缝合缩小创面

（1）首先根据需要重塑的牙槽嵴的情况及需要，预备三种不同的上皮下间隙，又称"上皮下袋"。上皮下袋的预备方式与带蒂软组织转瓣术重塑牙槽嵴时相同。

根据不同的切口方向，可分为：①冠根向袋：即在缺牙区牙槽嵴腭侧或舌侧作水平切口，冠向分离组织瓣；②根冠向袋：即在前庭沟接近黏膜转折处作水平切口，根向分离组织瓣至牙槽嵴；③侧向袋：在缺牙区牙槽嵴唇侧的近中或远中或两侧作垂直切口，分离受区"袋子"位于缺牙区牙槽嵴的唇面。

（2）装入游离结缔组织瓣、自体骨、骨替代品。当装入的是结缔组织，以增加牙槽嵴的高度或宽度，分离组织瓣的切口平面位于骨膜上方。当使用骨或骨的替代品，则需翻开黏骨膜瓣，将骨或替代品植入骨和骨膜之间；此时，还需要在骨面上钻孔，以利于受区内肉芽组织的快速产生。

（3）术后护理：调整桥体，使之与瓣轻接触，以利于牙间乳头重塑外形。

（三）其他增高或增宽缺牙区牙槽嵴的方法

在重塑Ⅱ型牙槽嵴缺损或Ⅲ型牙槽嵴缺损时，缺损区不仅需要增加颊舌向宽度，还需要增加冠根向高度时,局部软组织往往不足,这时,常常采用游离软组织瓣移植术,例如游离的全厚瓣直接移植到缺牙区牙槽嵴顶上,以增加高度和宽度;或者,为了使游离的全厚瓣获得良好的供给,也可在牙槽嵴上作近远中向切口,分开牙槽嵴软组织,将游离全厚瓣的一部分结缔组织塞入到唇舌向分开的牙槽嵴软组织,以增加一部分牙槽嵴宽度,剩余部分置于受区之上,以增加牙槽嵴的高度(图6-36)。

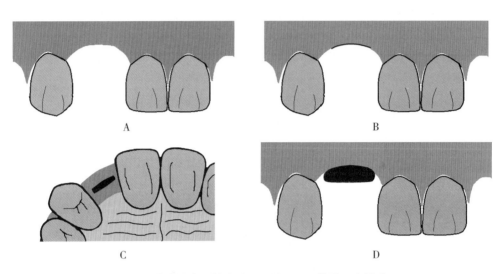

图6-36 游离的全厚瓣移植重塑缺牙区牙槽嵴手术模式图
A. Ⅱ型牙槽嵴缺损或Ⅲ型牙槽嵴缺损;B.受区预备——去除缺牙区牙槽嵴顶表面上皮;C.缺牙区牙槽嵴上作近远中向切口,分开牙槽嵴软组织;D.将游离全厚瓣的一部分结缔组织塞入到唇舌向分开的牙槽嵴软组织,以增加一部分牙槽嵴宽度,剩余部分置于受区之上,以增加牙槽嵴的高度

有时,由于牙槽嵴缺损过多,一次游离移植瓣不足以满足修复美观要求,需要二期手术继续增高增宽牙槽嵴。此外,有时也需要再行牙龈成形术,修整牙龈外形。术后注意调整桥体,使之与瓣轻接触,以利于牙间乳头重塑外形。

四、系带修整成形术

系带是黏膜折叠所形成的,其中通常包含一些肌纤维。系带将唇、颊或舌连接于牙槽黏膜和(或)牙龈及其下方的骨膜。如果系带附着位置过于靠近龈缘,则当唇或颊活动时可牵拉龈缘,较易造成牙龈退缩或牙周袋,也会影响唇形和微笑,因此应进行系带修整术(frenotomy)或系带切除术(frenectomy)。前者是将系带切断以改变其附着位置,不致妨碍龈缘;而系带切除术则将系带连同它与骨面的联系一起切除,如上中切牙之间因粗大的唇系带相隔而出现较大间隙时,此时可用系带切除术(图6-37~图6-39)。

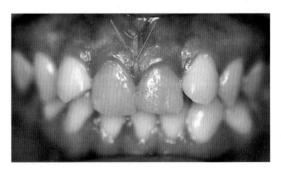

图6-37 系带切除术前
画蓝色线处为唇系带基底位置

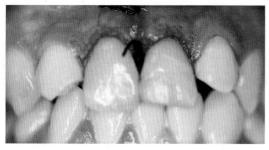

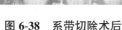

图 6-38　系带切除术后

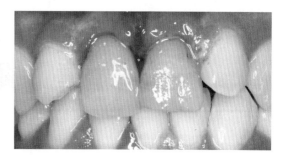

图 6-39　系带切除术后 1 周

（一）适应证

1. 系带附着位置过于靠近龈缘，牵拉龈缘，造成牙龈退缩者。

2. 系带粗大并附着至龈缘处，致使上中切牙出现间隙，或影响唇形者。

（二）手术步骤

1. 局部浸润麻醉。

2. 用止血镊夹住系带，作横切口；或者在系带附丽的两侧作 V 形切口。

3. 钝分离创口下的纤维组织，使系带完全松弛，创口呈菱形。

4. 沿系带纵形方向作间断缝合，若张力大可作褥式缝合。压迫止血。

5. 一周后拆线。

小　结

健康的牙周组织是牙周美学的重要内容之一。为了在牙周组织位置稳定后修复，修复时机选择在牙龈炎牙周基础治疗 2 周后，牙周炎手术治疗至少 2~3 个月后。与口腔医学美容相关的牙周手术包括：牙冠延长、校正牙龈退缩的手术、牙槽嵴增高术、系带修整成形术等。以上手术的设计和实施需要牙周医师与修复医师共同完成。牙冠延长手术选择要在维持"两个宽度一个高度"的前提下选择手术方式："牙龈切除术 + 翻瓣骨切除术"或"根向复位瓣 + 骨修整术"。根据 Miller 牙龈退缩分类，根面覆盖的手术只对于 I 类和 II 类龈退缩有效，III 类龈退缩，根面可获得部分覆盖，IV 类龈退缩则不能通过手术治疗矫正。根面覆盖的方法主要有带蒂软组织瓣转移术和游离软组织瓣移植术。Seibert 将牙槽嵴缺损分为三型，为了减少修复后"黑三角"、以达到红白美学比例，可以采用带蒂软组织瓣转移术、游离软组织瓣移植术、植骨术等方法来重建缺损的牙槽嵴。

（徐　屹）

思　考　题

1. 牙间乳头是否充盈邻牙间隙与邻牙接触点的位置距牙槽嵴顶的距离相关。当两牙的接触点至牙槽嵴顶的距离大于多少 mm 时，大多数病例的牙间乳头消失，出现黑三角？

2. 影响美学效果的牙周组织因素包括哪几方面？

3. 修复过程中维护牙周美学的几点原则是什么？

4. 可解决"露龈微笑"问题，改变龈缘水平或位置，暴露正常牙体结构或配合美学修复的牙周手术术式有哪些？

第七章　椅旁牙体美学修复

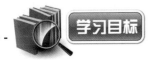

口腔医学专业：

1. 掌握：牙体外形美学修复的适应证和方案设计。
2. 熟悉：脱色漂白美学修复技术；临床操作标准评价。
3. 了解：椅旁CAD/CAM修复技术，椅旁联合美学修复。

口腔医学技术专业：

了解：牙体颜色美学修复；牙体外形美学修复方法；椅旁CAD/CAM修复技术；椅旁联合美学修复；临床操作标准评价。

　　本章所涉及的牙体美学治疗技术可以在临床上直接完成治疗，就诊次数少，甚至一次就诊即可完成治疗，也不用制取印模转送技工室，因此称这类治疗方法为"椅旁牙体美学修复技术"。椅旁美学修复是口腔美学修复中的重要组成部分，一直被很多口腔临床医师认为是较为理想的美学修复形式。椅旁美学修复技术可以在临床上直接完成治疗，就诊次数少，甚至一次就诊即可完成治疗，也不用制取印模转送技工室，此类治疗方法尤其适用于需要即刻恢复美观、临时性美学修复、就诊不便的患者，具有速度快、效率高、椅旁一次完成的优势。近年来，随着椅旁美学修复药物及设备的发展，椅旁美学修复技术亦不断进步，美学修复效果不断提高，CAD/CAM技术的发展使椅旁美学修复愈发完善，只要适应证选择恰当，凭借临床口腔医师娴熟的操作技术，椅旁牙体美学修复可获得很好的口腔美学治疗效果。值得一提的是，椅旁美学修复中所接触的患者人群对修复的美学效果和效率要求更为迫切，对美学修复的即刻效果要求更高，对美学修复的期待值亦相对较高，因此在椅旁美学修复工作中应更加重视与患者的充分沟通交流。

第一节　椅旁牙体颜色美学修复

　　洁白的牙齿能够传递出美丽、健康、年轻、充满活力的信息，古时人们便常用"唇红齿白"、"明眸皓齿"来夸奖人的容貌美。然而,各种环境行为因素、医源性因素、外伤甚至各种生理过程,都会造成牙齿的染色、变色,极大程度上影响了牙齿的美观,对患者的容貌、心理和人际交往造成诸多不利影响。当患者因牙齿变色就诊时,临床上有很多方法可供选择。对于轻度的单纯牙齿变色,微创甚至无创的牙齿脱色漂白技术可以快速改善牙齿颜色;若在牙齿变色的同时伴有牙齿结构、形态的改变,可以选择其他修复方案如椅旁树脂贴面或CAD/CAM瓷修复技术,一次就诊即可恢复牙齿的美白的效果,提升患者的自信。

一、脱色漂白美学修复术

脱色漂白美学修复术是指通过漂白剂的作用改变由疾病(如氟斑牙、牙髓坏死)、药物(如四环素类)、年龄增长、吸烟、食物或饮料(如茶叶、咖啡、果汁)等原因导致的牙齿着色的一种美学方法,简称牙齿漂白技术(tooth bleaching technique)。该技术不需要大量磨除牙体组织,对牙齿损伤小,操作简便,是短期内能够改善牙齿颜色、恢复牙齿美观的一种相对安全有效的方法。目前临床上常用的漂白剂主要为过氧化氢(hydrogen peroxide)、过氧化脲(carbamide peroxide)、过硼酸钠(sodium perborate)。虽然牙齿漂白的确切机制仍在探讨中,但目前认为是通过漂白剂中最主要的活性成分过氧化氢的氧化还原反应来实现。过氧化氢分子量较小,容易渗透入釉质和牙本质,分解时产生新生态氧和超氧化物自由基 HO^{2-},活性氧基团可以将包含色原体的长链分子氧化解离为色调较浅的短链分子,并最终分解成无色的水释放出来,从而达到脱色漂白的目的。

(一)脱色漂白美学修复技术的适应证

脱色漂白美学修复技术一般适用于牙冠表面完整的氟斑牙、轻中度四环素牙、增龄性牙齿着色、外源性着色、死髓变色牙和其他原因引起轻、中度变色牙等。大多数外源性和内源性着色牙都可以尝试使用脱色漂白的方法进行治疗。由于漂白剂是通过局部给药的方式作用于牙齿,其疗效因牙而异,而且很难表明确漂白后的颜色改变,因此医师应谨慎选择适应证,必要时可联合其他美学修复方案如贴面修复、全冠修复等,以期获得最满意美学效果。

1. 局部外源性着色牙　最常见的牙齿变色是由于黑色食物、饮料、烟草等在产色细菌作用下产生的有色物质附着于牙面(图7-1)。这种着色可以通过洁治抛光、过氧化氢漂白、盐酸漂白等去除。但当牙面有细小裂缝,着色通过缝隙进入牙齿内部时,漂白不能到达裂缝深处,效果不佳,可采用贴面或者全瓷冠修复。

2. 局部内源性着色牙　龋病、继发龋、牙内吸收等导致的局部内源性着色及医源性着色(图7-2)需要先去除病灶,用30%的过氧化氢从髓腔内漂白脱色,减轻部分着色,力求与邻牙色差降低后再配合贴面、冠修复等美学效果好、对透明度要求较高的修复体。

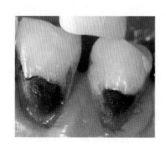

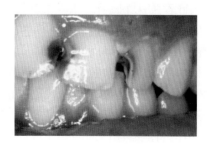

图 7-1　烟斑着色牙　　　　图 7-2　龋病着色牙

3. 全身因素导致着色牙 氟斑牙(图 7-3)着色后尚无明显釉质缺损情况下可采用漂白脱色法,若着色过深或伴有釉质缺损则需要脱色后贴面治疗。

四环素牙(图 7-4)中,牙冠轻、中度变色但无结构改变的,可以采用脱色治疗。

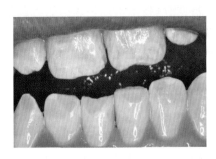

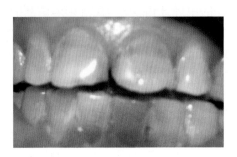

图 7-3 氟斑牙 图 7-4 四环素牙

增龄性改变的牙齿变色由脱色治疗效果较好。

(二)脱色漂白美学修复技术的非适应证

重度变色牙,单纯漂白不能完全改善变色,应选用其他修复治疗;已做修复牙齿,修复材料会阻止漂白剂深入,且两者易起化学反应;高度敏感性牙齿、牙隐裂的活髓牙、严重牙周疾病、牙根暴露、患者自述敏感等不适合漂白术;妊娠及哺乳期妇女、对漂白药物过敏者;依从性差的患者、对漂白的期望值过高或对漂白没有正确观念的患者。

尽管漂白技术在临床运用的适应证、安全性方面都有一定的局限性,但由于其见效快、操作简便、治疗时不适症状轻、费用低等优点,只要正确选择适应证和漂白方法、规范操作、控制漂白剂的使用剂量和使用时间,均可达到令人满意的效果。

(三)脱色漂白方法

牙齿脱色漂白主要分为外漂白和内漂白两种。外漂白技术是将漂白剂置于牙齿表面进行漂白治疗的一种方法。依据完成治疗地点不同分为诊室内漂白术(in-office vital bleaching technique)和家庭漂白术(in-home bleaching technique)。内漂白技术又称无髓牙漂白术(non-vital bleaching technique)或诊间漂白术(walking bleaching technique),是将漂白剂置于打开的牙髓腔内进行漂白治疗的一种方法,可与外漂白技术联合使用来改善重度的牙齿变色。

1. 诊室内漂白术 诊室内漂白术由医护人员在诊室中完成。通常将含高浓度过氧化氢的漂白剂涂布于牙齿表面,在辅助装置的催化作用下加速过氧化氢与色素的氧化还原反应,使色素分解,快速美白牙齿。诊室内漂白常用的辅助装置有冷光源、激光、红外线等。激光装置通过热效应促进漂白,但易引起牙髓组织升温,产生刺激;冷光源照射温度低,对牙髓组织损伤小,因此在临床上应用更加广泛。其治疗时间短,见效快,操作过程中无特殊的不适感,患者的依从性好,且不易造成意外伤害。治疗时间一般每周 1 次,每次约 30~45 分钟,根据疗效再持续 2~6 次,以弥补轻度回弹。

(1)脱色操作前的准备:口腔常规检查,排除非适应证,牙齿比色,详细记录后拍照存档。用超声洁牙装置或抛光砂去除牙齿表面附着的菌斑与色素。在牙龈表面涂布牙龈保护剂,唇及前庭沟等其他黏膜处涂布凡士林,正确放置开口器,上橡皮障或用棉卷隔湿。

(2)脱色操作:将蘸有漂白剂的纱条或商品化的凝胶均匀覆盖于牙齿表面,使用辅助光源照射。注意控制照射时间,防止温度过高引起组织损伤。以冷光漂白技术为例,每次治疗需重复照射 3 次,每次照射约 8 分钟,釉质发育良好的牙齿延长至 10 分钟,氟斑牙或釉质发育不全的牙齿不超过 6 分钟。治疗过程中一旦患者出现较剧烈的牙齿敏感或疼痛症状,应立即停止漂白操作,并清洗牙齿表面。

(3) 脱色后的处理:治疗结束后清洁牙面,移去橡皮障和开口器,去除牙龈保护剂和凡士林,于漂白牙面涂抹氟化物进行保护。交代术后注意事项,24 小时内避免过冷或过热饮食,短期内避免食用深色食物(如咖啡、红酒、巧克力等)以及使用有色牙膏和漱口水。

大部分患者在术中或术后会出现轻中度牙齿不适,多表现为对刺激敏感,但不适症状一般在 24 小时内消失。在漂白前使用 3% 硝酸钾以及 0.11% 氟化物的脱敏剂可以有效预防或降低牙齿敏感的发生。另外,漂白术后常可观察到牙面即刻出现明显的局部白垩现象,提示釉质表层出现脱矿,但唾液的再矿化作用可使其恢复。

2. 家庭漂白术　家庭漂白术又称夜间漂白技术(nightguard vital technique)或托盘漂白术(matrix bleaching),通常采用 10%~15% 过氧化脲作为漂白剂。过氧化脲在使用过程中分解释放过氧化氢起到漂白作用。由于漂白剂的浓度低,漂白效果相对缓慢,因而家庭漂白的治疗时间较长,需要患者有良好的耐心和依从性,但由于其操作简便,医师的椅旁操作时间短,患者就诊次数少,漂白效果稳定,可同时对全口牙齿进行漂白,逐渐在临床上得以推广。

(1) 脱色操作前的准备:口腔常规检查,记录牙齿染色、变色情况、照相存档,制作模型,在模型表面上涂布一层树脂预留药物空隙,使用真空成型机压制个性托盘。

(2) 脱色操作:在托盘内加入漂白凝胶,经医师指导后戴入牙列,并去除多余漂白剂。患者于睡前戴入,次日晨起取出,再用清水漱口。托盘戴入后勿饮水及漱口,若在白天使用,约 2~6 小时更换一次漂白剂,但每天使用不超过 12 小时。一般每周复诊一次,2~6 周为一疗程。治疗过程中若出现牙龈刺激、黏膜烧灼感、味觉改变等不良反应,应及时就诊。

家庭漂白术的疗效与漂白的时间和剂量有关,取决于每天戴托盘的时间、治疗天数、患者的自身的牙齿条件以及色素对漂白剂的敏感性等因素。现在亦有建议其与诊室内漂白联合使用,以期达到更为满意的颜色改变。

3. 内漂白术　内漂白术是在牙髓腔内放置漂白剂进行漂白治疗的一种方法。主要适用于因外伤、牙髓炎导致的死髓牙以及根管治疗后的无髓变色牙,也可与外漂白技术联合使用来改善重度的牙齿变色。临床上常使用过硼酸钠与水或 3%~30% 过氧化氢的混合糊剂、10% 过氧化脲等作为漂白剂。

(1) 脱色操作前的准备:漂白前对变色牙进行完善的根管治疗术或根管再治疗术。

(2) 脱色操作:漂白时去除根管充填材料至根管口下 2mm 处,以磷酸锌水门汀或光固化玻璃离子封闭根管,厚度约 2mm,起到屏障作用。把蘸有漂白药物的棉球暂封于髓腔内,每隔 3~7 天复诊,重复 3~4 次,直到患牙的颜色比邻牙稍亮,呈"过漂白"的状态,一定程度上弥补日后的颜色反弹。

(3) 脱色后的处理:漂白结束后充分清洗牙髓腔,用棉球和暂封材料暂时充填,在漂白治疗结束 2 周后再对髓腔行光固化复合树脂充填修复。若漂白后即刻行树脂粘接修复,残留的漂白剂会影响树脂与釉质的粘接强度,增加修复体边缘微渗漏的发生。

内漂白的主要并发症为牙齿再着色和牙颈部外吸收。对于所有漂白治疗方法,都会发生再着色的现象。牙齿再着色的发生受许多因素影响,如漂白方法、漂白浓度、食物因素、年龄因素等,一般情况下外漂白比内漂白更加容易发生,对于随访发现再着色的患者可重新进行漂白,若效果仍然不理想可考虑行其他修复方式。目前有较一致的观点认为,过氧化氢通过牙本质小管渗透进入牙颈部的牙周膜,使其防御功能减弱,细菌容易在此定植,引起牙周组织的炎症反应,从而继发牙颈部外吸收,故在内漂白后可定期复查拍摄 X 线片以尽早发现可能存在的牙颈部外吸收。

二、其他方法

除脱色漂白美学修复术这种单纯性牙体颜色改变的方法外,椅旁 CAD/CAM 贴面和全冠修复技术也可用于椅旁牙体颜色美学修复。CAD/CAM 树脂或瓷贴面可以修复大多数变色牙,和漂白术相比,树脂或瓷贴面修复效果美观,不仅可以改变着色问题,亦可以同时修复间隙、牙面磨耗、缺损等,对于中重度着色牙的修复效果好于漂白,且不会发生反弹着色。而当牙体重度着色或重度釉质发育不全时,漂白和瓷贴面则不能满足修复要求,可以采用椅旁 CAD/CAM 全冠修复。这两种修复方法将在后面章节详述。

第二节　椅旁牙体外形美学修复

牙体外形缺损的修复方法包括牙间隙、牙齿磨耗、牙体缺损等影响患者口面部形态美学的牙体缺损。修复方法有复合树脂修复、贴面修复、椅旁 CAD/CAM 修复技术修复。此类修复方法无需取印模转送技工室,而是可以直接在临床完成操作,并能够立即显示疗效,此类治疗方法统称为"椅旁(chair side)技术",适合不能或不愿多次就诊的病例。恰当地选择修复适应证和方法,可以达到很好的口腔美学效果。

一、椅旁牙体外形美学修复适应证

(一)牙体间隙过大

牙间隙过大是临床上十分常见的牙列异常现象,发生率高,发生年龄和牙位不限(图7-5)。从医学角度来说,牙间隙并非一种病,也无明显的临床症状,但前牙间隙尤其是中缝间隙,不仅明显影响美观,而且对患者的发音、咬合功能和口腔健康也有较大的影响,因此患者对于前牙间隙都有美学修复的迫切需求。

导致牙间隙产生的原因以发育性、病理性和生理性因素较为常见,包括前牙扭转、异位

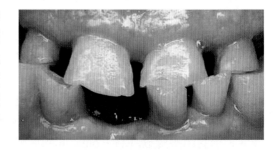

图 7-5　上牙间隙过大

萌出、唇向倾斜等错位造成的间隙;牙龈退缩或牙槽骨吸收导致的前牙散在性间隙;前牙邻面龋坏形成的间隙;牙齿形态畸形或过小造成的间隙;牙齿先天缺失或脱落后没有及时修复,致邻牙向缺隙侧倾斜移位,形成间隙;外伤和医源性等因素所致的间隙,如前牙间多生牙拔除后留下的间隙。

(二)牙体缺损

牙体缺损是临床上最常见的口腔疾病之一,龋病是牙体缺损最主要的原因,牙外伤、磨

耗等也可导致缺损。牙体硬组织缺失伴发牙齿断面着色、牙齿敏感是牙体缺损的主要特点,若不及时治疗会导致牙髓病、根尖周病、牙周病甚至颞颌关节疾病,影响患者的口腔组织健康、外观的美丽和发音功能,极大地影响人的社交活动。患者要求修复缺损,主要诉求并不是完全因为牙齿敏感或者疼痛,更多的是对美观的要求。

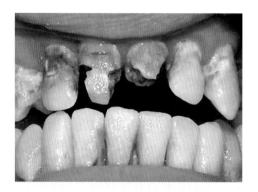

图 7-6　龋病引起的牙体缺损

(三)牙体磨耗

牙体磨耗是指在没有菌斑、龋坏和外伤的情况下,牙齿在咀嚼和非咀嚼运动过程中,由于牙面与牙面之间摩擦、牙面与食物之间摩擦,导致牙齿硬组织的丧失。例如楔状缺损、酸蚀症、先天性釉质发育不全等。Pindborg 于 1970 年提出如下三种类型的牙齿磨耗:①牙齿磨耗:由于牙齿与牙齿之间,或咀嚼过程中可引起磨耗的物质介入,而导致的牙齿表面的物理性磨除。可分为生理性、紧张性、病理性三种,它通常发生在牙齿的𬌗面或切缘。②牙齿异常磨损:通过不依赖于𬌗的异常机械过程而导致的牙齿表面的物理丧失,包括与牙齿反复接触的异物。③牙齿酸蚀:指不包括细菌

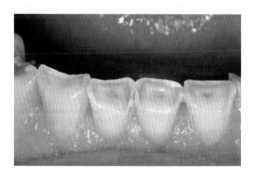

图 7-7　牙体磨耗

作用的化学过程所导致的牙齿表面丧失,其根本原因是牙齿暴露于外源性或内源性的多种酸。典型的酸蚀通常表现为双侧洞状缺损,同时没有由于脱矿形成的白垩色或粗糙感。许多研究表明,牙齿磨耗与年龄、性别、饮食习惯(喜嚼硬物,烟草,摄入过多含碳酸的饮料)、胃肠功能紊乱(胃液反流,磨耗发生在上前牙舌面)、咬合力量的大小(失去后牙支持,前牙受力过大)、先天因素(如先天性釉质发育不全、先天性牙本质发育不全等)、心理因素、口腔不良习惯(如夜磨牙、偏侧咀嚼、咬异物)、刷牙方法不当、工作环境(长期暴露于酸性环境)等有关。

牙齿磨耗后功能上会有如下改变,①牙尖磨平,牙冠变短,可能继发牙本质或髓腔暴露、牙本质过敏、牙髓炎等;②功能尖磨耗,非功能尖锐利突出,进而可能形成反横𬌗曲线,咀嚼时侧向力增加,牙周组织受到创伤,最终出现牙体组织折裂与食物嵌塞;③口腔容积变小,上下颌覆𬌗关系破坏,出现咬颊、咬舌,咀嚼无力等症状;④临床牙冠变短,与面容失去协调,面下 1/3 垂直距离变短,面容苍老,同时出现颞下颌关节紊乱。这些改变是患者寻求医师帮助的主要原因。

二、椅旁牙体外形美学修复方法

临床常用的椅旁牙体外形美学修复方法包括光固化树脂修复术、树脂或瓷贴面修复术、全瓷牙冠修复术。不同方法有不同的适应证,每一种方法均各有其优缺点,要获得满意的效果,必须针对患者实际情况选择合适的修复方法、技术和修复材料。选择牙体修复方案时应考虑患者年龄、间隙宽度、磨耗牙数量、病因、牙体缺损大小、所需费用、就诊时间及次数、患者期望值等,根据具体情况选用合适的治疗方案。

（一）光固化树脂修复

复合树脂美学修复技术能够还原天然牙的色泽和透明度，修复效果逼真自然，且机械性能佳、强度高，耐磨性好，生物相容性良好，对人体安全无毒。随着科技的进步，树脂材料和粘接技术的不断更新弥补了旧型复合树脂在颜色、硬度、粘接力、耐磨性能等方面的不足，促进了复合树脂修复范围的进一步拓宽。2001 年，由 Dietschi 提出的美学树脂分层修复技术依据牙体解剖层次，应用复合树脂模仿釉质 - 牙本质层自然的颜色特性进行多色分层修复（multi shade restoration technique）。该技术克服了之前树脂充填颜色没有分层变化的缺点，使修复效果更加仿真、自然。

光固化复合树脂修复术不易引起牙周损伤；正常牙体组织预备量少，患者无明显不适感；无需特殊设备，操作方便；费用低、即刻完成治疗，因此在前牙美学修复中得到了广泛应用。尤其对于不能接受大量备牙或者希望即刻达到美观效果者，复合树脂美学修复治疗则是首选修复方案。

1. 光固化复合树脂修复术适应证　光固化复合树脂修复术适用于以下情况：

（1）龋病、外伤、磨损、酸蚀等各种原因造成的牙体组织缺损。

（2）牙齿色泽、形态、结构异常，如氟斑牙、四环素牙、畸形牙（过小牙）、釉质发育不全。

（3）牙齿排列异常，如前牙间隙过宽、扭转牙。

（4）不良树脂、瓷和金属修复体的修补和改良牙齿异常。

2. 光固化复合树脂修复术非适应证

（1）咬合关系异常，患牙缺损部位承受过大咬合力。

（2）患牙局部无法隔湿操作。

（3）剩余牙体组织过少，借助辅助装置（如桩、固位钉）尚不能为树脂提供足够的固位力者。

3. 修复流程（图 7-8~ 图 7-13）

（1）术前沟通：口腔检查、照相留档，与患者沟通治疗计划，了解患者期望值，告知预期修复效果。

（2）牙体预备：牙体预备过多会导致牙髓、牙周损伤，预备不足会引起继发龋、修复体固位、抗力差。在牙体预备过程中，应去净腐质和变色深染的牙体组织，防止继发龋引发的充填物边缘着色，应综合考虑牙体、牙髓、牙周组织的健康以及修复后的美观效果、功能质量，以确定牙体预备量。轻、中度氟牙症的着色特点为病变常位于釉质外层 1/4~1/3 处，且色素在釉质外层最深，向内层逐渐变浅或不染色，因此牙体预备只需磨除变色釉质，厚度在 0.3~0.5mm。四环素牙的着色病变主要位于牙本质层，牙体预备时需要依据着色程度适当加大磨除的牙体组织厚度，以保证充填后有足够厚度的树脂遮蔽下方变色的牙体组织。间隙关闭、畸形牙改形的美学修复则几乎不需要进行牙体预备，只需将釉质面打磨粗糙增强固位力。

（3）牙齿表面处理：术区以橡皮障隔离，用 37% 的磷酸酸蚀待充填牙体表面 30 秒，充分冲洗，干燥，涂抹粘接剂 2 次，然后分层充填树脂。

（4）树脂充填：美学树脂分层修复技术的关键在于选用相应的牙本质树脂进行充填体内部堆筑添加效果色，分层光固化后表面再堆筑相应的釉质树脂，并在光照固化后去除多余树脂，修刻釉质表面纹理及抛光外形。分层固化可以使复合树脂修复体获得最小程度的收缩

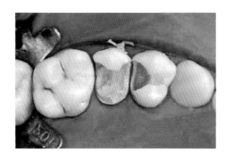

图 7-8　洞形预备

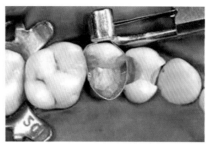

图 7-9　窝洞酸蚀

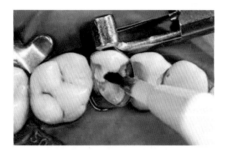

图 7-10　粘接剂涂布

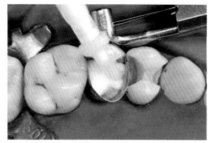

图 7-11　树脂充填

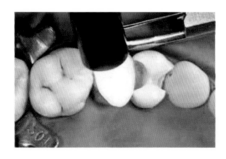

图 7-12　光固化

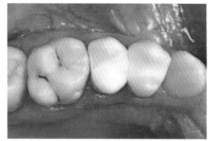

图 7-13　调𬌗、抛光后充填体

和最大程度的聚合,这样在复合树脂之间、复合树脂与釉质之间可产生良好的抗拉伸应力。分层固化也有助于维持复合树脂修复体与洞壁的适合性。分层固化可用牙本质树脂填底层,用釉质树脂修复表层来获得最佳机械强度、最大程度透明度和抛光度,达到美观要求。尤其比较大的切端、切角缺损或牙间隙的修复中,舌侧用小颗粒或混合型的牙本质树脂来提高机械强度抵抗𬌗力,唇侧用超微填料型釉质树脂恢复美观。在大的牙体缺损和缺失牙的修复中用美学树脂分层修复技术可将复合树脂按所需颜色,机械强度配套应用,使修复体显得自然美观。分层固化还可充分调充填体整解剖形态,充分恢复正确的邻面接触关系。在后牙的窝洞修复中,光线只能从单方向照射,充分利用分层固化技术才能保证树脂聚合完全,获得高的机械强度。

4. 树脂美学修复注意事项

(1) 治疗前要彻底清洁牙面,去除色素与牙石,消除牙龈炎症。比色要准确,注重第一眼的感觉。

(2) 术中严格隔湿,因为水雾会阻碍粘接剂与复合树脂,复合树脂层间的充分接触,同时也破坏化学粘接的性质。

(3) 掌握不同粘接系统的操作规范,采用分层充填技术在充填过程中,若底层树脂已被唾液浸泡,则应洗掉唾液,干燥后再次涂粘接剂来提高粘接强度。

(4) 分层固化相对容易在树脂层之间出现气泡、裂隙,因为复合树脂相对较粘,粘接面容易裹进气体,影响粘接质量。这就要求操作时将后一层复合树脂严密压实,排除气泡和裂隙,必要时用粘接剂来提高树脂层间的润湿性。

(5) 利用成型片和楔子重塑邻面外形,避免悬突的形成。

(6) 精细抛光,光洁的表面不仅能使修复体更加自然逼真,也可有效减少菌斑在修复体表面的积聚。

(7) 提高自身的美学修养。口腔医务工作者只有培养良好的美学修养,提高工艺技巧,才能够更完美地重现牙齿的美感。

(8) 有意向的患者可预约定期复诊,检查修复体边缘着色、缺损、脱落等视情况再次修复。

(二) 美学贴面修复技术

贴面(veneer laminate)是在保存活髓、少磨牙或不磨牙的情况下,采用粘接技术在牙齿表面直接或间接覆盖一层修复材料,以恢复牙齿的正常形态和色泽的一种修复方法。根据常用的修复材料可分为复合树脂贴面修复技术和瓷贴面修复技术。复合树脂贴面修复技术可分为复合树脂直接贴面修复和复合树脂间接贴面修复。瓷贴面按工艺可分为烤瓷贴面、铸瓷贴面、CAD/CAM 机加工贴面。复合树脂相比而言较易老化、变色,硬度较低,耐磨性和抛光性不及瓷贴面,但是复合树脂贴面牙体预备量少,制作工艺简单,操作简便、灵活,一次完成,费用较低,易于修补,随着粘接剂的不断改良和树脂颜色匹配更加灵活,对于一些不涉及功能咬合的常规病例来说,复合树脂贴面足以胜任。但口内操作的效果受很多因素影响,如椅旁操作时间长,对医师的技术要求较高;贴面的边缘和表面纹理恢复不理想;复合树脂直接贴面固化时聚合收缩导致边缘密合度降低,继发龋和修复体的折裂、脱落概率增加;口内直接固化时残留的单体对牙髓产生刺激,严重时诱发牙髓炎症。因而对于美观要求高、牙数多、牙齿较敏感的患者,往往不宜采用直接贴面修复。复合树脂间接贴面修复将光固化转移至口外进行,增加了就诊次数,但是减少了固化收缩误差和残留单体量。瓷贴面和复合树脂相比,虽然需要磨除一定量自身牙体,但在牙体颜色和外形上的仿真程度更高,美学性能优越,能呈现自然的外观,颜色稳定;硬度大、耐磨损,与釉质的粘接强度高;生物相容性好;瓷表面光洁度高,不易积聚菌斑。应用椅旁椅旁 CAD/CAM 系统制作全瓷贴面,更是具有准确、高效省时、操作简便、患者满意度高等优点。但与复合树脂相比,虽然固位力和耐磨性得到了很大提升,但同时也存在脆性大、强度有限、成本高、修补困难等缺点。

1. 复合树脂贴面修复技术(图 7-14)

(1) 复合树脂贴面修复技术适用于以下患牙:

1) 前牙牙体缺损,适用于因龋坏、外伤导致的缺损小于 4mm 的牙体修复。

2) 轻、中度釉质缺损,伴有牙体缺损和颜色异常。

3) 变色牙、氟斑牙、轻中度四环素牙、单个死髓变色牙。

4）牙间隙、错位牙、畸形牙。

（2）当下列情况出现慎用树枝贴面修复技术：

1）唇面严重磨损无间隙,咬合过紧者。此类患者建议先联合正畸治疗恢复正常𬌗关系,预留足够贴面间隙后再进行树脂贴面修复。

2）牙列严重不齐、上颌牙严重唇向位、前牙反𬌗者。

3）患者有磨牙、咬硬物等口腔不良习惯者。

（3）美学贴面修复技术修复流程主要包括：

1）术前沟通：口腔检查、照相留档,与患者沟通治疗计划及了解患者期望值。

2）术中操作：牙体处理,预备牙面,视情况决定磨除变色牙体的量,釉质磨除均匀充分、就位道无倒凹、线角圆钝、适当调磨咬合接触区；贴面成形,可有树脂堆塑、成品树脂贴面、瓷贴面；修整抛光,调整咬合,嘱勿用修复后的牙咬食硬物。

3）定期复诊：观察修复体是否有边缘着色、缺损、脱落等。

2. 瓷贴面修复技术 瓷贴面修复技术（图 7-15）从 20 世纪 80 年代开始应用于临床,适应证和禁忌证的正确选择是临床修复成功的关键。

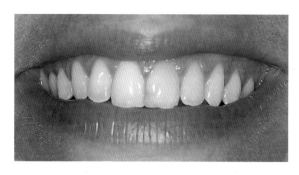

图 7-14 复合树脂贴面修复上颌前牙

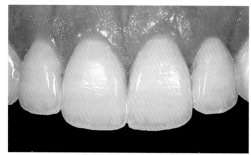

图 7-15 瓷贴面修复上颌前牙

大多数学者认为,瓷贴面是下列牙体缺损美学修复的首选治疗方法：①漂白效果不佳的染色或变色牙；②氟斑牙；③釉质发育或钙化不全；④牙间隙增大；⑤前牙形态异常,如锥形牙；⑥切牙的切缘缺损（牙冠余留 2/3 以上）；⑦通过改变外形可获得美观效果的扭转牙、错位牙；⑧中线偏移牙；⑨唇颊面隐裂,无牙髓炎症状和牙根尖病；⑩轻度牙齿排列不齐的牙面凸度调整。

瓷贴面修复技术禁忌证则包括：①咬合过紧和重度夜磨牙。②无足够粘接面积牙缺损患牙：如釉质缺损超过牙冠唇颊面的 1/2；大面积缺损深达牙本质；牙根暴露过多,牙骨质粘接力差。

瓷贴面修复技术对医师而言牙体预备是关键步骤,其目的是为具有一定厚度的瓷贴面修复体创造一定的空间,避免贴面突出于牙面造成牙过凸和形成边缘悬突（基牙预备的同时去除倒凹,有利于贴面完全就位于基牙表面）。由于贴面的固位主要靠粘接,只有通过树脂粘接材料才能获得贴面长期稳定的粘接效果,而粘接强度以釉质最高。所以,基牙预备应该在釉质层内,避免因牙本质暴露而降低粘接效果。

瓷贴面的颜色受基牙颜色、粘接材料颜色、底瓷遮色性和瓷贴面厚度等诸多因素的影响。通常临床的比色法是利用标准比色板通过肉眼观察,与邻牙比色。该方法操作简单,但比色的结果常常受多种因素的影响,误差很大。鉴于肉眼比色主观依赖性强、可重复性差,三刺激值测色仪和分光光度测色仪已被用于测定牙齿的颜色。尽管仪器相对于视觉分析而言具有结果相对稳定和指标可量化等优点,但由于天然牙的复杂性(表面曲度、表面平整度),测量时探头的位置、与牙面接触的角度和紧密程度都能导致结果的改变。瓷贴面的最终美学效果会受基牙的颜色、瓷贴面的厚度、粘接系统的遮色性等多种因素的影响。树脂粘接剂中的光引发剂成分在光照或热处理后常发生颜色改变,如莰醌的黄色逐渐消退,芳香胺或脂肪胺可由黄色变深至棕色。适当的病例选择、正确的牙齿预备、合理的瓷材料选择、适当的粘接材料和方法、完成后的抛光处理以及瓷修复体的持续维护等都关系修复后的形态、颜色和临床使用。

第三节　椅旁牙体外形美学修复方案设计

牙体缺损在临床十分常见,有很多修复方法可供选择。对于前牙牙体因牙折、龋坏造成的小于 4mm 的缺损,全瓷冠修复时,磨除牙体较多;复合树脂修复时,粘接面积小固位力差;瓷贴面作为远期使用效果稳定的修复技术则可以很好地弥补上述缺陷。牙面磨耗在以下情况并不适合修复:①咬合过紧、重度夜磨牙。②无足够粘接面积:如釉质缺损超过牙冠唇颊面的 1/2;大面积缺损深达牙本质;牙根暴露过多,牙骨质粘接力差。

邻间隙和接触点的处理是前牙间隙关闭操作中的关键所在,也是美学效果和生理学作用的主要体现部位。间隙修复后的效果应达到接触点的位置在牙冠中 1/3 和切 1/3 交界处,而不是在牙冠邻面正中;触点应真正恢复成"接触点"而不是"接触面",不能大间隙变小间隙,更不能做成"连体式"不良修复体。同时也需注意切牙形态:上颌中切牙的近中切角近似直角,远中切角略为圆钝,但存在个体差异,修复切角时应根据患者对照牙、面型及患者喜好加以调整。

全瓷牙修复间隙的基牙预备与其他基牙预备一样,不再详述具体操作方法,但应注意以下几点:①无论是个别间隙还是散在间隙都应设计做单冠,一般情况下不宜用连冠修复;②对于中缝间隙偏宽的病例,可采用"间隙转移法"设计成 4 个单位牙冠,将部分间隙"转移"到侧切牙牙冠上,备牙时应多磨除中切牙远中一侧的组织,使中切牙适当向近中"移动";③对于牙冠宽窄悬殊伴有间隙的病例,备牙时应尽量将宽牙减径,少磨过小牙的邻面组织,使牙冠原有空间得以"再分配",以确保修复后牙冠的协调性。

前牙美学修复是一个经典的美学口腔修复问题,究竟是选择树脂修复,还是贴面修复或全瓷冠修复? 前者是对现有状态的"仿真",而后者是对现有状态的"改建",这两者在修复技术上并无优劣。选择方案时,应与患者充分沟通,让患者对自身条件和现有修复技术有全面了解,然后从各种修复手段的治疗范围、治疗时常、性价比等方面进行比较选择。

第四节　椅旁联合美学修复

随着社会的发展,人们对前牙的美学要求越来越高。前牙的美学修复是科学,也是艺术,是建立在严谨的科学基础上的艺术再现。前牙的美学主要包括牙齿的形态、大小、排列、比例、颜色以及牙龈的位置、形态、颜色等。前牙美学修复就是对以上美学要素的精确设计和精确实现。不仅仅是通过修复技术自身就能完美实现的，还需要结合正畸调整牙齿的排列、位置、牙间隙等。通过牙周改善牙龈等软组织的形态、位置、曲线等。因此，牙齿美学修复是一个结合正畸、牙周、修复等多学科的综合系统治疗。

一、联合正畸治疗

正畸关闭牙间隙是十分常用的治疗方法。它的最大优点是保留天然牙的色泽和外形，获得比光固化树脂修复或全瓷牙修复更为理想的美学效果。比如，对一个上中切牙间隙5mm左右的病例，直接用全瓷牙关闭间隙无论哪种设计效果都不会满意。如果做成两个全瓷牙冠，每个牙冠宽度增加2.5mm，势必显得过于宽大；如果做成3单位的全瓷桥，中缝额外增加1颗牙，则更无美感可言。事实上，许多临床医师就是采用这些方法进行处理的，结果是间隙关闭了，美观并无改善。联合治疗中正畸的作用是采用"间隙平分法"集中或分散等手段对间隙进行调整，为后续的修复提供更好的条件。先用正畸方法将两侧的中切牙和侧切牙向中线移动，等于将1个超宽间隙均等分散成5个小间隙，平均每个间隙仅宽1.0mm；再用光固化树脂或全瓷牙修复即可获得理想的效果。但并非所有的牙间隙都能用正畸方法解决问题，因此，正畸治疗牙间隙的适应证选择很重要。但需注意在儿童生长发育期，乳中切牙间普通存有间隙，如果恒尖牙和侧切牙萌出后，中切牙间隙仍不能消失时则需治疗，而早期的唇系带矫正术是预防中切牙间隙过大的良好措施，需注意的是应先进行正畸治疗，关闭牙间隙维持牙间隙状态一定时间，待唇系带软化后再进行唇系带矫正术。

正畸也可与树脂修复、CAD/CAM修复联合治疗某些畸形牙、扭转牙，先将畸形牙、扭转牙取研究模型，设计排列，预留出牙体间隙，可以减少备牙量，设计出更佳固位形，然后再选择树脂修复或者是CAD/CAM修复技术进行修复。

二、联合牙周手术和正颌手术

口腔组织的美是协调、统一的，光有牙体组织的美是不够的，修复体外形做得再完美、颜色恢复得再美丽，若患者牙周状况差，牙龈增生或者退缩，亦或者是有错𬌗畸形、上颌前突、下颌前突等骨组织问题，美丽的牙齿只能在面部显得更突兀，就像乞丐戴了一顶华丽的帽子却仍然穿着破烂的衣裳，没有一丝协调之美。美学修复并不是单靠某一项就能达到目的，当患者有着对牙齿的美的诉求，我们同时也该替患者考虑到面部组织的协调美，是否有做牙周手术、正颌手术的需要，以改善患者软硬组织形态，综合评估，以达到最终面部的协调美。这才是美学修复的最终目标。

牙齿的美应和牙龈的颜色、形态相得益彰。当牙龈炎症呈现暗红色时应先处理牙周问题后再进行牙体修复。当牙龈形态异常则需要联合牙周治疗，比如龈缘线曲不一致（上颌切牙、尖牙的龈缘连线未与上颌切端曲线平行）、不对称（中切牙、尖牙龈缘高点未在同一水平线或双侧不对称）、牙间龈乳头缺失等。在一些情况下，牙齿位置和排列异常会破坏龈缘曲线，对于此类病例，若牙列不齐则应先采取正畸治疗恢复正常排列，然后再处理牙龈形态。牙体缺损伴露龈笑是典型的需要联合牙周手术的美学治疗案例。微笑时牙龈暴露超过3mm会影响美观，称为露龈笑（图7-16）。当上唇过短、上唇动度过大、前牙被动性萌出延迟、上前

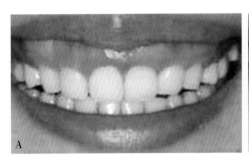
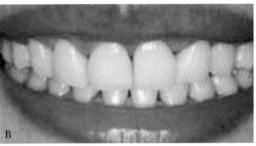

图 7-16　露龈笑美学治疗前后

牙过萌等情况发生时,即可出现露龈笑。

对于前牙咬合关系严重不良的患者,应在恢复外形的同时关注患者的咬合状态。若直接修复,患者的咬合关系不理想会导致修复体脱落失败。选择正畸治疗对咬合的调整要经历一个相对较长的时间,患者能有较长时间适应。当患者不愿意选择联合正畸修复时,可以选择正颌手术调整咬合关系。正颌手术是短时间内改变咬合状态。只有通过正颌外科和正畸治疗,为上下颌骨位置、牙根的位置和方向创造足够的条件,最终才能形成一个美观和功能兼具的修复体。

第五节　椅旁美学修复的临床操作标准

尽管椅旁牙体美学修复在世界范围内已经得到广泛的开展,但尚缺乏统一规范化的临床诊疗指导和效果评价标准,导致部分椅旁牙体美学修复病例的临床效果并不理想。因此,在临床诊治过程中,非常有必要将治疗流程和疗效评价标准化,以便获得更加理想的美观改善效果。

一、治疗流程标准化

从接诊患者到最后完成椅旁牙齿美学治疗,这个过程需要医师与患者共同配合完成,因此医患之间的沟通交流非常重要。尤其在患者期望的效果与自身情况不符合时,必须向患者清除交代每种方案的可行性以及费用、疗程、可能出现的并发症、副作用等情况,选择最佳的治疗方案。若单纯的椅旁美学治疗不能达到满意的疗效,则需要考虑与其他方法联合使用,以期达到最理想效果。标准治疗流程如图 7-17 所示。

二、临床疗效评价标准化

美观和功能是诊疗过程中患者和医师共同追求的目标,但对美的评判标准因人而异,前牙美学治疗的成功不仅要得到医师自己的认可,也需要患者的认同。医师修复后对边缘密封性和牙冠形态、颜色恢复较为关注,而患者更多的是关注面容恢复、牙体形态、色泽效果和美观效果。因此,在治疗完成后,需要对美学治疗技术的临床效果进行全面、准确的评价。

(一) 漂白术的临床效果评价

在自然光下通过采用 Vita 比色板对漂白治疗前后的牙齿唇面中 1/3 颜色最深的部位进

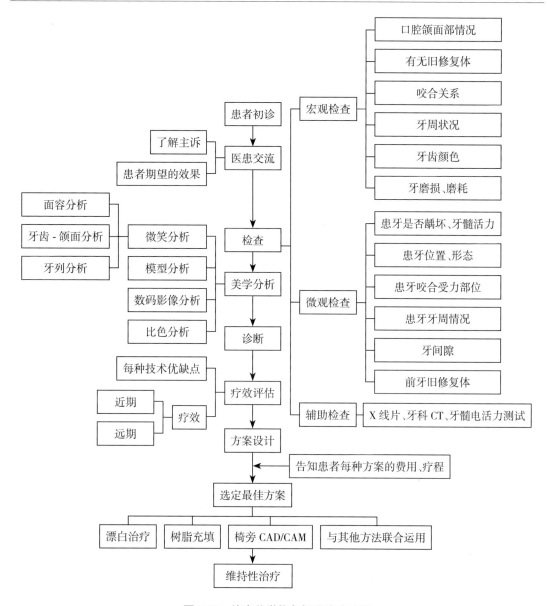

图 7-17　椅旁美学修复标准治疗流程

行颜色比较,记录亮度等级。亮度等级由浅入深按表 7-1 分布。牙齿颜色由浅到深分为三度:
B1~A3 为轻度,D3~A3.5 为中度,B4~A5 为重度。经治疗后亮度提升 5 个等级以上者为显效;
2~4 个等级者为有效;少于 2 个等级者为无效。

表 7-1　Vita 比色板亮度排列表(由浅到深)

亮度等级	1	2	3	4	5	6	7	8	9	10	11	12	13	14	15
	B1	A1	C1	A2	B2	A3	D3	C2	B3	A3.5	B4	C3	B4	A4	A5

(二)修复体的临床效果评价
临床上常采用美国公共卫生署(USPHS)、加州牙科协会(CDA)评价标准或国际牙科联合会(FDI)评价标准对修复体进行评价。

1. USPHS 评价标准　美国公共卫生署标准又称 Ryge 评价标准,见表 7-2,由 Cvar 和 Ryge 于 1971 年提出,美国公共卫生署将其引入作为牙科修复材料的临床评价标准,从修复体的颜色匹配、表面状况、边缘适应性、边缘着色、激发龋、牙龈炎症、牙髓状况这 7 个指标对修复体进行评价。对于每一个指标,又分不同等级。A 表明临床效果非常理想;B 表明临床效果可以接受;C 表明临床效果不能接受且需及时对旧的修复体进行替换;D 表明临床效果不能接受且需立即进行修复。但是应用于美学修复,这 7 方面指标并不全面,因此众多学者对这一标准不断进行完善,从表面染色、解剖形态、与邻牙的邻接关系、固位等多方面对修复体进行补充评价。

表 7-2　美国公共卫生署(USPHS)评价标准

指标	等级标准
颜色匹配	A. 修复体与牙体在色泽、遮光性、半透明性上相匹配
	B. 修复体与牙体在色泽、遮光性、半透明性上有轻微不协调,但在正常牙色界限内
	C. 修复体与牙体在色泽、遮光性、半透明性上不协调,且超出正常范围
	D. 修复体与牙体在色泽、遮光性、半透明性上极不协调
边缘着色	A. 修复体与牙体交界的边缘无变色
	B. 修复体与牙体交界的边缘有变色,但未向牙髓方向进展
	C. 修复体与牙体交界的边缘有变色,且已向牙髓方向进展
边缘适合性	A. 修复体边缘无肉眼可见裂隙,探针轻划过边缘时未不感觉有裂隙或裂隙
	B. 修复体边缘可见裂隙,探针可探入,但牙本质或基底未暴露
	C. 修复体边缘裂隙明显,牙本质或基底暴露,但修复体未折裂、移动或脱落
	D. 修复体已折裂、移动或脱落
表面状况	A. 修复体表面光滑,如同正常釉质
	B. 修复体表面较正常釉质粗糙
	C. 修复体表面非常粗糙
继发龋	A. 无继发龋
	C. 沿修复体边缘可发现延续性龋坏
牙龈炎症	A. 牙龈无明显炎症,与修复体相关的牙龈指数无改变
	C. 牙龈出现明显炎症,与修复体相关的牙龈指数增加
牙髓状况	A. 术后患者无敏感或仅有轻度敏感,但未伴有自发痛等牙髓炎症状,电活力测试显示牙髓活力在正常范围内
	C. 术后患者非常敏感,并伴有自发痛等牙髓炎症状,电活力测试显示牙髓敏感或无反应

2. 加州牙科协会(CDA)评价标准　加州牙科协会(CDA)评价标准于 1977 年制定(表 7-3),主要从边缘完整性、解剖形态、颜色和表面这三方面对修复体的临床效果进行评价。对每一个指标,又分为理想、接受、不接受三个等级。

3. 国际牙科联合会(FDI)评价标准　国际牙科联合会(FDI)评价标准于 2007 年提出,较前两种更为全面、细致。对修复体的临床评价从美学特性、功能特性和生物学特性三方面展开。每一方面又包括 4~6 个具体指标,各指标可分为临床效果非常好、临床效果好、临床

表 7-3 加州牙科协会（CDA）评价标准

指标		等级标准
边缘完整性	理想	修复体边缘无肉眼可见缝隙，且探针探及边缘光滑
	接受	修复体边缘有肉眼可见颜色改变，但无龋坏；探针探及边缘不光滑，可修补，但暂不必要
	不接受	不理想的边缘无法修复
		颜色改变沿着修复体边缘向牙髓方向进展
		修复体边缘残留过多粘接剂
		修复体移动
		修复体边缘碎裂
		修复体边缘有继发龋
		牙体结构破坏
解剖形态	理想	修复体解剖外形恢复好，与邻牙和软组织功能性协调
	接受	修复体表面凸度恢复稍大
		修复体表面凸度恢复稍小
		修复体未完全形成功能性咬合
		修复体边缘嵴未完全恢复
		修复体与对颌牙接触稍轻
		修复体表面存在平面
		修复体舌面存在平面
	不接受	修复体表面凸度恢复过大
		修复体表面凸度恢复过小
		修复体加重原本损伤的咬合
		修复体与邻牙接触不良
		修复体与对颌牙无接触或早接触
		修复体边缘存在悬突
		修复体导致殆创伤
		修复体引起牙齿或邻近组织疼痛
		修复体导致牙齿、软组织或支持骨的损伤
颜色和表面	理想	修复体与邻牙在颜色、遮光性、半透明性等方面相匹配；修复体表面光滑，对邻近组织无刺激
	接受	修复修复体与邻牙在颜色、遮光性、半透明性等方面与邻牙有轻微不匹配；修复体表面轻微粗糙，且能通过抛光改善
	不接受	修复体表面未按照解剖形态恢复，且无法调整至正常
		修复体与邻牙在颜色、遮光性、半透明性等方面不匹配，且超出正常范围
		修复体表面碎裂
		修复体表面存在大量孔隙
		修复体的遮光性与邻牙完全不协调

效果满意、临床效果不满意、临床效果非常差五个等级，前三项为可接受，后两项为不可接受。FDI 美学评价标准见表 7-4。

表 7-4　FDI 修复体美学评价标准

指标 等级标准	表面光泽	染色	颜色匹配和透明性	美学解剖形态
临床效果非常理想	拥有如同釉质般的光泽	表面、边缘均无染色	颜色匹配非常好,在遮光性和透明性上无差别	外形(几乎)非常理想
临床效果好(在抛光之后非常好)	光泽稍欠缺,存在个别空隙,但位于社交距离时肉眼不能注意到	表面或边缘有小的染色,易去除	有轻微偏差	外形轻微改变
临床效果满意(有小缺陷,无不可接受影响,未造成牙损害)	表面无光泽,但在唾液膜覆盖后仍可接受。空隙面积超过修复体表面的1/3	表面或边缘中度着色,美观上可以接受	有明显偏差,但可接受,不影响美观。透明性更不透明或透明,更暗或亮	外形改变,但美观上可接受
临床效果不满意(但可修补)	表面粗糙,不能被唾液膜掩盖,仅仅抛光已不足以解决问题;需要更多的干预措施	修复体表面染色或边缘明显染色已不能接受;需要更多的干预措施来改善美观	修复体局部不能接受,但能通过修补来改善。透明性太不透明或透明,太暗或亮	外形有改变,且美观上不能接受;需要干预或调整
临床效果非常差(需要重新修复)	非常粗糙,表面有持久性斑块,临床上不能接受	严重表面染色和(或)表层下染色,深度边缘染色,且通过干预措施不能改善)	不能接受,需要重新修复	外形完全不满意或已缺失,已无法修补,需重新修复
美学总分	美观上可接受(n 和 %):		美观上不可接受(n 和 %):	

小　结

　　牙体美是口腔美重要的组成部分,椅旁牙体美学修复将治疗与美学相结合,对口腔美的塑造十分重要。本章主要从颜色和外形两方面介绍了如何进行椅旁美学修复。该技术的优点是方便快捷,能缩短患者就诊时间和就诊次数,修复效果也令临床医师和患者满意。可以预见到椅旁牙体美学修复将在临床上越来越广泛的被应用。

(张凌琳)

思　考　题

　　1. 临床上的牙体美如何体现,患者如何参与到美学治疗中?

　　2. 脱色漂白的适应证如何选取?

　　3. 什么样的牙体才是美的? 影响到牙体美的因素有哪些?

第八章 牙颌畸形的美容正畸

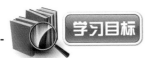

口腔医学专业：

1. 掌握：正畸美学的评价方法；正畸并发症的美学影响、原因及预防方法。

2. 熟悉：软硬组织生长发育的美学影响；正畸矫治对各类错𬌗畸形的美学效果；美学矫治器的类型及临床应用。

3. 了解：各类错𬌗畸形对美学的影响；正畸目标的审美差异性。

口腔医学技术专业：

1. 掌握：美学矫治器的类型及临床应用；正畸并发症的美学影响、原因及预防方法。

2. 熟悉：正畸美学的评价方法；软硬组织生长发育的美学影响；正畸矫治对各类错𬌗畸形的美学效果。

3. 了解：各类错𬌗畸形对美学的影响；正畸目标的审美差异性。

第一节 错𬌗畸形对美学的影响

错𬌗畸形对美学的影响是显而易见的，包括牙齿错位、排列不齐及各种牙、颌、颅面关系不调，均对面部的美观造成影响。同时，面部美观问题会对患者产生一定程度的心理障碍，表现为羞于微笑、不愿意和他人交往，容易有自卑感，因此改善牙、颌、面的美观常成为患者求诊的主要原因。

影响颌面美学的错𬌗畸形主要有以下几类：

（一）个别牙齿错位

包括牙齿的唇（颊）向（图8-1）、舌（腭）向错位；近中、远中向错位；高、低位错位；易位、旋转、倾斜等。

微笑时展露一口洁白整齐的牙齿象征着优雅与活力，而如果因为个别牙参差不齐，则犹如几个不协调的音符，会破坏这一美感。比如上颌中切牙由于其处于牙列最前端，在生活中最易受到关注,如果上颌中切牙歪斜(图8-2),即使它们接触点仍在面正中,视觉上也易产生中线偏移的错觉,影响牙列的对称美。

如果上颌中切牙存在过大牙缝(图8-3)、缺失等问题,在微笑时可明显看到一条黑色的缝隙,非常不雅。替牙期的门牙间隙多半会随着替牙结束而自行闭合,但过低的唇系带引起的缝隙则需要及早治疗。

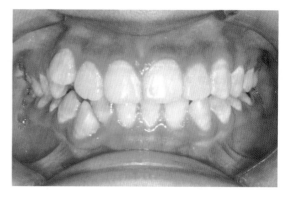

图8-1 个别牙唇向错位

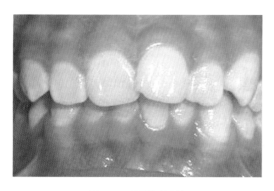

图8-2 个别牙扭转

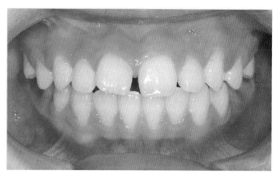

图8-3 中切牙间隙

(二)牙弓形态和牙排列异常

1. 牙列拥挤 多数牙拥挤错位常见于牙量骨量不调者。重度拥挤(图8-4)患者的口内,牙齿犹如一个个跳舞的小丑,横七竖八、歪歪斜斜,不仅会因错乱的咬合关系造成咀嚼、清洁不便,也会因"混乱"的口内景象给他人造成不好的印象。替牙期儿童也常见暂时性牙列拥挤,但只要不存在反𬌗或𬌗干扰,多数会随着生长发育而逐渐改善。

2. 牙列稀疏 散在间隙的存在是因为骨量大于牙量。正常情况下,相邻牙齿间应紧密接触。如果展露的牙列可见多处黑色空隙(图8-5),牙齿排列没有紧凑感,易使人联想到老年人牙龈退缩、牙根暴露的口内景象,给人苍老、病态之感,同时患者也会因说话漏风而发音

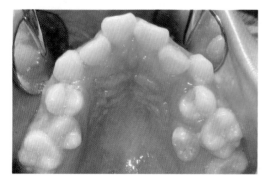

图8-4 牙列拥挤

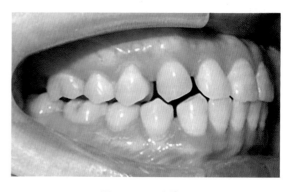

图8-5 牙列稀疏

不清。

3. 牙弓狭窄　牙弓狭窄的人多有口呼吸的不良习惯,主要表现为牙弓形态呈尖圆形、腭盖高拱、上牙列拥挤或上前牙前突等畸形。某些上牙弓严重狭窄的患者,甚至可见两颗上颌中切牙明显外露,形似"兔齿"(图 8-6)。长期的口呼吸也会导致上唇短缩、唇肌松弛、鼻翼萎缩等面部软组织形态的改变,严重影响了面部的美观。

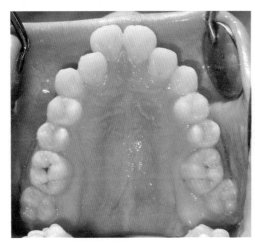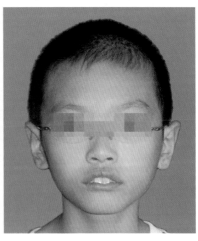

图 8-6　上牙弓狭窄(左)、上颌中切牙明显外露(右)

(三) 牙弓、颌骨、颅面关系的异常

1. 前牙反𬌗　俗称"地包天",主要表现为下颌切牙覆盖在上颌切牙外侧。可分为牙性、功能性、骨性前牙反𬌗。

(1) 牙性前牙反𬌗:单纯的前牙反𬌗患者,侧貌见下唇稍前突或无明显异常,但张口可见上颌切牙舌倾、下颌切牙唇倾或两者皆有,下切牙切端部分或全部遮盖住上切牙牙冠(图8-7)。

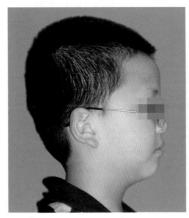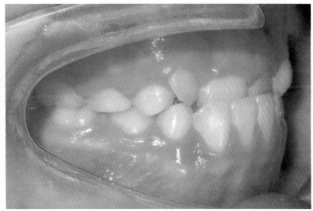

图 8-7　牙性前牙反𬌗

（2）功能性前牙反𬌗：表现为多数前牙反𬌗，牙尖交错位时，可见面中部 1/3 稍凹陷，表现出反𬌗面容（图8-8），下颌后退至切牙切对切关系时，面型明显改善。

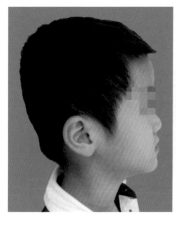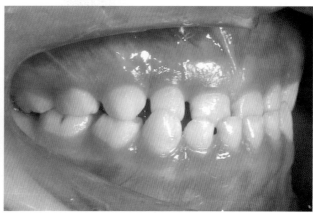

图 8-8　功能性前牙反𬌗

（3）骨性前牙反𬌗：骨性前牙反𬌗是前牙反𬌗最严重的一种类型，为颌骨形态发育异常、位置异常引起，口内表现为上前牙唇倾、下前牙舌倾以代偿颌骨关系不调，但是由于代偿量有限，依旧可见患者上下颌面部前后向深度的比例明显失调，特别在相互对比下，上颌显得更加内陷，上颌则似乎更加向前、向下伸长，最终形成面部上短下长、面中 1/3 凹陷的"半月脸"式的典型反𬌗面型（图8-9）。严重骨性反𬌗患者随着颌骨发育，这种面型会表现得越来越明显。

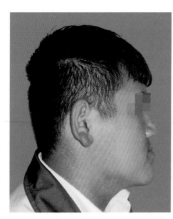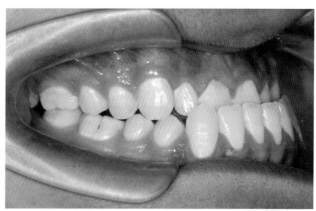

图 8-9　骨性前牙反𬌗

2. 前牙深覆盖　可分为牙性、功能性、骨性。

（1）牙性前牙深覆盖：主要由上下前牙位置或数目异常造成，如上前牙唇向倾斜，前牙间可见散在间隙，上唇向前突出，严重者可出现"开唇露齿"，呈凸面型；或下切牙先天缺失，切牙舌向倾斜，颏唇沟加深。一般上下颌骨关系正常，磨牙中性关系（图8-10）。

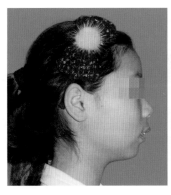
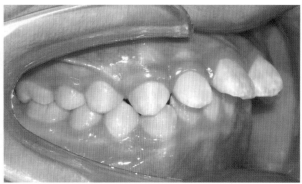

图 8-10　牙性前牙深覆盖

（2）功能性前牙深覆盖：由神经肌肉反射或口腔不良习惯引起的下颌功能性后缩，上颌一般正常，口内磨牙远中关系，侧貌稍凸（图 8-11），当下颌前伸至中性磨牙关系时，上下牙弓矢状关系基本协调，面型明显改善。

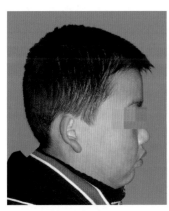
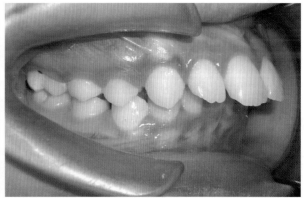

图 8-11　功能性前牙深覆盖

（3）骨性前牙深覆盖：因上颌前突或发育过度、下颌后缩或发育不足，或两者共同引起。磨牙多为远中关系，呈凸面型，"龅牙"现象明显（图 8-12），多有"开唇露齿"的问题，上下唇

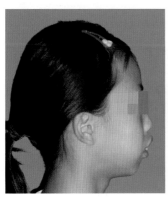
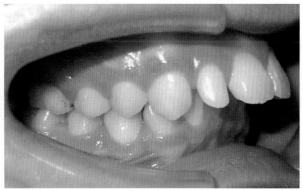

图 8-12　骨性前牙深覆盖

不能自然闭合,强迫闭合时,可见上唇上方与鼻底之间有明显的软组织隆起即肌紧张。微笑时会露出过多的牙龈,即"露龈笑"(图 8-13)。

3. 前牙深覆𬌗 患者上颌中切牙覆盖下颌切牙 2/3 以上,严重者可见切牙磨耗、腭侧黏膜咬伤。前牙深覆𬌗,常伴随Ⅱ类错𬌗。Ⅱ类 1 分类患者上切牙过度萌出并唇向倾斜,上唇外翻,表现为"龅牙"。Ⅱ类 2 分类患者上颌切牙舌向倾斜,外观上主要表现为面下 1/3 高度不足,下颌颏部

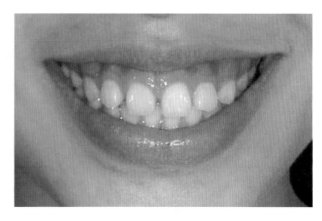

图 8-13 露龈笑

短小,面部上、中、下三部分比例不协调(图 8-14),严重者侧面观似"鸟嘴"样,严重影响容貌美观和心理健康。

4. 双颌前突 牙性双颌前突的患者牙齿长轴斜度大(图 8-15),骨性双颌前突更为严重,表现为上下颌骨及牙槽突都向前突出(图 8-16),上下唇长度不足,因此同样存在上述"露龈

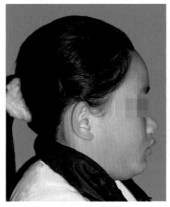
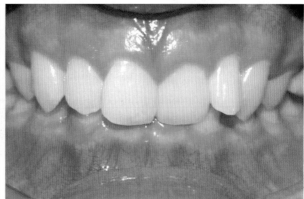

图 8-14 前牙深覆𬌗

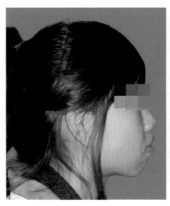
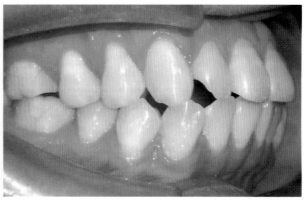

图 8-15 牙性双颌前突

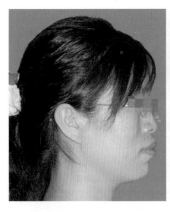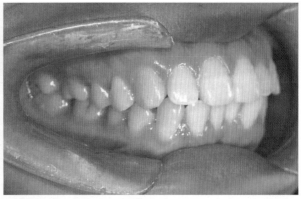

图 8-16　骨性双颌前突

笑"、"开唇露齿"等美观困扰,嘴唇用力闭合时,犹如口内饱含食物,侧面观似猴子,但口内牙齿排列一般都很整齐,前牙覆𬌗浅,有的甚至对刃。

5. 偏颌　面部对称性是影响面部吸引力的重要原因之一,虽然人类面部天生具有一定程度上的不对称,但一般肉眼很难辨别。偏颌的牙𬌗表现为单侧后牙反𬌗或交叉𬌗,上下颌中线不一致(图 8-17),咬合面偏斜,颜面部表现为面上 2/3 正常,面下 1/3 不对称,面部软组织丰满度不同,颏部和下颌偏向反𬌗侧,正面观可见下巴整体偏移(俗称"歪嘴"),颜面左右严重不对称,明显破坏了面部对称性(图 8-18)。

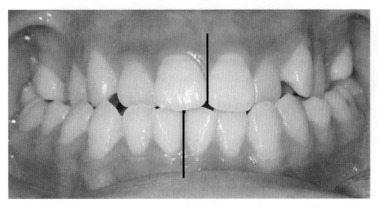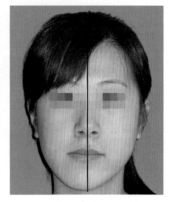

图 8-17　中线不齐　　　　　　　　　　　图 8-18　面部不对称

6. 前牙开𬌗　患者前牙没有咬合接触,上下牙列间有间隙,呈楔状,似"跷跷板"。侧面主要表现为前面高增大,后面高减小。严重前牙开𬌗患者上下唇常不能自然闭合,休息位时上下唇自然分开,却不见任何牙齿显露,好似满口失牙的老年人,面下 1/3 高度明显加大,下颌角钝,窄长面型(图 8-19)。

7. 唇腭裂　分为唇裂、腭裂或两者兼有。唇裂患者上唇唇红不连续、向上裂开,严重者裂沟可达鼻底,形似"兔唇"。腭裂患者多伴有上颌骨发育不足,且随年龄增长而越来越明显,导致反𬌗、面中部凹陷畸形。完全性腭裂往往伴有完全性唇裂,牙槽裂隙较宽,唇裂修复后,唇部向患侧牙槽骨塌陷。同时上颌牙弓形态异常,裂隙处牙常发生缺失,裂隙两侧牙萌

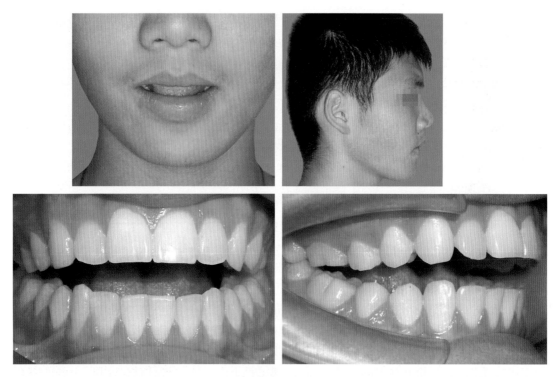

图 8-19　前牙开𬌗

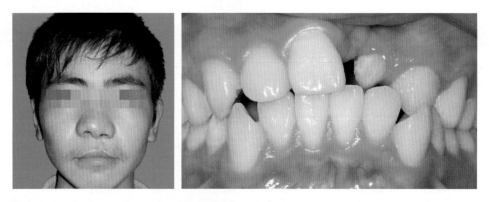

图 8-20　单侧唇腭裂致上颌骨发育不足、面中部塌陷

出时因缺乏相应的骨架支持而发生错位,导致牙列紊乱(图 8-20)。完全性腭裂患者上颌骨发育不足更加严重,因此反𬌗、面中部凹陷畸形也更明显。

第二节　面部软硬组织生长发育对美学的影响

一、牙列与𬌗的发育

正常的牙齿排列是连续、规则、整齐的,呈一定的弧形。从美学角度来说最为关注的是前牙牙列部分,在咬合时是否形成正常的覆𬌗覆盖关系。适度的覆𬌗(上前牙覆盖过下前牙唇面不超过切 1/3 且下前牙切缘咬在上前牙舌面切 1/3 以内)和适度的覆盖(上切牙切缘到下切牙唇面的水平距离在 3mm 以内)提供了自然的容貌外观。

正常𬌗的建立,不仅有赖于牙的正常发育、萌出及功能,还有赖于牙槽骨、颌骨及整个颅面部的正常发育,也受面颌肌动力平衡的影响。

一般从 6 周岁起,乳牙开始脱落,恒牙相继萌出,上颌左右中切牙之间在萌出早期时出现间隙(图 8-21,图 8-22)、上颌侧切牙初萌时牙冠向远中倾斜,这与未萌的邻牙牙胚压迫牙根有关,但如果存在多生牙或者上颌唇系带附着异常则间隙不能自行关闭,需要治疗。恒切牙萌出时出现轻度的拥挤,上下第一恒磨牙建𬌗初期可能为尖对尖𬌗关系,上下切牙萌出早期出现前牙深覆𬌗,这些与替牙𬌗期儿童颌骨较牙的生长发育相对滞后有关,是恒牙替换乳牙时其骨量与牙量仍处于调整状态的自然现象,是儿童替牙𬌗期的"丑小鸭"阶段,对外貌会有短暂性的影响,部分儿童可能会因此不敢大张嘴、不敢大笑,但这些情况会随着替牙𬌗期结束而自行调整,故暂不需要矫治。

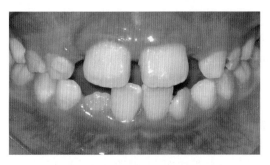

图 8-21　替牙初期生理性中切牙间隙

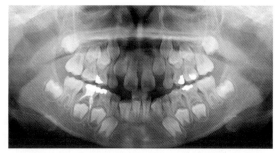

图 8-22　替牙初期上颌侧切牙牙冠压迫上颌中切牙牙根

但有些口腔不良习惯常会引起错𬌗畸形,需及时纠正。有些儿童有吐舌习惯,常将舌头放在上下前牙之间从而形成开𬌗,因此前牙开𬌗间隙多呈与舌外形一致的楔形间隙,对面貌影响大(图 8-23)。有些儿童常因鼻咽部疾病而长期有口呼吸习惯,使得上前牙前突、上牙弓狭窄,影响美观(图 8-24)。若儿童有咬铅笔、咬袖、啃指甲等咬物习惯,在咬物的位置上常呈局部小开𬌗(图 8-25)。

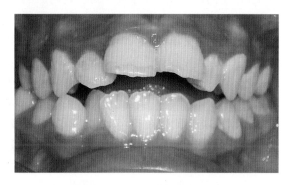

图 8-23　吐舌习惯致前牙开𬌗

儿童有些口腔不良习惯,常因肌肉的影响导致一定的错𬌗畸形。咬上唇,下颌常前伸,上前牙区唇肌张力过大,易形成前牙反𬌗。吮咬下唇,常造成上前牙舌侧压力过大而使上前牙前突,同时下切牙唇侧压力过大而使下切牙内倾,下颌后缩。若吮咬颊部或者咬物,可使上下牙弓狭窄,或形成开𬌗。

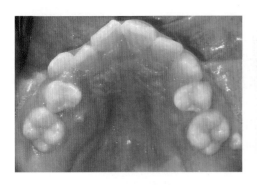

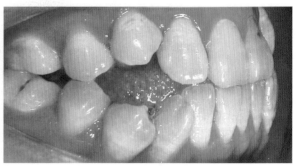

图 8-24　口呼吸习惯致上牙弓狭窄　　　　　　图 8-25　咬物习惯致局部小开𬌗

二、舌体的发育

正常情况下,牙列处于舌体与唇颊之间,牙弓内外的肌肉处于平衡状态,维持着牙弓的正常形态和大小。若舌体过大(如巨舌症),则舌肌向唇颊侧的压力超过唇颊肌向内的压力,牙弓被扩大而出现多处牙间隙,形成牙列稀疏;过大的舌体可把下颌前牙更向前推出,形成前牙反𬌗。舌体过小比较罕见,因舌体不能从内侧构成对牙弓的正常压力,外侧唇颊肌力就压迫牙弓,造成牙弓狭窄及牙齿拥挤畸形。

三、肌肉和颌骨的发育

牙弓内外的肌动力平衡对𬌗的建立至关重要。牙弓内侧舌肌使牙弓外扩,外侧唇颊肌使牙弓向内而限制其外扩,牙弓在这两种肌肉作用下保持内外平衡。同时,唇颊肌如口轮匝肌、上唇方肌、下唇方肌、尖牙肌、颧肌及颏肌等,其力量主要加在上、下颌前牙,通过邻接点而传至整个牙弓,又通过𬌗斜面传至上、下颌牙齿,使同颌的牙齿经常保持紧密的接触而相互支持,是向后的动力;颞肌、咬肌、翼内肌的咀嚼力,有推动上下牙弓向前发育的作用,是向前的动力。

颌骨正常发育时,上、下颌骨协调生长呈均面型,上、下牙列为正常𬌗接触。Ricketts 平面是头颅侧位 X 线片上软组织鼻尖点与颏前点连线,用于评价鼻、唇、颏三者之间的关系。Ricketts 认为当唇自然自然闭合时下唇相对于 Ricketts 平面应在上唇的稍前方显得较美观。

牙齿、肌肉、颌骨三者间是相互影响的。牙齿位置异常可引起肌肉功能异常,形成功能性错𬌗。此类错𬌗是在神经-肌肉的参与下发生的,若不及时阻断异常的神经-肌肉反射,则会影响骨骼发育,慢慢发展呈混合性错𬌗,最终发展为骨性错𬌗。

颌骨发育畸形将影响面部形态。颌骨发育畸形通常包括上颌骨发育不足(或过度)、下颌骨发育不足(或过度)。若上颌骨发育不足和(或)下颌骨发育过度,通常表现为反𬌗,俗称"地包天"(图 8-26,图 8-27),可分为牙性、功能性以及骨性三类。牙性反𬌗是单纯前牙反𬌗,磨牙关系多为中性,颌骨颜面基本正常,对外貌影响小。功能性前牙反𬌗下颌骨大小、形态基本正常,但位置前移,显示出轻度的下颌前突和Ⅲ类骨面型。若对这两种类型的反𬌗进行早期矫治可达到较好的效果。若不及时治疗,牙性反𬌗和功能性反𬌗结合环境因素将逐渐影响上、下颌骨的正常生长发育,最终慢慢发展成为骨性反𬌗,表现为下颌发育过度,上颌骨发育不足,对面貌影响很大,面型通常呈凹面型。

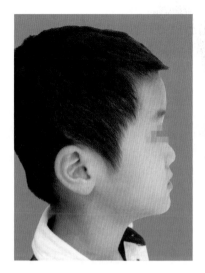
图 8-26 替牙早期反𬌗

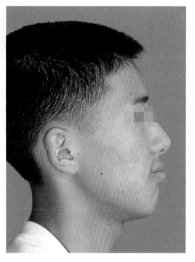
图 8-27 恒牙期反𬌗

若上颌骨发育正常或前突,下颌骨发育不足,将导致"小下巴",前牙通常表现为深覆盖(图 8-28,图 8-29)。牙性深覆盖一般没有上下颌骨之间以及颅颌面关系的明显不调,早期治疗的效果好。功能性深覆盖通常由于神经肌反射引起的下颌功能性后缩,上颌一般正常,若早期进行功能性矫治,使下颌前伸至中性磨牙关系时,上下牙弓矢状关系基本协调,面型外貌明显改善。骨性深覆盖由于颌骨发育异常所致,典型表现为安式Ⅱ类 1 分类错𬌗,通常是因上颌前突和(或)下颌后缩造成,对面貌影响很大。

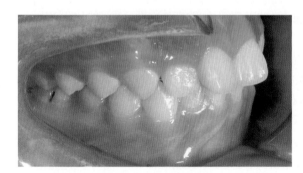
图 8-28 前牙深覆盖治疗前

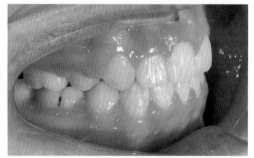
图 8-29 前牙深覆盖治疗后

另外,下颌骨发育不足尚存在有争议的观点,部分学者认为下颌骨发育受遗传因素的作用,故早期治疗影响不大,但能减少上前牙唇倾,减轻上唇翘起,降低上前牙外伤的可能性,同时能增加患者的自信心。

第三节　正畸美学的治疗目标和评价方法

一、正畸美学的治疗目标

（一）协调

错𬌗畸形是牙颌面之间结构关系失调的结果，正畸矫治是通过牙颌面各方面因素互补而达到协调（harmony）的效果。协调包括形态与功能两方面，因此在矫治设计时，不能单纯追求某一项达到最佳效果，而应追求形态、功能整体的和谐。

（二）稳定

错𬌗畸形矫治结果的保持受多种因素影响。要取得稳定（stable）的矫治结果，在矫治方案的设计、矫治过程中就必须要考虑到稳定这一矫治目标，矫治方法必须符合生物力学原则。此外，如治疗过程中未能破除不良习惯，或治疗后保持时间不够等均会造成矫治结果的不稳定。

（三）美观

对于颅面外观的美学标准，很难有统一的标准。但从形态和功能的统一这一规律来看，当通过正畸矫正恢复了正常口颌系统功能，也就必然能改善外观，达成这一目标也与诊断分析错𬌗畸形的机制密切相关。面型的特征有着明显的种族差异，这种种族差异在矫治设计中也要加以考虑，最终都将在颅面侧貌中体现出来。

二、正畸美学的评价方法

（一）正面观的评价方法

分析面部美观的第一步是面部的正面检查，可以获得面部的对称性、面部的比例和唇齿关系等。

1. 面部对称性　正常情况下，眉间点、鼻间点、唇珠和颏部中点基本位于一条直线上，构成面部正中矢状面。左右侧眉、眼、耳、颧突、鼻、口和下颌角均对称（图 8-30）。几乎所有人的面部都不是严格对称的，较小程度的不对称对面部美观影响不大。但当不对称显著时，尤其面中下部的不对称将对面部美观产生不利影响（图 8-31）。

2. 面部比例　在确定整体面型时，常比较颜面部垂直高度和宽度的比例关系，传统中医称"三停五眼"。详细介绍见第二章颌面部软组织的美学评定标准。

3. 唇齿关系　唇齿关系的美学最明显地体现在微笑美学上，主要分析微笑时上唇与上颌切牙暴露程度的关系。较常见的微笑类型是微笑时，上颌切牙牙冠约显露 2/3，上前牙切缘连线弧度和下唇微笑弧度相协调（图 8-32）。

虽然这是一个理想的目标，并不是每个患者都能达到，但仍应尽可能获得与下唇相似的有一定曲度的曲线，防止微笑线过度平坦或形成相反的微笑线，使得面部表情缺乏吸引力。

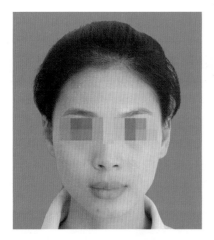

图 8-30　面部对称

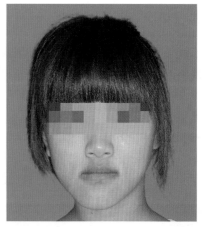

图 8-31　偏𬌗

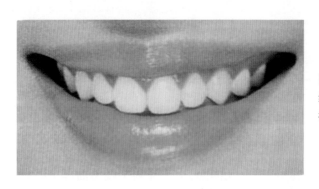

图 8-32　上前牙切缘连线弧度和下唇微笑弧度相协调

知识拓展

完美微笑的公式

笑是世界上唯一可以直接沟通的语言，是人与人亲近的桥梁。心理学家戴维·霍姆斯博士带领其研究小组总结出了一个完美微笑的公式：$A \times [(S+T+F) - (W+L)]$。其中 A（arch）指弓形，也就是微笑是两端嘴角上翘呈弓形，弧度与牙弓匹配并一直延伸至眼角；S（smile）意指自信的微笑，嘴巴笑的同时眼睛也带着笑意，这种微笑发自内心，更具有亲切感；T（tooth）指牙齿，牙齿排列整齐，牙外露的大小呈黄金比例，从中切牙到两侧依次减小，侧切牙是门牙大小的 61.8%，尖牙是前一颗牙的61.8%，一般露出 6~8 颗上前牙，牙齿形态完整；F（face）指脸型，霍姆斯认为高颧骨、大眼睛和尖下巴能让笑容更美；W（white）是牙齿颜色，最好为透明度高的白色；L（lip）意指嘴唇的状况，饱满、健康的粉色为佳。

（二）侧面观的评价方法

侧貌对容貌的影响十分重要，上唇前突、颏部后缩等都极大地影响美貌。同时，侧貌也是正畸医师和患者关注的内容，通过肉眼观察或 X 线头影测量分析可以获取颅、颌、面侧貌的大量信息，为分析影响面部美观的病因机制和制订治疗方案提供重要信息。侧面观评价也是评价矫治结果的方法之一。常用的侧貌判断标准有以下几种：Ricketts 平面（审美平面）、Sg-Pg 平面（Burstone 线）、侧貌角、鼻唇角，详见第二章颌面部软组织的美学评定标准。

此外，不同人对侧面型的认可度各不相同。比如非洲人认为双颌前突的凸面型是一种时尚，有人认为下颌后缩的Ⅱ类面型能让自己更具娃娃脸的可爱，还有人则更偏爱Ⅰ类面型的成熟、性感。因此正畸医师在治疗前，要充分了解患者对侧貌面型的认知程度，不能一味追求"标准答案"。

（三）口内观的评价方法

1. 牙齿排列　无论采用何种矫治方法，治疗结束后牙齿都应排列整齐，无拥挤、无扭转、无间隙等。基本美学特征是整齐、对称、比例、协调和自然（图 8-33）。

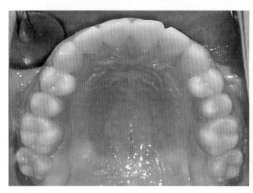
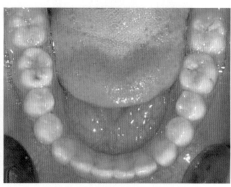

图 8-33　口内相，上下牙列

（1）前牙排列的审美特征：排列整齐，无间隙，上下牙列中线与面部中线在同一条直线上。前牙覆𬌗覆盖正常，牙齿轴倾角唇倾角正常。牙齿的临床牙冠高度和凸度自然协调。

（2）后牙排列的审美特征：牙列整齐、对称、弧度自然、牙齿覆𬌗覆盖关系协调。

2. 牙弓矢状关系　主要包括磨牙和尖牙的矢状关系以及前牙的覆盖大小。

（1）磨牙矢状关系美学标准：中性磨牙关系，即上颌第一磨牙的近中颊尖咬在下颌第一磨牙的近中颊沟。

（2）尖牙矢状关系的美学标准：中性尖牙关系，即上颌尖牙咬在下颌尖牙和下颌第一前磨牙颊尖之间。

（3）前牙覆盖的美学标准：上中切牙切缘到下中切牙唇面的水平距离在 3mm 以内（图 8-34）。

3. 牙弓宽度关系　上下牙弓形态左右对称，牙弓大小及形态应协调美观（图 8-35）。后牙区无反𬌗、锁𬌗等。

4. 牙弓垂直关系　垂直关系用前牙

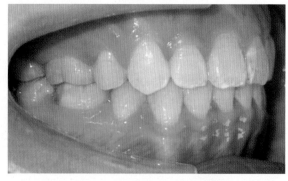

图 8-34　牙弓矢状关系口内相

的覆𬌗表示。正常的前牙覆𬌗为上颌切牙切缘咬在下颌切牙的切 1/3 之内（图 8-36）。

5. 牙弓中线　上颌中切牙近中接触点与下颌中切牙近中接触点应在同一条直线上（见图 8-36）。

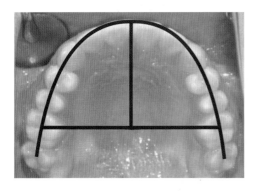

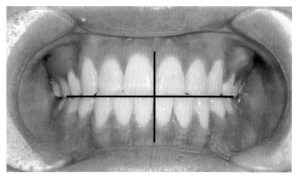

图 8-35 牙弓形态为弧形，左右对称

图 8-36 上颌切牙切缘咬在下颌切牙的切 1/3 之内且上下牙弓中线在同一条直线上

第四节 正畸治疗的美学效果

随着医疗水平的提高和人们对美的认识改变，患者和正畸医师不再局限于排齐牙列，而是越来越重视外貌面型的改善。当代正畸治疗方法和手段，不仅能排齐牙齿、关闭拔牙间隙、调整上下颌咬合关系，还能通过生长改良促进上下颌骨的协调发育，改善正、侧位外貌面型，同时还可采用正畸 - 正颌联合治疗技术矫治严重的骨骼发育畸形。

常见的几类错𬌗畸形通过正畸或正畸 - 正颌联合治疗均能达较好的美学效果：

（一）个别牙齿错位

个别牙齿错位是最常见的错𬌗畸形表现。正畸治疗后可使错位牙齿轴倾角、唇倾角恢复正常，牙齿的临床牙冠高度和凸度自然协调，𬌗平面连续、平滑，上下颌牙齿中线对齐，无间隙，尖牙、磨牙中性关系，前牙覆𬌗覆盖正常（图 8-37）。

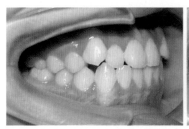
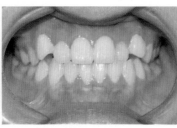
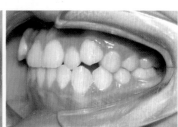

治疗前

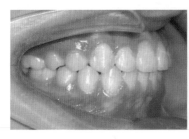
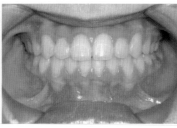
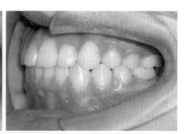

治疗后

图 8-37 个别牙齿错位患者治疗前后𬌗像（上颌尖牙唇向错位）

213

（二）牙列拥挤

牙列拥挤不仅会引起牙齿功能障碍,也极大影响美观。通过正畸治疗后能获得对称协调的牙弓形态,牙齿整齐排列无间隙,上下牙广泛紧密接触,微笑时,𬌗平面与微笑线协调一致(图 8-38)。部分因拥挤而伴有前牙前突的患者,可通过拔牙矫治内收上唇,获得较好的侧貌。

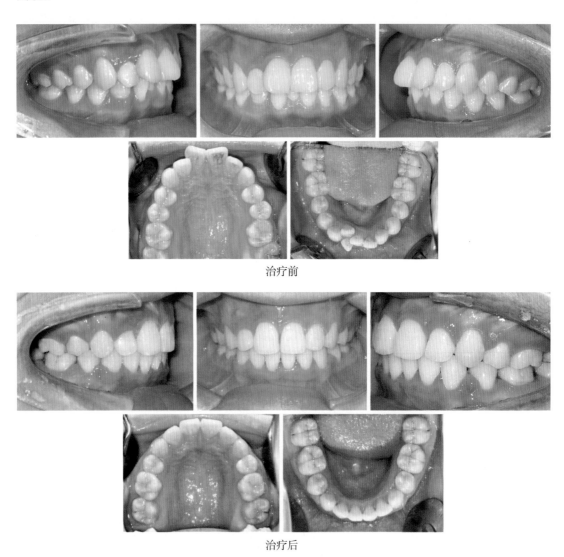

治疗前

治疗后

图 8-38 牙列拥挤患者(下颌前牙拥挤)治疗前后𬌗像

（三）牙列散在间隙

牙列散在间隙的患者多因牙齿排列不紧密影响美观求治。正畸治疗可以关闭间隙,弥补了因为牙列间隙形成的视觉"黑洞",给患者自信的微笑(图 8-39)。

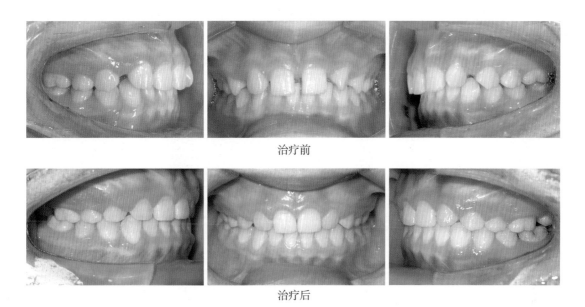

治疗前

治疗后

图 8-39　牙列散在间隙患者治疗前后𬌗像

(四) 前牙反𬌗

1. 牙性前牙反𬌗　患者上下颌骨发育正常,一般只有个别前牙反𬌗,正畸治疗后可以解除反𬌗,恢复正常的覆𬌗覆盖(图 8-40)。

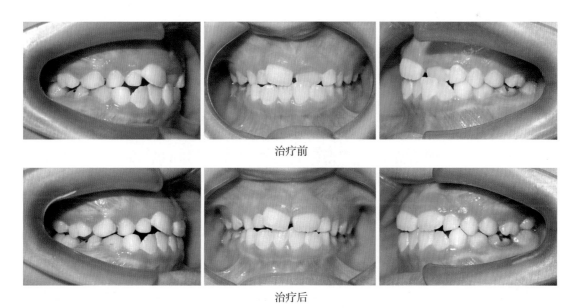

治疗前

治疗后

图 8-40　牙性反𬌗患者局部治疗前后𬌗像

2. 功能性反𬌗 是指由神经 - 肌肉功能紧张参与使下颌假性前移位形成多数前牙反𬌗的一种错𬌗畸形,咬合干扰和早接触是诱发功能性反𬌗的主要原因。采用功能性矫治器治疗(如 Frankel-Ⅲ矫治器)可缓解肌肉紧张,解除反𬌗,使上下前牙覆盖正常。上颌长度和位置改善明显,下颌角和下颌平面角减少,颌骨关系和牙弓关系改善,并能保持较好的稳定(图8-41)。

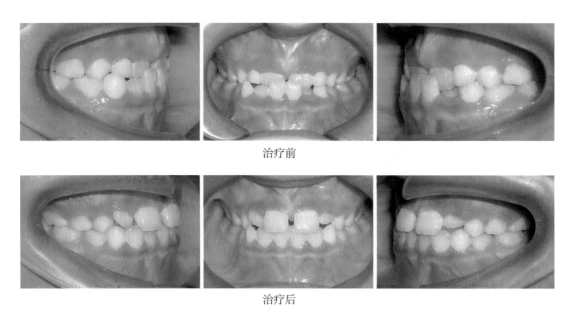

治疗前

治疗后

图 8-41 功能性反𬌗患者治疗前后𬌗像

3. 骨性前牙反𬌗 患者下颌骨发育过度、上颌骨发育不足或两者都有。对轻度骨性反𬌗(ANB 角 >-4°)患者,可以通过下颌前牙舌倾、上颌前牙唇倾来进行"掩饰性"治疗,代偿颌骨发育异常,达到前牙浅覆𬌗覆盖关系,但磨牙、尖牙多不能完全达到中性关系,上下牙列尖窝关系欠佳。治疗后上下唇会随牙齿发生适应性移动,如上唇前移、下唇内收,在一定程度上掩饰颌骨问题,但也存在上前牙唇倾、下前牙过度舌倾、颏部更加明显的缺点(图 8-42)。

对重度骨性反𬌗(ANB 角 <-4°)患者,单纯通过正畸"掩饰性"治疗效果不佳,因此建议患者进行正畸 - 正颌联合治疗。对不愿手术的患者,应充分告知正畸"掩饰性"治疗所能达到的牙齿、面型改善的有限程度。

(五) 前牙深覆盖

1. 牙性前牙深覆盖 前牙深覆盖患者,前突的上前牙影响美观,侧貌多表现为凸面型。正畸治疗内收前牙时应注意控制切牙垂直向高度,避免切牙过度伸长发生"露龈笑",治疗后上下前牙覆盖正常,不再有"兔齿"问题,上下唇能自然闭合,唇肌张力正常,休息状态上唇可覆盖上颌切牙,唇部突度协调(图 8-43)。

2. 功能性前牙深覆盖 此类错𬌗由神经肌肉因素引起下颌功能性后缩。正畸医师采用活动矫治器(如 Twin-Block 矫治器)治疗后,可以解除神经肌肉紧张,去除不良的牙𬌗因素,前导下颌骨,促进其生长达到正常位置,使上下前牙覆𬌗、覆盖正常。侧貌可由原先的凸面型面型逐渐改善达到直面型(图 8-44)。

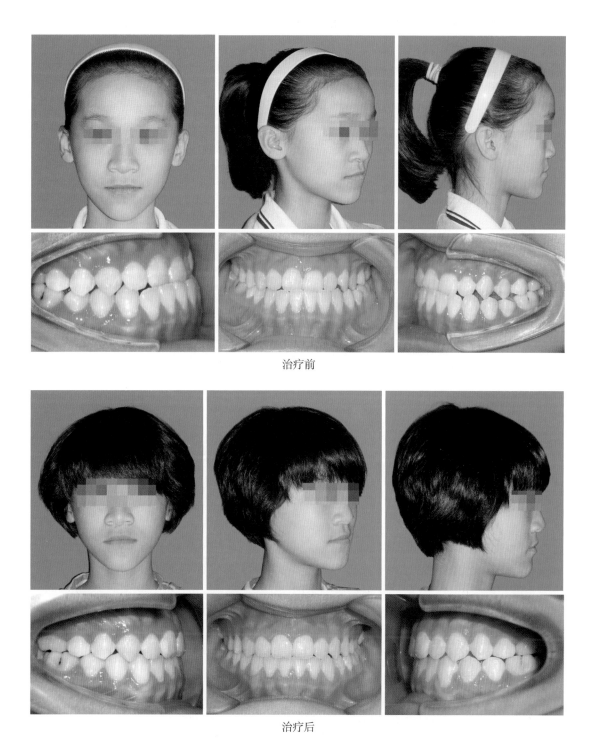

治疗前

治疗后

图 8-42 轻度骨性反𬌗患者治疗前后的面像、𬌗像

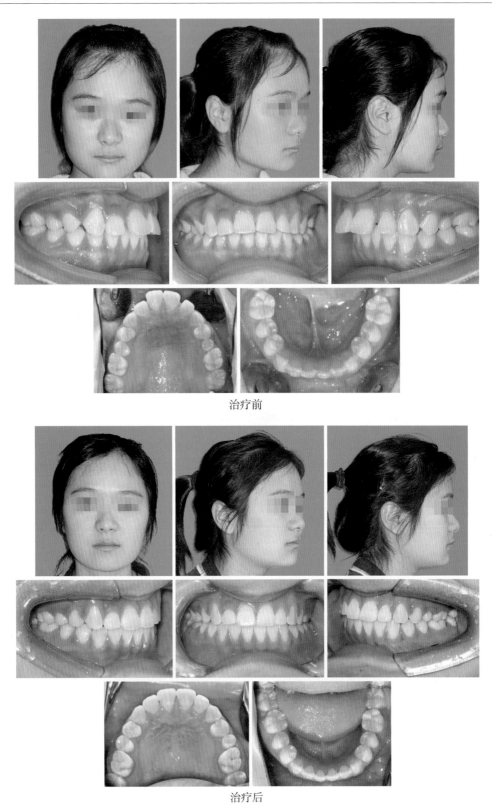

治疗前

治疗后

图 8-43 牙性前牙深覆盖患者治疗前后的面像、𬌗像

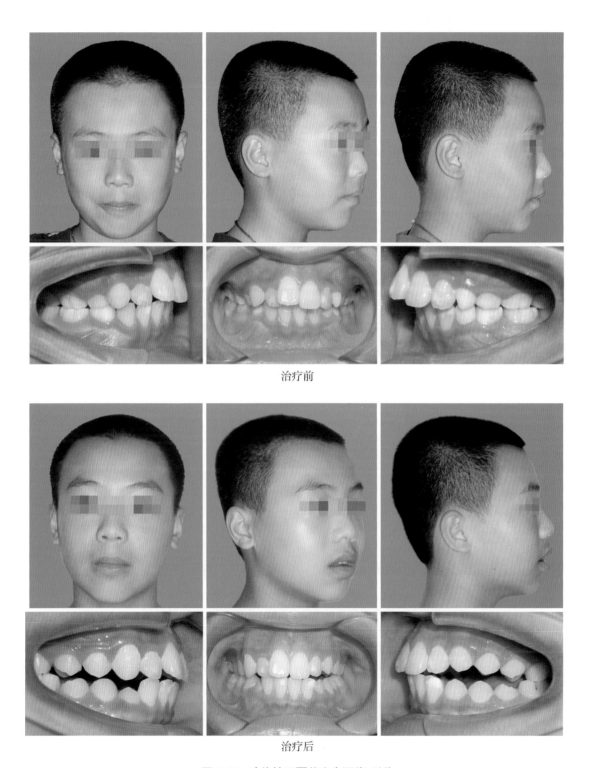

治疗前

治疗后

图 8-44 功能性深覆盖患者面像、𬌗像

3. **骨性前牙深覆盖** 患者上颌骨发育过长、下颌骨发育不足或两者都有。对轻度骨性前牙深覆盖患者,可以通过下颌前牙唇倾、上颌前牙舌倾来进行"掩饰性"治疗,代偿颌骨发育异常。治疗后上下唇会随牙齿发生适应性移动,如下唇前移、上唇内收,在一定程度上掩饰颌骨问题,但也存在上前牙舌倾、下前牙过度唇倾等缺点。

对重度骨性前牙深覆盖患者,单纯通过正畸"掩饰性"治疗,面型改善程度有限,效果往往并不理想,因此建议患者进行正畸 - 正颌联合治疗(图 8-45)。

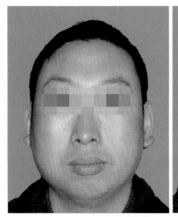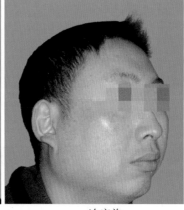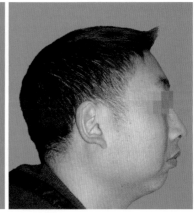

治疗前

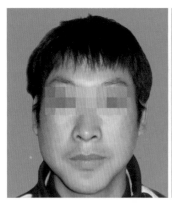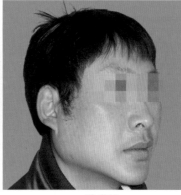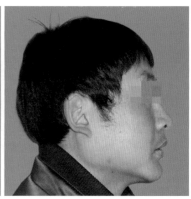

治疗后

图 8-45 重度骨性深覆盖患者正畸 - 正颌术前、术后面像

(六)深覆𬌗

深覆𬌗患者上下牙弓垂直向发育不足、面中下 1/3 过短。正畸治疗主要根据前后牙和牙槽情况,压低前牙或升高后牙,打开咬合,纠正前牙的轴倾度,使尖牙、磨牙达到中性关系。调节上下颌骨的垂直关系,伸长面中下 1/3 从而使面型改善,侧貌更加协调(图 8-46)。

(七)双颌前突

双颌前突患者因面型较凸求治,对面部、侧貌改善要求较高。牙性双颌前突患者只是单纯牙齿前突,上下颌骨发育正常,通过拔牙治疗内收上下前牙至正常覆𬌗覆盖,上下唇突度也随前牙内收而后移,凸面型得到改善,不再有"口内饱含食物"之感,面部肌肉自然放松,上下唇可自然闭合,"开唇露齿"的问题得到解决,从而使面部美观(图 8-47)。

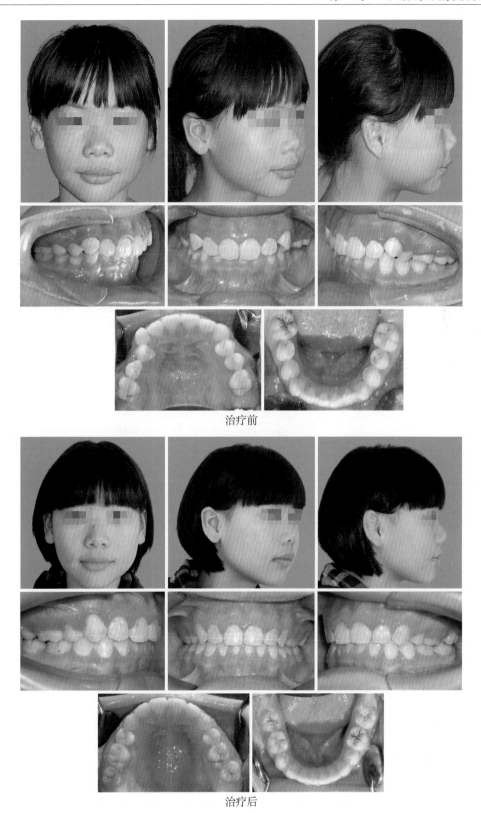

治疗前

治疗后

图 8-46　深覆𬌗患者治疗前后的面像、𬌗像

221

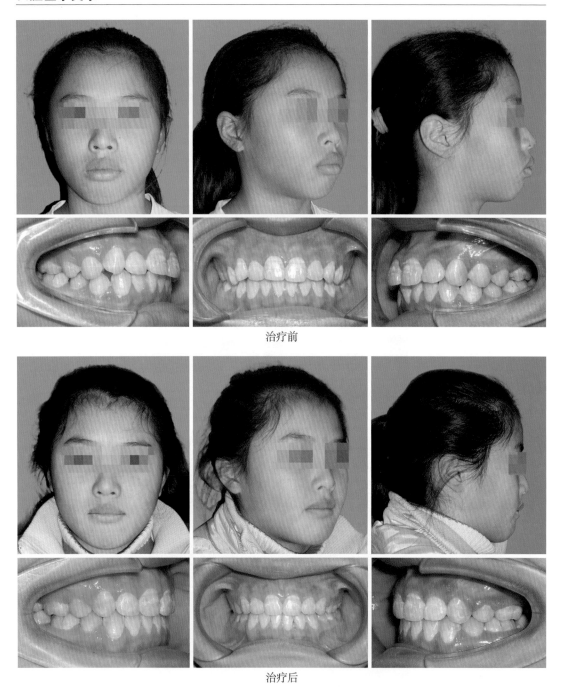

图 8-47　牙性双颌前突患者治疗前后的面像、殆像

　　骨性双颌前突患者上下颌骨过度生长或牙槽突过度前突,前牙偏直立,治疗后上下前牙可有一定程度的内收,颌骨也随之发生一定程度的适应性后移改建。轻度骨性双颌前突患者矫治后侧貌可达到直面型,上下唇外翻及肌紧张有较大的改善(图 8-48)。严重骨性双颌前突患者矫治后,面型改善程度有限,因此对这类患者,也可推荐正畸-正颌联合治疗。

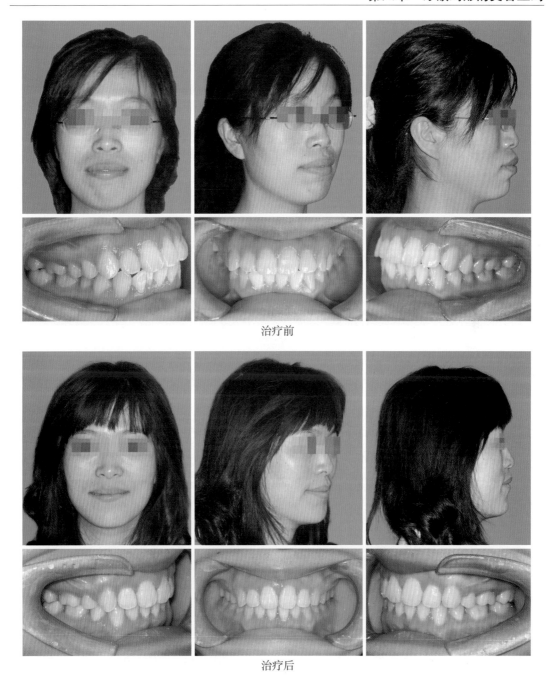

治疗前

治疗后

图 8-48　骨性双颌前突患者治疗前后的面像、𬌗像

（八）偏颌

偏颌患者面型不对称，极大的影响美观。轻度偏颌患者可以通过正畸"掩饰性"治疗，代偿颌骨发育不对称，尽量使磨牙、尖牙达到中性关系，上下唇中线、面部对称（图 8-49）。对重度偏颌患者，单纯通过正畸"掩饰性"治疗效果不佳，因此建议患者进行正畸 - 正颌联合治疗纠正颌骨问题。对不愿意手术的患者，应尽早告知正畸"掩饰性"治疗所能达到的牙齿、面型改善的有限程度。

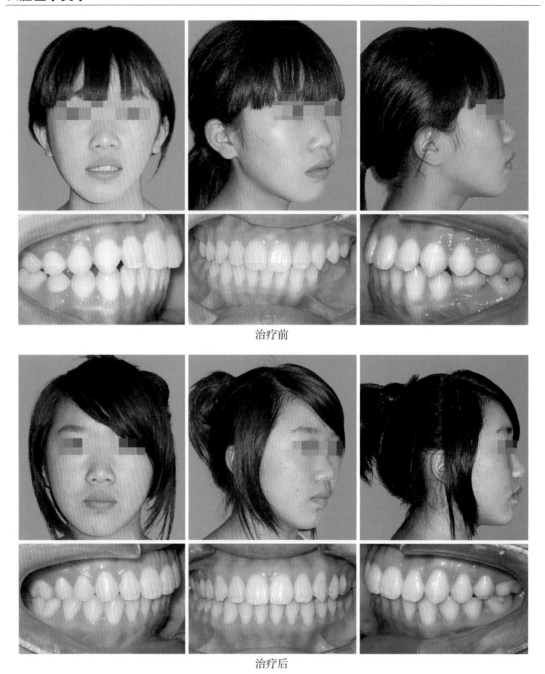

治疗前

治疗后

图 8-49　偏颌患者治疗前后的面像、𬌗像

（九）前牙开𬌗

前牙开𬌗是指上颌前牙与下颌前牙无接触，形成前牙楔状间隙。正畸治疗后可恢复牙齿正常唇倾度，关闭牙列间的楔状间隙，使上下牙列广泛接触，不再有"说话漏风"的困扰。对于合并拥挤或前牙前突等错𬌗畸形的患者，采用拔牙矫治，可同时矫正唇倾的前牙，使牙轴正常，唇肌放松，上下唇能自然闭合，侧貌更加协调（图 8-50）。

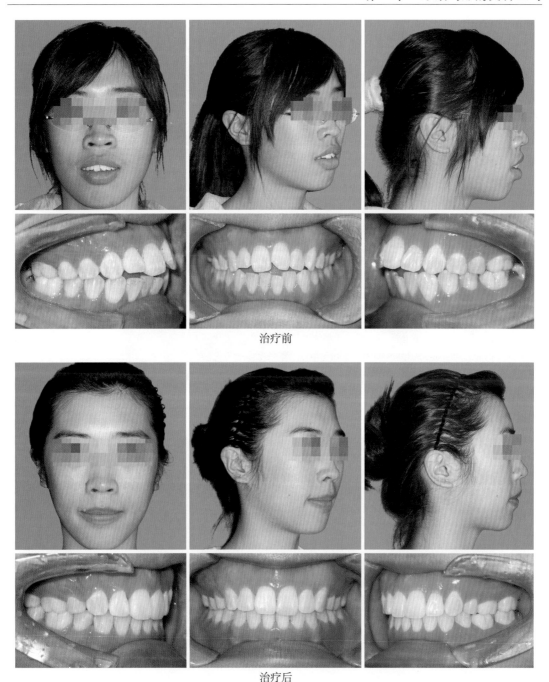

治疗前

治疗后

图 8-50 前牙开𬌗患者治疗前后的面像、𬌗像

(十) 唇腭裂

唇腭裂患儿因为颌骨裂隙、软组织裂隙或者牙槽裂隙而多伴有多种错𬌗畸形,不仅会造成口腔功能影响,也极大的影响美观。唇腭裂的治疗比较复杂,涉及多个学科。正畸治疗效果主要是排齐牙齿,调整上下牙弓的形态,建立良好的咬合关系(图 8-51)。如果唇腭裂患者错𬌗畸形严重,需要正畸 - 正颌联合治疗,纠正颌骨畸形,达到良好的面型、侧貌。

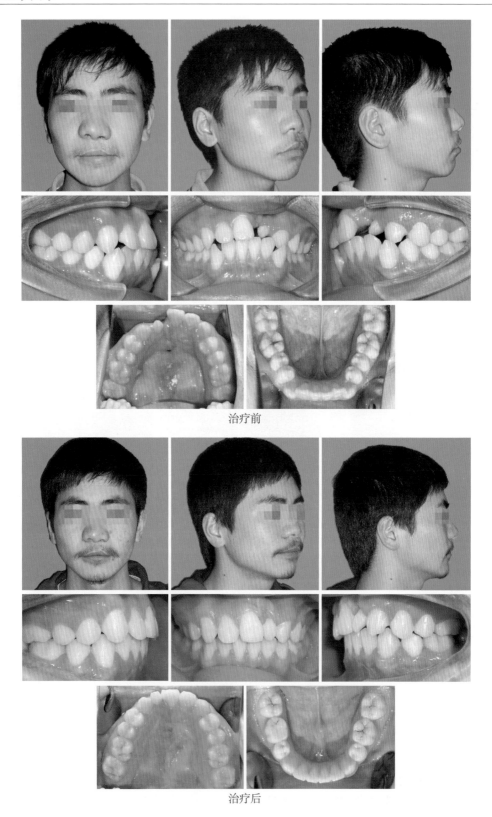

治疗前

治疗后

图 8-51　唇腭裂患者治疗前后的面像、𬌗像

第五节 审美差异性对正畸美学的影响

正畸是一门科学与艺术相结合的专业,正畸治疗的最终目标是改善功能和美观。近几年,对美貌的强烈渴望逐渐成为患者寻求治疗的动机。尽管医师们已经得出一套大家较为公认的面部美学评价方法,但对美的认知是一种个性化的体现,受多种因素影响,即使同一审美对象在不同人眼中也可以产生不同的审美感受,因此很难用完全统一的指标衡量,还存在较大的个体性差异。正畸医师在接诊时,要充分考虑患者的审美差异,避免不必要的纠纷。

(一)审美的民族差异

由于受文化影响,不同民族对美学的认知程度不同,比如韩国女性宁可自己是Ⅲ类面型也不能接受Ⅱ类侧貌(图 8-52)。在不少非洲国家,牙缝一直是美丽的标志(图 8-53)。但在欧洲和北美国家,牙缝并非一直都被认为是时尚美丽的特征。黑种人以凸面型为美,而白种人则认为直面型更有魅力。

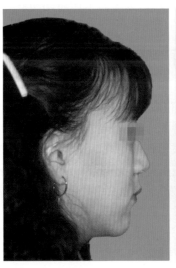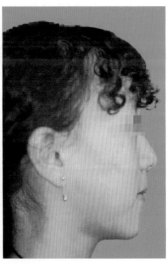

图 8-52 左为Ⅱ类面型,右为Ⅲ类面型

(二)审美的性别差异

女性对年龄较为敏感,乐于追求年轻化的面容,偏爱Ⅱ类面型,而男性更易被成熟性感的Ⅰ类面型所吸引。

(三)审美的心理差异

有些人非常重视面部美观,即使错殆畸形较轻,也可能会产生焦虑。对容貌的评判,如果掺杂了强烈的个人情感因素,就会淡化面部缺憾的影响,所谓"情人眼里出西施"就是讲述了这个道理。比如有的患者因为崇

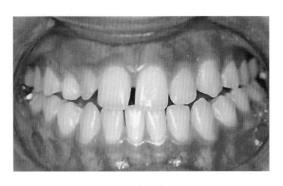

图 8-53 上颌中切牙牙缝

拜某位有明显"虎牙"特征的明星,会视"虎牙"为美,而将其作为自己的治疗目标。患者个性化的审美心理差异是影响其治疗目标非常重要的因素。

（四）审美的年龄差异

未成年人患者多对"美"没有明确的认知,他们的矫治要求多为家长的意愿。成人已具备成熟的审美能力,对面部变化非常敏感,但容易受到周围人的评价影响,往往旁人的一句话就可改变其对治疗结果的看法。

（五）审美的知识差异

正畸治疗中,医师、患者都是审美主体,由于专业知识非对等性,医师更容易预测通过治疗所能达到的美学效果,而患者往往认为治疗结果和他原来的期望有差异。

许多正畸医师想当然地认为,只要达成标准面型就能获得患者认可,但牙齿和面部形态与个体的审美眼光之间的关系是极其复杂的。鉴于不同人对面部美学的认知不同,正畸医师在设计治疗方案前应和患者充分交流,了解患者（家长）的社会、经济、教育、经历、心理、美学等人文背景,知晓患者求诊目的和愿望,基于患者个人的期望和接受能力,再制订矫治方案。若只考虑正畸治疗的必须性而忽视患者的"需求"、接受能力和期望值,则不能得到患者良好的配合,更不可能得到患者的充分认可和接受,极易造成医患纠纷。

第六节　矫治器的美学

随着科学技术的发展和社会的进步,人们对口腔健康的逐步重视,接受正畸治疗的人将会越来越多,尤其是成人正畸比例不断上升。由于成人的社会和心理需求复杂,职业需要以及患者对于自身形象的重视,正畸治疗的要求不仅停留在矫治后的美观的改善,矫治过程中的美学要求也越来越高,对矫治器美观要求更加强烈,甚至因不能接受矫治器带来的美观影响而放弃治疗。这就催生了美观的矫治器的发展,美观矫治器越来越受患者欢迎,在当代正畸治疗中扮演重要的角色。

临床上,美观矫治器种类繁多,大致可以分为固定美学矫治器、活动美学矫治器等,还包括矫治过程中各种提高美学的附件及美观保持器。

一、传统固定矫治器的种类和对美学的影响

（一）传统固定矫治器的种类

传统固定矫治器包括金属材质的方丝弓矫技术、Begg细丝弓矫治技术和直丝弓矫治技术等。

1928年,美国人 Angle 发明了具有划时代意义的矫治器——第一代方丝弓矫治器和矫治技术,到20世纪30年代中期出现第二代方丝弓矫治器及矫治技术。20世纪40年代初,Tweed、Merrifield 在 Angle 的方丝弓技术基础上加以改革,提出了 Tweed-Merrifield 标准方丝弓技术,这就是第三代标准方丝弓技术。

Begg 于1954年发表了"石器时代的人类牙列"一文,并首次提出他的细丝弓技术。主要应用磨耗𬌗理论及差动力理论。

1970年,美国正畸学家 Lawrence F. Andrews 基于正常𬌗的六项标准设计了一种源于方

丝弓矫治器的新型矫治器——直丝弓矫治器。其后直丝弓矫治器迅速发展,成为现代正畸治疗中的主流矫治器。包括了 MBT 直丝弓技术、平直丝弓矫治技术、亚历山大直丝弓技术、Tip-Edge 直丝弓矫治技术等。

（二）传统固定矫治器对美学的影响

传统的固定矫治器采用金属材质(图 8-54),对美观产生不良影响。主要包括以下几个方面:

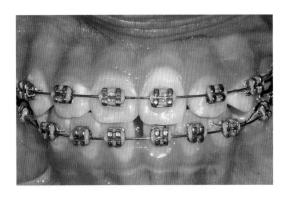

1. 金属托槽本身的外观　其本身灰色的外观以及粘接在患者牙齿的唇面,使患者微笑和张口说话时,暴露出矫治器,影响美观。

2. 托槽粘接的位置　托槽粘在牙冠上,患者口腔卫生不易清洁,软垢菌斑容易堆积,易产生牙龈炎,牙龈红肿、出血、形变,影响美观。

图 8-54　传统金属材质的矫治器

3. 并发症　托槽周围易脱矿,产生白垩斑、龋损等并发症影响美观。

知识拓展

牙套时尚

许多年前,在大城市的专业口腔医院门前,人们彻夜排队,为的是给孩子挂一张口腔正畸科的门诊号,可谓是"一号难求",同时也说明只有少数人才能成功接受正畸治疗。

现如今,在学校里、在街上随处可见一群群戴着"牙箍"的孩子。戴"牙箍"正逐渐成为孩子们生活中一件非常普通的事情,也就出现许多"牙套妹"、"钢牙妹"等时尚称呼,这与孩子们对自身面部美观要求提高、模仿同龄人接受牙齿矫正外,也和家长"望子成龙"、"望女成凤"的心理有较大的关系。

近年来,一些成人也加入戴"牙箍"的行列,而且许多主持人、歌星是佩戴常规的不锈钢托槽,在公众场合非常自信,一点都没有戴了牙套不自然的表情或肢体掩饰动作,给人一种自然洒脱、很时髦的感觉。

现在,"牙套时尚"越来越容易在日常生活中见到了。

二、固定矫治器中的美学改进

（一）个体化托槽

个性化托槽指采用深受青少年喜爱的卡通形象的托槽(图 8-55)。它使正畸矫正成为一种美观时尚。目前有米奇型、星型、梅花型、心型等形状可供患者选择。

1. 特点

(1) 患者根据自己的喜好选择不同的形状的托槽,使矫治过程美观时尚。

（2）网状底面，大面积设计，不易脱落。

2. 适应证　所有传统矫治器适合的患者都适合个性化托槽，尤其适合那些追求时尚和美观的儿童和青少年。

（二）舌侧矫治器

舌侧矫治技术（lingual orthodontics）首先于1976 年由美国医师 Craren Kurz 获得发明专利并开始应用，因其隐蔽于牙弓舌侧而命名为舌侧矫治技术（图 8-56）。1979 年，ORMCO 公司开发了ORMCO 第一代舌侧矫治器。但 20 世纪 80 年代中期，由于舌侧矫治器及技术的不完善，临床治疗中出现一系列问题，同时因为陶瓷托槽等其他兼顾美观和稳定的矫治器的出现，舌侧正畸进入了一个低谷。20 世纪 90 年代，随着舌侧矫治技术

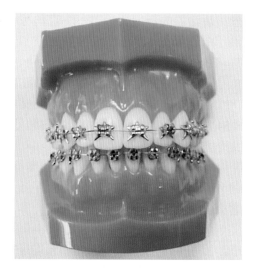

图 8-55　个性化矫治器

在托槽定位、间接粘接等技术及生物力学机制方面研究成果的突破和成人正畸病例的治疗成功，舌侧矫治技术得到了复兴，在欧洲、亚洲出现了流行热潮。目前舌侧矫治器及矫治技术已成为一种成熟的固定矫治系统。

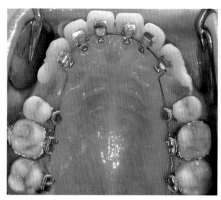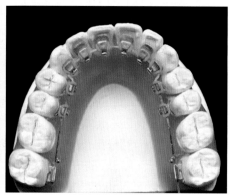

图 8-56　舌侧矫治器

1. 特点

（1）优点：

1）美观：矫治器粘在牙弓的舌侧，不易被看见，被称为"隐形矫治器"，排除了因视觉因素造成的美观影响；同时不会因牙齿唇侧的托槽而影响唇的闭合及增加唇面凸度；矫治后，牙齿也不会出现因唇侧托槽粘接而出现的白垩斑、龋坏等影响美观的并发症。

2）易于打开咬合：在舌侧正畸治疗中，打开咬合主要是通过压低前牙实现的，其中以压低下前牙为主。

3）支抗强：舌侧矫治器易于实现后牙的根颊向转矩及冠的远中舌向扭转，从而在后牙段建立骨皮质支抗。因此，舌侧矫治器的支抗力值大于唇侧矫治器。

（2）缺点：椅旁操作复杂费时、价格昂贵、对医师技术要求高、对舌体的刺激以及对发音

和口腔卫生的影响。托槽脱落率高,患者对矫治器较难适应,尤其是双颌同时矫治。

2. 适应证

(1) 选择舌侧的人群:演艺界人士、律师、教师、模特、公务员等职业美观要求较高或爱美人士;适合经常做运动的青少年和运动员、舞蹈演员、杂技演员等,它可以避免损伤唇部。

(2) 适合舌侧矫治器治疗的错𬌗类型:原则上可以进行唇侧矫治的患者也可以进行舌侧矫治。理想型病例:低角深覆𬌗、中切牙中缝、轻度拥挤的安氏Ⅰ类、拔除上颌前磨牙的安氏Ⅱ类。

(3) 不适合舌侧矫治器治疗的错𬌗类型:临床冠过短、患有严重的牙周疾患、严重的颞下颌关节功能紊乱综合征(TMD)等。

（三）陶瓷托槽

陶瓷托槽自 1986 年问世,虽然不能做到完全隐形,但是颜色和牙齿颜色接近(图 8-57),美观效果较传统金属托槽也有很大的改善,逐渐成为正畸医师喜欢采用的矫治器。

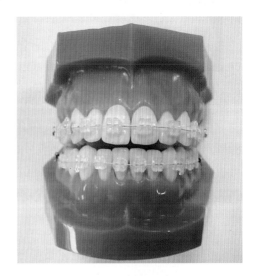

图 8-57　陶瓷矫治器

1. 特点

(1) 优点:

1) 美观:陶瓷托槽透明度高,美观的视觉效果好,粘在牙齿上隐蔽性较好,使矫治过程悄然完成,满足患者的美观要求。

2) 稳定性好:陶瓷具有极高的硬度,为不锈钢的 9 倍,因而不会变形,具有很好的稳定性,有利于临床医师的正畸矫治。

3) 粘接牢固:基底与粘接剂之间为化学结合,受力均匀,不易脱落,明显减少复诊次数。

4) 矫治效果好:内衬金属槽沟,有助于钢丝自由滑动,提高治疗效果。

5) 舒适:特殊设计的边缘斜面及翼展,使佩戴更舒适。

6) 拆卸方便:底部中央设应力集中沟,使托槽拆卸方便容易。

(2) 缺点:

1) 陶瓷材料的断裂韧度低于不锈钢,故陶瓷托槽易断裂。

2) 患者特殊的饮食习惯(如过多饮用咖啡)、卫生习惯(如使用某些漱口水)或使用唇膏等,可造成托槽染色。

3) 陶瓷托槽体积较大,保持口腔清洁更困难,可能导致托槽周围牙齿表面脱矿。

4) 陶瓷托槽的高硬度会使对颌牙的釉质磨损。

2. 适应证　适用金属托槽的患者,陶瓷托槽全部适用,尤其适用于对美观追求较高的患者,使患者在整个治疗过程中保持自信的微笑。

三、活动矫治器

（一）传统的活动矫治器

传统的活动矫治器主要由各种卡环、副簧、弓簧、基托、唇、舌弓等组成。靠卡环和黏膜的吸附发挥固位作用。医师可根据需要在矫治器上随意增减产生矫治力的附件,以便达到矫治错𬌗的目的。临床上主要包括𬌗垫式活动矫治器、带翼扩弓活动矫治器、螺旋器分裂基托矫治器(图 8-58)、平面导板矫治器、斜面导板矫治器以及舌簧矫治器(图 8-59)等。

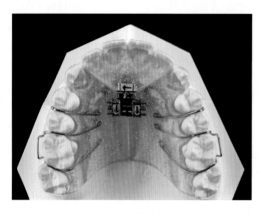

图 8-58　螺旋器分裂基托矫治器

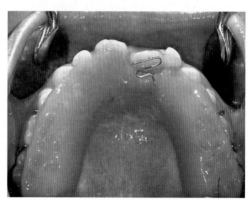

图 8-59　舌簧矫治器

传统活动矫治器的美学缺陷:固位部分的各种卡环,加力部分的各种簧,以及连接部位的唇弓多由不锈钢丝弯制的。暴露于口腔的唇侧,影响美观;连接部分的基托,本身的色泽可视,加上部分患者清洗不净,色素沉着等影响美观。

传统活动矫治器需要患者配合,由于佩戴舒适度较差,矫治效能较差,目前临床上较少使用。

(二)无托槽隐形矫治器

无托槽隐形矫治器的研究最早于 1998 年出现在美国。因其对牙齿的矫治过程不需要弓丝和托槽,又被称为无托槽矫治器(图 8-60)。在国内,目前也已成功研制出具有我国自主知识产权的国产无托槽隐形矫治系统,在正畸临床也得到不断推广和应用。随着无托槽隐形矫治技术的不断完善,能有效地在三维方向上准确地移动牙齿,其适应证也不断扩展。

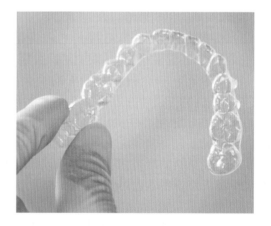

图 8-60　无托槽隐形矫治器

1. 特点

(1)美观:透明,几乎完全隐形,视觉效果佳,可为美观要求高的患者提供传统矫正所不能提供的隐形矫治(图 8-61,图 8-62);舒适、可摘,不影响正常刷牙和使用牙线,容易保持口腔卫生,避免牙龈红肿及脱矿引起的白垩斑。

(2)可预见性:可预先看到矫治过程和结果,便于患者理解矫治过程。

(3)避免口腔损伤:不会出现托槽、结扎丝和弓丝等对口腔黏膜可能造成的损伤。

(4)避免牙齿往复移动:最大限度地减少了牙齿的往复移动过程,使牙齿从一开始就朝着最终的位置移动。

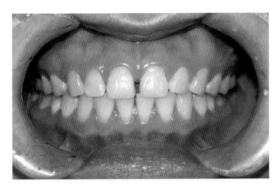

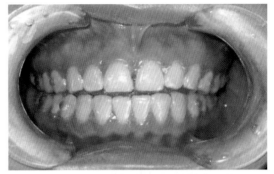

图 8-61　患者中切牙间隙,未矫治之前的口内观　　　图 8-62　患者戴入无托槽隐形矫治器的口内观

(5) 节省时间:极大减少了椅旁工作时间,可以把更多精力用于矫治方案的制订上。

(6) 减少并发症:大大降低牙齿脱矿的风险,减少因不良功能因素造成的牙齿磨耗。

2. 适应证

(1) 适合的人群:因其费用较高,主要适合经济基础较好或因职业美观要求较高的患者等;存在釉质缺陷或对金属过敏的患者;牙根过短的患者;牙周状况不良或是对龋齿易感性的患者。

(2) 适合的错𬌗类型:覆𬌗较浅或者是有轻度开𬌗的患者;轻度牙列拥挤的轻度Ⅱ错𬌗患者;前牙深覆𬌗的患者;前牙反𬌗及后牙反𬌗的患者等。

(3) 不适合的错𬌗类型:后牙闭锁𬌗;切牙的伸长;低位尖牙;重度扭转牙(尤其对圆钝牙齿);Spee曲线过陡;后牙过度倾斜。

四、保持器

错𬌗矫治结束以后,因为牙齿在新的位置上还不稳定,需要佩戴一定时间的保持器,来保持牙齿在牙槽骨上新的位置,并使矫治结果不复发。

(一) 活动保持器

1. 传统 Hawley 保持器的结构　　传统 Hawley 保持器是目前最常应用的保持器,Hawley 于 1920 年设计使用。它由双曲唇弓、一对磨牙卡环及塑料基托组成(图 8-63)。

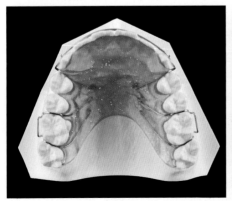

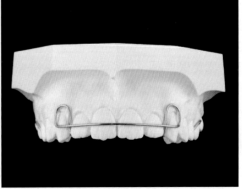

图 8-63　传统 Hawley 保持器

2. **传统 Hawley 保持器的美学缺陷** 传统 Hawley 保持器的最大缺陷就是其在患者前牙区的唇侧存在带有两个弯曲的一根不锈钢丝,严重影响患者的美观(图 8-64)。很多患者就是因为佩戴保持器影响到美观,而不认真佩戴,使矫治复发,导致矫治失败。所以提高保持器的美观,满足患者的美观需求也日益重要。

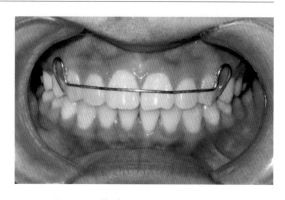

图 8-64 传统 Hawley 保持器口内观

(二)美观的活动保持器

常见的能够满足患者美观需求的活动保持器包括改良 Hawley 保持器和负压压膜保持器。

1. **改良 Hawley 保持器** 将传统的 Hawley 保持器的唇侧不锈钢丝用透明材料代替,使带入患者口腔后,没有金属色的钢丝,满足患者的美观要求(图 8-65)。

(1)优点:①美观;②塑料唇弓与牙齿唇面为面状接触,保持效果相对较好。

(2)缺点:同传统保持器。

2. **负压压膜保持器** 由弹性塑料薄膜制作,覆盖所有牙列的牙冠,有利于咬合关系及牙位的稳定,效果良好。负压压膜保持器色泽透明,外形美观,体积较小(图 8-66)。

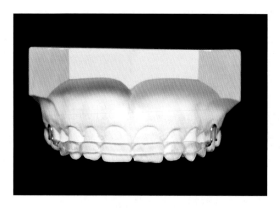

图 8-65 改良 Hawley 保持器

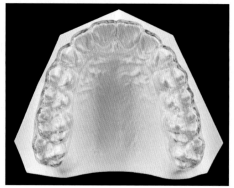

图 8-66 负压压膜保持器

(1)优点:①保持效果好;②美观;③异物感轻;④对发音影响较小。

(2)缺点:因负压压膜保持器覆盖所有牙齿的牙面和牙龈,戴用不适,有压迫感和负压感。

(三)固定保持器

固定舌侧保持器。将固位丝粘接于尖牙舌侧和切牙的舌隆突上。主要用于下前牙拥挤矫治后的保持。因其隐藏于舌侧,从外面不可视,达到美观的效果(图 8-67)。

五、功能矫治器

功能矫治器多用于口面肌功能异常所引起的功能性错𬌗畸形,也能矫治部分早期的骨性错𬌗,主要机制是通过促进口颌系统功能状态为牙𬌗及颅面发育提供有利环境。主要包括:功能调节器和双颌垫矫治器等。

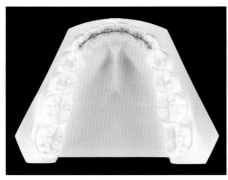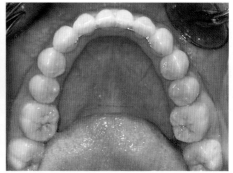

图 8-67　固定舌侧保持器

（一）FR-Ⅲ矫治器

FR-Ⅲ矫治器是由德国 R. Frankel 医师于 20 世纪 60 年代发明。Frankel 认为Ⅲ类错牙合畸形的矢状不调，除了是由于上颌发育不足和下颌过度发育所致，另一个原因就是下颌牵伸所造成的。FR-Ⅲ矫治器主要适用于功能性安氏Ⅲ类错牙合；安氏Ⅲ类错牙合伴有轻度开牙合倾向患者；上颌骨后缩发育不足，下颌骨基本正常或轻度前突，无牙量不调或轻度拥挤，或上下牙弓大小不协调，需要先经功能性矫治器治疗或严重拥挤需拔牙的轻度骨性Ⅲ类错牙合。

（二）Twin-block 矫治器

Twin-block 矫治器是苏格兰 Clark 教授于 1982 年发明的一种改良矫治器。它是一种塑料咬合垫，上下颌垫咬合接触时呈 60°~70°，通过牙合力使下颌功能性移位。适用于一些Ⅱ类错牙合，下颌后缩，伴有或不伴有上颌前突，伴有或不伴有狭窄的患者；Ⅱ类错牙合，伴有或不伴有垂直生长不调；Ⅲ类错牙合，面部不对称畸形等。

（三）功能矫治器的美学考虑

传统的功能矫治器，基托采用传统的红色自凝塑料制作，颜色单一，透明度、光滑度较差（图 8-68，图 8-69）。加上部分患者由于清洗不及时，致使食物残渣和色素沉积等，影响美观。

为满足青少年喜欢彩色的心理，如今的功能矫治器采用最新的透明或彩色基托材料，颜色丰富，使青少年患者能根据自己的喜爱，选择矫治器的颜色；透明度和光滑度高，除了本身外观美观外，同时食物残渣及色素不易沉积，使矫治过程更加美观（图 8-70，图 8-71）。

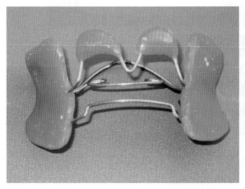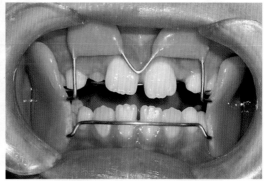

图 8-68　传统的 FR-Ⅲ矫治器

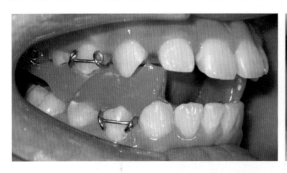
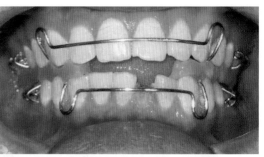

图 8-69 传统的 Twin-block 矫治器

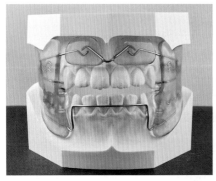
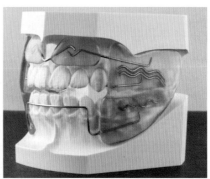

图 8-70 美观的 FR-Ⅲ 矫治器

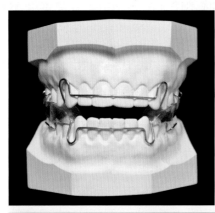
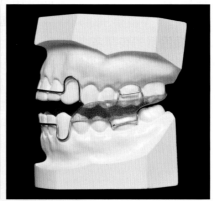

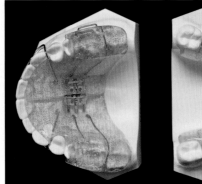

图 8-71 美观的
Twin-block 矫治器

六、正畸附件

结扎圈

正畸治疗中应用的传统灰色结扎圈因其颜色灰暗,不符合儿童对喜欢彩色的美学心理需求。彩色结扎圈代替传统灰色的结扎圈,既迎合患者心理上对美观的需求,也可以让患者根据自己喜欢的颜色挑选结扎圈,让患者觉得整个矫治过程更加美观,色彩斑斓(图 8-72)。

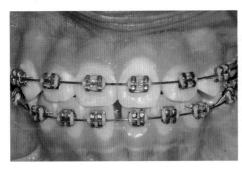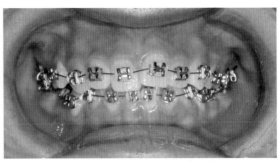

图 8-72　彩色结扎圈与传统灰色结扎圈的比较

第七节　正畸并发症的美学影响

固定矫治器因具有固位良好、支抗充分、能精细控制牙齿移动方向、不过分依赖患者配合等优点,在口腔正畸治疗中,得到了广泛的应用。固定矫治器通过粘接固定在牙面上,矫治器长期存留,使得口腔卫生不易维护。在正畸治疗中,如果不注意口腔卫生,有可能会出现一些不良问题,主要包括白垩斑、牙龈炎症等,同时,临床上也发现成年人接受正畸治疗后容易出现牙龈退缩。

一、白垩斑

(一) 对美观的影响

部分患者在使用固定矫治器的治疗过程中或拆除矫治器后,在牙冠的唇(颊)侧发现釉质脱矿导致的白垩色斑(图 8-73),斑块清晰可见,呈不透明的白垩色、无光泽、形态不规则,多位于托槽粘接处边缘,严重者局部呈现早期龋损表现(图 8-74)。此后由于唾液的再矿化

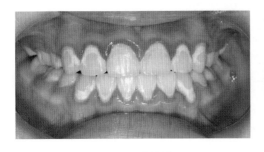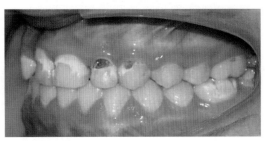

图 8-73　白垩斑　　　　　　　　　　图 8-74　白垩斑导致龋坏

作用和釉质表层的磨耗,白垩斑面积逐渐变浅变小,但仍有许多白垩斑长期存在,影响牙齿的整体美观。

(二)白垩斑产生的原因

1. 口腔卫生不良、食物残渣滞留　正常情况下,唾液具有保护、润滑和清洁作用,唾液与牙齿表面接触,使得釉质的脱矿与再矿化维持着一种动态平衡,釉质不会出现脱矿。矫治器粘接固定在牙面上,使得矫治器周边牙面的食物残渣不易清洁,出现菌斑。如果患者没有及时清除牙面上的菌斑又持续保持不良的饮食习惯,菌斑将不断堆积,局部发酵产生乳酸,从而导致 pH 下降,最终发生釉质脱矿形成白垩色变。

2. 医源性白垩色变　通常托槽粘接之前需要对牙面进行酸蚀脱矿,以便增强粘接固位,一般酸蚀面积需与托槽底板大小相符,若酸蚀面积过大,未被托槽覆盖的釉质酸蚀面脱矿,造成医源性白垩色变;托槽粘接过程中,未清除托槽周围的多余粘接剂,使得菌斑更易在该部位堆积,也是造成白垩色变的主要原因之一。

(三)白垩斑的预防

1. 治疗前,检查患者的口腔情况,对已存在的龋损等进行治疗。对口腔卫生差的患者进行健康宣教,待卫生状况改善,掌握正确的刷牙方法、养成良好的口腔卫生习惯后,再开始正畸治疗。

2. 规范操作,托槽粘接前,确保合适的酸蚀面积、酸蚀程度;托槽定位后,去除多余粘接剂。

3. 治疗过程中,指导患者进行口腔清洁,维护良好的口腔卫生,也是预防白垩斑发生的关键。

二、牙龈炎

(一)牙龈炎对美观的影响

少数患者,特别是儿童患者,正畸过程中忽视口腔卫生的维护,出现牙龈炎。主要表现为龈乳头和游离龈充血水肿,牙龈表面点彩消失,变得光亮;刷牙或探诊出血;牙龈周围堆积大量菌斑、软垢;部分患者表现为牙龈增生,牙龈组织覆盖部分牙面,使得临床牙冠变短小(图 8-75,图 8-76)。牙龈炎同时增加了口腔维护的难度,导致菌斑持续形成,牙龈炎进一步发展为牙周炎,表现为附着丧失、牙周袋形成、牙槽骨吸收、牙松动。

(二)牙龈炎产生的原因

1. 口腔卫生差,菌斑滞留是牙龈炎的直接原因。儿童及青少年患者没有掌握正确的刷

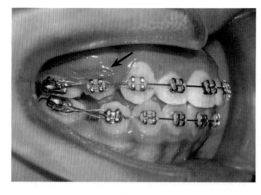

图 8-75　治疗中牙龈红肿

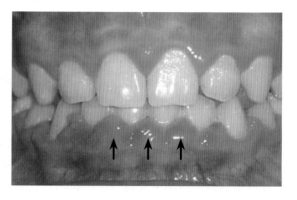

图 8-76　治疗结束时牙龈红肿

牙方法和习惯,家长缺乏对患儿口腔卫生的监督和指导,是患儿口腔卫生差的主要原因。

2. 矫治器及过多的粘接剂对牙龈的直接刺激,会导致炎症的发生。矫治器的佩戴改变了口腔内环境,影响了牙齿自洁作用,增加了患者保持口腔卫生的难度,菌斑的长期堆积导致牙龈炎的发生。固定矫治过程中,托槽、带环及牵引钩在某些情况会直接与牙龈接触产生刺激,同时,矫治器与牙龈周围的菌斑堆积又直接诱发炎症,两者协同作用,增加了牙龈炎的发生率。

（三）预防牙龈炎

1. 治疗前,对口腔卫生差的患者进行健康宣教,养成良好的口腔卫生习惯,同时进行牙周基础治疗,改善口腔卫生状况。

2. 规范操作,托槽粘接时去除多余粘接剂,并尽量避免矫治器对牙龈的直接刺激。

3. 治疗时,指导患者进行口腔清洁,维护良好的口腔卫生,是防止牙龈炎发生的最主要的方法。

三、牙龈退缩

（一）牙龈退缩对美观的影响

牙龈退缩是牙周损害的临床表现之一,是成人正畸中常见的并发症。牙龈缘向根端萎缩,使牙根外露;牙龈乳头退缩使得牙间隙增大,出现"黑三角";如果合并食物嵌塞、菌斑堆积和牙石沉积将进一步恶化牙龈退缩程度,使得临床牙冠变长,牙齿及牙龈失去美感(图 8-77)。

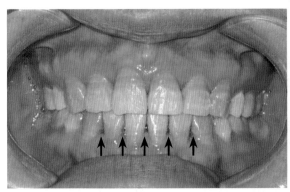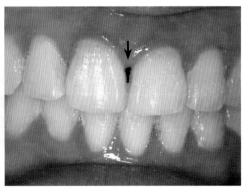

图 8-77　牙龈退缩(黑三角)

（二）牙龈退缩产生的原因

固定矫治器的存在妨碍口腔清洁,龈缘处菌斑形成和堆积,导致牙龈炎,这种状况若长时间得不到改善,则会造成牙周组织损害,发生牙龈退缩。

大量研究表明正畸治疗与牙龈退缩有较大的相关性。不合适的带环放置,在直接压迫牙龈组织的同时,也造成局部菌斑堆积。正畸治疗过程中,作用在牙齿上的不良矫治力,造成牙槽骨等牙周组织不可逆性损害,引起牙龈退缩。

部分研究发现,"黑三角"的发生率与年龄增长正相关,随着年龄的增长,牙龈在牙齿移动过程中的适应性增生变慢,同时,在治疗前成人患者已存在的慢性牙周疾病也会增加成人正畸中"黑三角"的发生率。

(三) 治疗注意事项

治疗过程中,对患者进行口腔健康教育,指导其维持良好的口腔卫生状况是关键。同时,医师应避免可能的医源性损害,在治疗前要和患者进行沟通,告知存在牙龈退缩、"黑三角"形成的可能性,减少医疗纠纷。

知识拓展

固定矫治过程中的刷牙方法

正畸过程中,矫治器的存在使得口腔卫生比平时更加难维护,刷牙作为清洁牙齿最简单、最有效的方法,在此时有着更重要的意义。正畸中该怎样刷牙呢? 首先,要选择一把合适的牙刷,如专为正畸设计的刷头为 U 型或 V 型的牙刷,或者是小头、软毛的常规牙刷,以利于操作并减少对口腔软组织的刺激。其次,刷牙时最关键的是要刷干净托槽和牙龈之间的区域,把刷毛放置在托槽和牙龈之间,将刷毛 45°斜向牙齿的切端,横向轻轻反复颤动,再把刷毛放置在托槽和切端之间,将刷毛 45°斜向牙齿的龈方,横向轻刷,每次刷 2~3 个牙左右的距离,每个区段逐步刷完,舌侧和咬合面的刷法和平常一样。最后,就可以换用小的牙缝刷(间隙刷)了,清洁托槽和弓丝附近的食物残渣及软垢。通常每次刷牙至少需要 3 分钟时间,最好三餐后都刷牙,睡前必须刷一次。

小 结

不同类型的错𬌗畸形对美学有不同的影响,运用正面观、侧面观、口内观三方面的评价方法可以帮助正畸医师更好地分析各类错𬌗患者存在的美学缺陷。矫治后各类错𬌗畸形均可获得较好的美学效果,但也因错𬌗畸形的严重程度不一,其矫治的美学效果也不完全一致,对骨性错𬌗患者采用折中治疗前,须明确告知患者"掩饰"治疗效果的局限性。同时生长发育对错𬌗畸形的发生和严重程度有较大的影响,正畸医师在为儿童青少年患者制订治疗方案时必须对生长发育因素进行全面的考虑,引导牙颌面朝正常的方向生长。治疗前医师要详细了解患者的个人期望、接受能力,根据个体审美差异调整治疗方案,达到医患双方都满意的治疗结果。

随着美学矫治器的不断涌现,临床医师有更多的机会选择美学矫治器,来更好地满足各类患者的美学需求。而矫治过程中,可能会出现医源性或患者不注意口腔卫生而导致的正畸并发症,常使"美"大打折扣,因此无论在治疗前还是治疗中,都必须预防正畸并发症的发生。

(胡荣党)

思 考 题

1. 错𬌗畸形对美观有哪些不利的影响?
2. 正畸治疗有哪些美学效果?
3. 正畸治疗的不良并发症主要有哪些? 对美观有何影响?
4. 与传统的固定矫治器比较,常用的美观矫治器有哪些?
5. 正畸治疗的目标是什么?

第九章 口腔颌面美容外科

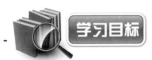

口腔医学专业：

1. 掌握：临床常用正颌手术的种类、适应证；临床常用面部轮廓骨组织及软组织的手术适应证；鼻唇畸形整复的适应证及原则。

2. 熟悉：面部年轻化与微整形的原理与基本内容。

3. 了解：正颌手术的基本术式；面部轮廓手术的基本术式；微整形的治疗方法；鼻唇畸形整复的基本术式。

口腔医学技术专业：

了解：临床常用正颌手术的种类、适应证；临床常用面部轮廓骨组织及软组织的手术适应证；鼻唇畸形整复的适应证；鼻唇畸形整复的原则；面部年轻化与微整形的原理与基本内容。

第一节 正颌外科美容技术

一、概述

牙颌面畸形是一独立的生长发育畸形，同样也可以是某些先天遗传发育疾病导致的口腔颌面部的病变，也可以是后天疾病，例如肿瘤、创伤等导致的颌面畸形。正颌外科主要接诊对象是先天牙颌面发育畸形的患者，即使 Bell、Epker 和 Henderson 等学者在其专著中对于这些患者介绍了各自的分类方法，然而，国际上并没有统一的分类方法。在此，参考其他一些分类方法，简单地将牙颌面畸形分为以下四类：

1. 上颌畸形　指单纯上颌发育畸形，不伴有下颌畸形。

（1）上颌发育不足畸形

（2）上颌发育过度畸形

2. 下颌畸形　指单纯下颌发育畸形，不伴有上颌畸形。

（1）下颌发育不足畸形

（2）下颌发育过度畸形

3. 双颌畸形　指同时存在于上下颌骨的发育性畸形。

4. 偏颌畸形　偏颌畸形即为不对称性畸形,主要有:半侧颜面短小畸形、单侧下颌发育过度、半侧下颌肥大、进行性半侧颜面萎缩畸形等。

经过前述的临床检查,正侧位 X 线头影测量、CBCT、模型外科及计算机辅助外科等辅助诊断方法,可以得出确切的诊断结果。对于单纯的牙齿位置异常和牙弓关系失调所引起的牙性错𬌗畸形只需要正畸治疗即可。然而,是由颌骨大小异常以及上下颌骨相对位置关系异常所引起的复杂的、累及多个部位的、三维的牙颌面畸形,不仅仅是单纯的正畸治疗,而需要正畸正颌联合治疗。考虑牙颌面畸形的复杂性,术前需要对截骨的位置,骨块移动方向、距离进行精准的设计,并利用头影描迹图的剪裁、模型拼接以及三维计算机辅助设计模拟手术过程,并进行术后效果的预测,最终确定上颌(图 9-1)、下颌(图 9-2)以及双颌畸形的合适的治疗方案。

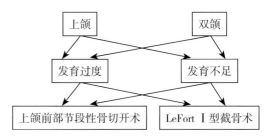

图 9-1　上颌发育畸形常用术式

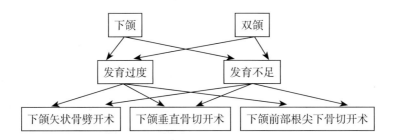

图 9-2　下颌发育畸形常用术式

二、临床常用的正颌手术

本节以临床常见牙颌面畸形为对象,主要介绍临床上常用的几种手术方式;为便于理解,将手术类型结合适应证予以阐述。

1. 上颌前部节段性骨切开术(图 9-3) 术式主要适用于上颌前份牙及牙槽前突畸形;亦可配合其他手术方法矫治双颌前突畸形。

2. LeFort Ⅰ 型截骨术(图 9-4)　该法可用于矫治上颌前后向、垂直向发育不足,上颌垂直向发育过度;与其他术式相结合可以矫治累及下颌骨的牙颌面畸形。

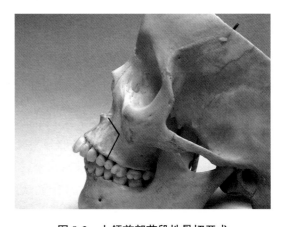

图 9-3　上颌前部节段性骨切开术

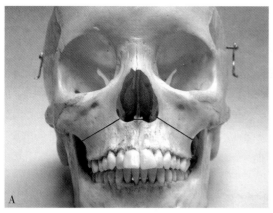
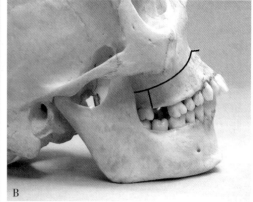

图 9-4 LeFort Ⅰ 型截骨术

3. 下颌支矢状骨劈开术(图 9-5) 此法主要适用于矫治下颌骨发育不足引起的小下颌畸形,亦可矫治真性下颌前突,亦可协同其他手术方法矫治双颌畸形。

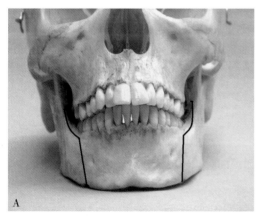
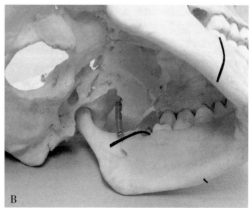

图 9-5 下颌支矢状骨劈开术

4. 下颌支垂直骨切开术(图 9-6) 1956 年,美国医师 Winstanly 首先报道经口内入路的下颌支垂直骨切开术,经过许多医师的改进,该术式已经成为矫治下颌发育过度的首选治疗方法。下颌支垂直骨切开术临床上主要用来矫治下颌前突以及偏颌畸形,同样也可以配合其他术式矫治双颌畸形。

5. 下颌前部根尖下骨切开术(图 9-7) 由下颌前部牙及牙槽骨过度前突而引起的牙颌面畸形,若选用下颌支垂直骨切开术则对患者造成不必要的创伤,因此对于这一类的牙颌面畸形常常选用下颌前部根尖下骨切开术。下颌前部根尖下骨切开术临床上主要用来矫治下颌前部牙及牙槽骨过突而引起的牙颌面畸形。

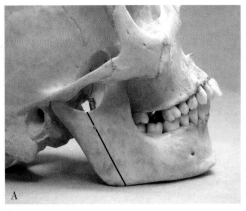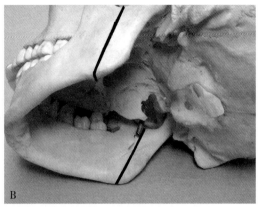

图 9-6　下颌支垂直骨切开术

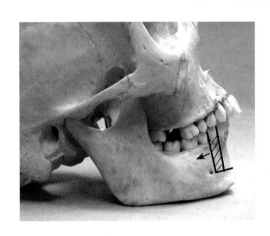

图 9-7　下颌前部根尖下骨切开术

第二节　骨性结构致面部轮廓不良的手术治疗

　　面部轮廓主要由上颌骨、下颌骨、颧骨这些骨骼组成。下颌角的大小,下颌颏部、上下前牙及牙槽骨的前突与后缩,以及颏部的高低、突出与否,直接影响了面部的外形特征。颧骨、颏突等是体现个性特征以及立体感的重要解剖结构,各个突起的协调关系是判断颜面容貌的重要标志。面部轮廓的整形是患者为了改善面形而实施的面部骨骼手术。这类手术并不是为了治疗疾病,而是通过截骨或者切削骨骼表面等方法来改变面部骨骼,从而满足患者对面部美观的要求。这类手术并非雪中送炭,而是锦上添花,因此,手术过程要十分安全,术者技艺娴熟,并同患者取得良好的沟通,术前设计获得患者的认可,手术创伤小。

一、颧骨、颧弓过突

　　颧骨位于面中部两侧,是面部外观的重要组成部分。颧骨的突度和形态对容貌的影响很大,但是各个种族对于颧骨的审美并不相同。高加索人颧骨最为狭窄,突度最高,西方人的审美观念多是增加颧骨突度,然而东方人面部轮廓圆润,面部各突起较为缓和,若颧突过高,颧弓则向两侧展开,面部则显得扁平没有立体感,因而,东方人更倾向于降低颧骨突度。

目前降低颧骨突度的方法主要有颧骨磨削法和颧骨颧弓部分截骨法。

（一）颧骨、颧弓过突的诊断

临床表现：此类患者面型多成圆形，颧骨过突，颧弓肥大，面上 1/3、颞窝凹陷，两侧眶外侧缘距离过短，X 线头影测量分析显示面上部与面中部高宽比小于 0.75。

（二）颧骨、颧弓过突的治疗

颧骨、颧弓过突的治疗因手术切口的不同，可以分为单纯口内龈颊沟切口、口内龈颊沟切口 + 耳前小切口、经头皮冠状切口。截除部分颧骨颧弓连接处骨质，向内压低固定颧骨颧弓，以求降低其突度（图 9-8）。

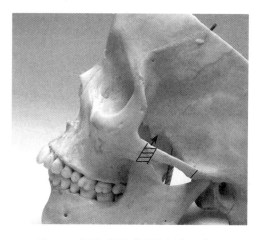

图 9-8　颧骨、颧弓截骨降低术示意图

二、下颌角肥大

咬肌肥大伴下颌角发育过度，从而使面部长宽比例失调，呈方形，影响外观。下颌角骨质突出增生，导致面下部过宽，称为方颌，或宽面畸形；部分伴有颏部发育不足，称为宽面综合征。

1947 年，Gurney 首先报道了外科方法矫治良性咬肌肥大患者，当时 Gurney 只切除了部分外侧咬肌，随后 Adams 于 1949 年报道了切除下 2/3 以及内侧咬肌，并联合切除部分下颌角的外科手术方法。而这些手术均是由口外入路，Converse 于 1951 年首次报道了经口内入路的下颌角及部分咬肌切除术。这一术式有效地避免了面部瘢痕的产生。

在东方人的审美文化中，更多的是崇尚"瓜子脸"、"鹅蛋脸"，随着时代发展，越来越多的年轻女性要求改善面部外形，而其中相当部分人并没有严重的下颌角及咬肌肥大症状。下颌角成形术并非是面部畸形矫治术，而是一种颌面部美容手术。其不单单是切除肥大的下颌角，必要时还需切除肥大的下颌角区的骨外板，并且术后重塑的下颌角应该具有协调自然的轮廓，符合审美的要求。遵循着这一前提，并伴随着医疗技术及器械的发展，目前临床上下颌角成形术主要有两种术式：下颌角截骨术（图 9-9）和下颌角区骨外板截除术。下颌角截骨术主要适用于下颌角肥大、下颌角开张度过大以及侧方面型呈方形；下颌角区骨外板截除术主要适用于面部轮廓尚可，并没有过度的下颌角肥大只是下颌后份显得过宽或下颌角向外侧扩张过度。

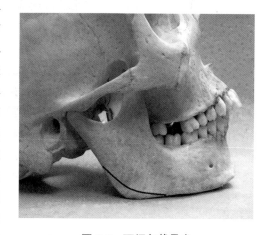

图 9-9　下颌角截骨术

三、颏部畸形

颏部是面部较为突出的部位之一,同颧骨、下颌角一样,无论是正面观还是侧面观,颏部的形态对于颜面部的整体外观都有着无比重要的影响。颜面部的对称是人们追求面部容貌美的基本要求,同时,颏部形态还常常与人的性格联系起来,发育良好的颏部外形,给人以勇敢、坚毅、自信的性格象征,然而,发育不足的后缩颏部外形,通常给人一种胆怯、懦弱、自卑的性格表现。20 世纪 40 年代开始出现了现代意义上的外科手段矫治颏部畸形的方法——颏部骨切开成形术。随着医疗技术的发展,口腔颌面外科医师在三维空间上改善颏部外形成为了现实。

颏部畸形发生的原因有许多,发育性、获得性等,通常依据发育形成的原因,颏部畸形可分为颏部发育不足、颏部发育过度以及颏部偏斜畸形。但是,临床上通常是各个因素相互交叉、相互影响的,因此,在进行手术前,需要进行详尽的全面的综合的分析畸形的特点,以求得最佳的治疗方案,以期获得最好的治疗效果。

颏成形术包括矫治颏部发育不足、颏部发育过度以及颏部偏斜畸形等颏部在上下左右前后三维方向上异常的外科矫治方法。目前临床上矫治各类型的颏部畸形,通常采用的手术方法是水平骨切开颏成形术(图 9-10)。该术是以下颌骨颏部口底舌侧口底肌肉为血供,能够矫治各种常见的颏部畸形。其口内切口类似于下颌前牙根尖下切口,从下唇前庭沟偏唇侧约 6mm,避开唇系带,并向两侧延伸至第二前磨牙的颊黏膜内;随后逐层切开,剥离软组织,直达下颌下缘,暴露颏部骨质及颏孔并加以保护神经血管;水平骨切开线应避让颏孔以及穿行的神经血管,位于颏孔下 4mm,根尖下 5mm,并向后延伸至第一磨牙处,随后采用专门器械由唇至舌全层切开下颌骨颏部,截开的颏部骨块体积应当恰当,过大则导致颏唇沟过深,过小则颏部形态过突;移动骨块至术前设计好的位置,随后固定;清洗、止血、缝合;术后应于颏唇沟及下颌下缘行加压包扎,以减少无效腔、血肿,并且有利于软组织瓣与骨面的贴合,软硬组织塑形。

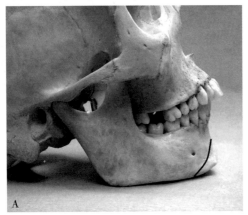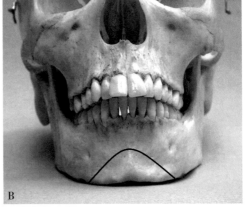

图 9-10 水平骨切开颏成形术

知识拓展

假体隆下颏术

1934 年,Gustave Aufricht 最早描述了下颏植入体,是用患者的鼻背自体骨 - 软骨组织进行的。在 20 世纪下半叶,异体隆下颏成为增加患者下颏矢状不足的手术选择。一般情况下,与截骨相比,假体隆下颏的疼痛、肿胀创伤更轻。而且,与滑动式颏成形术相比,假体隆下颏可以填充下颌骨侧面的不足,甚至可以增大颏下软组织的轮廓。现有很多假体移植材料可以选择:硅橡胶、聚乙烯、羟基磷灰石等。虽然下颏假体移植主要是为了增加颏前点的前突度,但也可增加侧面的轮廓。假体隆下颏不能改变颏的垂直高度,但隆下颏常常给人下颏变长的感觉。应注意假体治疗小下颏不总是正确的,因为不是所有的小下颏都是完全相同的,而且假体也不相同。

第三节　面部组织轮廓美容

当人们的眼睛迅速扫描面部的同时,大脑能迅速对面部的轮廓、部位特征及皮肤质地和颜色等进行综合分析,在毫秒间即可对面部的吸引力作出判断。整体和谐、比例合适、曲线优美和轮廓清晰是迷人的面部应具有的重要特征。对于东方人而言,瓜子形、椭圆形、圆形和方形是最常见的 4 类面形(图 9-11)。其中瓜子形和椭圆形可彰显女性的妩媚、温柔、恬静的气质,方面形可衬托出男性的彪悍和刚毅,带有较强的性别特征。若女性为方形脸,轮廓曲线生硬,将严重削弱其女性魅力。病理状态下,如外伤、先天性畸形、肿瘤切除等也可导致面部轮廓畸形。本节针对可能导致患者颌面轮廓不协调或畸形的主要病因及其治疗方法做一概述。

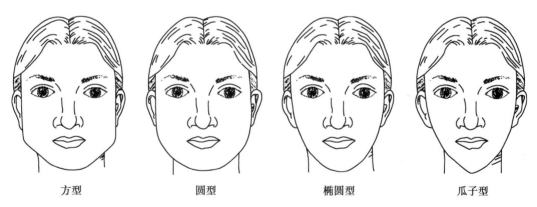

方型　　　　　圆型　　　　　椭圆型　　　　　瓜子型

图 9-11　主要面型分类

一、颊脂垫肥厚

研究认为,面颊部形状很大程度上与颊脂肪垫(又称为颊脂垫,buccal fat pad,BFP)的组成和位置相关。颊脂垫位于颧弓至下颌骨之间的中 1/3,在侧位像上占据中心位置,具有很大的视觉效应。在婴幼儿期颊脂垫很明显,有利于吮吸。随着年龄的增大会逐渐退化。

但如果到达成年后退化不全,或肥胖都可造成颊脂垫肥厚,从而使人的面部呈圆圆的婴儿样脸形(俗称婴儿肥)。对于成年女性来说,肥胖的脸部缺乏立体感,不能凸显女性成熟妩媚的特质。

目前,单纯的颊脂垫肥厚主要是通过手术达到改善面颊部容貌的目的。颊脂垫切除手术可以更好地帮助人们进行面部轮廓修整,使其颊部呈轻微凹陷,从而使颊部四周的轮廓结构清晰,曲线流畅,以获得更为理想的面型。

1. 颊脂垫手术具有一定的适应证　①排除咬肌肥大和下颌骨间距过宽的患者;②脸形较胖、较圆,尤其是面中部肥胖者;③双侧脸形不对称者;④自觉颊部丰满,局部轮廓和周围的界限不清,影响美观的患者。

2. 手术方法(图9-12)　在常规消毒铺巾后,口内颊脂肪垫区域采用局部浸润麻醉。手术采用从口内入路,暴露颊部,于上颌第二磨牙相对黏膜上的腮腺管开口下约1cm处切开颊黏膜,钝性分离后剪去自行脱出的脂肪团即可。一般每侧等量切除4~6g脂肪,切除时应遵守循序渐进的原则,不可将脱出的脂肪全部取出,因去除过多脂肪可造成颊部过于凹陷将难以纠正。术中操作应轻柔,注意无菌原则,防止损伤腮腺导管及面神经。

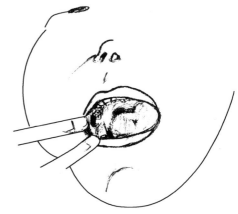

图9-12　颊脂垫手术示意图

颊脂垫摘除术能够改善因为颊脂垫肥厚而造成的过于丰满的面型,但单纯采用这一手术方法可能不能达到理想的术后效果,所以在准备手术实施之前,医师需要与患者充分沟通,达成一致的治疗目标。通常,在实施颊脂垫摘除术的同时可根据患者自身具体情况,配合进行下颌角成形术、咬肌萎缩术,或后续行A型肉毒毒素咬肌多点注射瘦脸术,联合治疗的效果会更加理想。对于软组织性面颊部两侧不对称者,可根据患者两侧面型不对称的程度,摘除不同的颊脂垫的量,将会获得较好的疗效。

二、咬肌肥厚

咬肌是影响下面部外形的重要因素之一。咬肌肥大多伴有下颌角向下方及侧方的发育过度,从而使面部长宽比例失调,正面观可见面型较宽,呈阶梯状,侧面观下颌角区棱角分明,尽显阳刚之气,缺乏女性的柔和、优雅感,严重影响面容美观。单纯的咬肌肥厚又称为咬肌良性肥大,该病病因不明,可能与遗传和咬肌活动过度等因素相关。

目前治疗咬肌良性肥大的方法主要有A型肉毒毒素注射治疗和手术切除部分咬肌。

(一)A型肉毒毒素注射法治疗咬肌肥大

A型肉毒毒素最早使用于眼科疾病的治疗,后来在皮肤美容和整形外科中得到进一步扩展应用。A型肉毒毒素最适宜治疗咬肌肥大而非下颌骨骨性宽大的方形脸患者。

注射治疗下颌角肌性肥大的方法很多,呈现百花齐放之势,各有千秋,但应遵守的基本原则是:于咬肌最厚处均匀注射,一般每测注射30~50U。大量临床观察研究发现,注射后3个月的瘦脸效果最好,肌肉减少量达最大。平均在第4个月开始肌肉量增加,注射后6个月肌肉反弹明显,此时可重复注射。与此同时还发现,A型肉毒毒素注射疗法虽存在一定范围内的剂量疗效关系,但加大剂量并不能延长疗效维持时间。

A型肉毒毒素注射治疗咬肌肥大虽属微创整形,但仍有一些术后并发症:①双颊凹陷:多因注射点偏高影响颧肌所致,应尽量避免;②咀嚼无力:注射后1~2周后或出现轻度的咀嚼无力,之后会自行缓解;③双侧不对称:一般多在注射后1个月左右发生,可在较为肥厚的一侧适量补充注射。

(二) 咬肌手术切除治疗咬肌肥大

Dutedoo研究发现,肌肉的功能和软组织张力与骨组织的生长相互影响。在强有力的咬肌附着下,下颌角的骨的生长率较高,可能是咬肌的强力收缩施力于肌肉附着处的下颌角,引起生长期骨皮质的增生,从而引起下颌角间距过大。因此,切除咬肌内层,不仅可以缩小下颌角间距,并有防止截骨后下颌角骨质继续增生所致复发之效。

对于单纯性咬肌肥大者,可采取注射疗法使咬肌体积缩小,达到改善面部轮廓的目的。但对于下颌骨大合并咬肌肥大的复合型患者,则不应期待仅仅通过注射即可使下面部发生明显改变,常规采用下颌角弧形截骨或下颌角外板磨削术结合部分咬肌组织切除术,此时部分咬肌组织切除术为辅助手段。大部分下颌角复合型肥大患者通过此法,均能达到较为满意的面部轮廓效果。

手术切除部分咬肌在临床上有口外、口内和口内口外联合入路这三种术式。口内入路因手术切口隐蔽,无皮肤瘢痕遗留,患者乐于接受,是目前颌面外科最常见的手术方法(图9-13)。咬肌去除量一般不超过咬肌厚度的1/3,并应评估去除量以保证左右对称。切除咬肌时应保留完整的一浅层肌束,不能切除过多咬肌,避免伤及面神经的下颌缘支。去除咬肌时应注意保护重要的血管,彻底止血,预防术后血肿。

因咬肌部分切除术有一定的手术创伤,会出现一定程度的出血、水肿、疼痛、张口困难,恢复一段时间并做好术后护理会自行恢复;术后如口腔内清洁不够,很容易引起感染,需术前做好患者交流工作,术后认真清洁口腔卫生;因肌肉具有收缩性,其体积测量较为困难,尽管术中估计切除量,但不够精确,如术后仍有明显的双侧不对称,可根据患者情况在较肥厚一侧注射A型肉毒毒素,调整疗效。

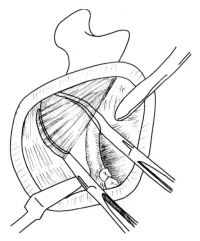

图 9-13 咬肌切除手术示意图

手术切除部分咬肌的操作复杂,且费用较高,风险较大,较难把握肌肉的切除量和切除深度,不仅效果不理想,还容易增加出血、水肿、感染,造成面部两侧不对称等并发症。但对于下颌角复合型肥大的患者来说,疗效更为确切,且维持效果长久。这就需要医师牢靠把握适应证,做好术前检查,明确诊断,以及与患者良好沟通,制订合理方案,才能事半功倍,达到患者的预期效果。

三、面部脂肪抽吸术和充填术

人体主要靠面部皮肤、皮下脂肪、肌肉和颊脂垫形成柔软、光滑而又富有弹性的面颊,从而显出青春健康之美。颊部的美学意义在于它参与面部表情,协助口唇表达笑容,辅助说话、吸吮和咀嚼活动。容貌的丰满度很大程度上由颊部决定。但是,如果一个成年人面部皮下脂肪过多,会显得比较胖,过于笨拙,而面部皮下脂肪过少又不饱满,产生皮肤皱纹而显得苍老。这两种情况都有去除面部皮下脂肪或补充面部皮下脂肪的必要。

(一)面部脂肪抽吸术

面颈部的皮肤弹性好,经测量皮下脂肪厚度超过 1cm 的患者,是较为理想的抽脂患者,可行面部脂肪抽吸术。因使用激素所致的满月脸不在此治疗之列。

面部吸脂前患者取坐位,于皮下脂肪组织较厚处用甲紫标记范围。局部肿胀液注射麻醉,吸脂针切口应选在颏下、耳垂下皱褶及鼻前庭等隐蔽处,切口长约 2mm。操作时抽吸动作要轻柔,防止过度抽吸,且抽吸的部位要均匀一致,避免明显凹凸不平,影响整体美观。必须保留皮下脂肪 0.5cm。一般面颊可吸出脂肪量约 10~30ml,单侧下颌下吸出脂肪量约 10ml,即见明显效果。手术结束前,须再仔细观察面颈部轮廓。术后加压包扎预防水肿并促进皮肤收缩。

(二)面部软组织脂肪填充术

1. 治疗原理　移植后的颗粒状脂肪细胞,早期处于广泛缺血状态,脂肪细胞坏死后释放脂滴于细胞之间,切片中呈囊腔样改变。脂肪细胞聚集呈条索及团块样,在缺氧的情况下部分成熟脂肪细胞可退化为成脂肪细胞,也称前脂肪细胞,当供血供氧充分时,这些前脂肪细胞进一步分化为成熟的脂肪细胞。镜下可观察到移植 2 个月后,成脂肪细胞胞质中有空泡样的脂滴形成。3 个月后合成脂滴更加明显,逐渐分化为成熟的脂肪细胞。6 个月后,移植物的脂肪组织结构与正常的脂肪组织基本相同。

2. 适应证　①面颊部凹陷缺损畸形包括单侧或双侧颜面萎缩,如进行性单侧颜面萎缩、面部软组织发育不良、面颊区的凹陷;②面部手术、外伤性瘢痕所致的凹陷;③面颊部消瘦而要求整形者。

3. 手术方法　常选择腹部、侧腰和大腿作为吸脂供区。吸脂的主要步骤及注意事项如上所述。将收集的脂肪用庆大霉素、生理盐水反复冲洗,静置或离心后去除多余液体和脂滴,留取纯净的黄色颗粒脂肪备用。同样先用甲紫标出颜面萎缩部位及凹陷部位,缺陷最明显处要突出标识,以便重点多注射一些。肿胀液局部浸润麻醉,面颊部注射脂肪切口应与面部吸脂手术一样,选在隐蔽处,将注射针先插入凹陷处的浅筋膜深层的最远端,边退边推出脂肪颗粒,一定要均匀铺开,应根据面颊部的凹陷萎缩程度来定注入的脂肪量多少。注射完毕后,切口用 5/0 丝线缝一针。最后应对注入区塑形,使注入的脂肪分布得更均匀,术后适当地加压包扎,5 天后拆线。

4. 并发症及其处理　脂肪移植手术的两大并发症是脂肪栓塞综合征和移植脂肪吸收。脂肪栓塞可能会造成患者失明、脑梗甚至死亡。眶周及翼点是脂肪颗粒注射的高危区域,术中应动作轻柔,预防并发症的发生,术后应警惕脂肪栓塞的临床症状,如有临床症状应积极、尽早抢救。由于注射后的部分脂肪细胞未能及时获得血液供给,未成活的脂肪可能液化,导致移植的脂肪体积减少。液化的脂肪中一部分可能被吸,另一部分可能从原注射口流出。若无渗液可再用 TDP 灯局部照射 1~2 天,以将剩余少量液化脂肪吸收掉。当脂肪吸收,出现凹陷形态不满意时,可在 3 个月后进行第 2 次注射。

四、面瘫的治疗

外伤、Bell 面瘫、医源性和自发性是面瘫的四大主要原因。因面神经控制人的情绪和脸部的自主表情肌,司保护眼睛,控制眼泪分泌、口运动、唾液腺分泌,以及味觉和感觉等众多功能。面神经是人体中最容易瘫痪的神经,其功能异常常常影响患者正常的生活和社交。在成人,头部钝器伤是外伤性面瘫最常见的原因。对于儿童,外伤导致面瘫仅次于 Bell 面瘫。新生儿最常见的面瘫原因是产伤。超过 90% 的新生儿病例,面神经损伤后几乎能完全恢复,没有后遗症。但对于儿童和成人来说,尽管通过药物和理疗的应用可使部分面瘫可以得到改善,但仍有一部分患者的预后较差,面部运动功能无法完全恢复。

(一)面瘫的临床表现

面瘫是由于功能障碍或神经损伤造成面神经所支配的肌肉功能异常,多发生于单侧,年龄不限。面瘫并不仅影响患者外型,表现为口眼歪斜,不能完成抬眉、闭眼、鼓腮等动作,影响患者与外界的语言交流,扭曲的自我形象造成心理障碍,更造成了一些面部功能性损害。这些损害包括面神经各个分支所支配的肌肉的功能障碍,可继发眼部功能混乱,鼻塞,同时还能导致口部的功能障碍,如鼻唇沟消失而导致咀嚼困难。许多患者甚至因此失去了正常的生活。面部整形外科医师应客观认识这种心理表现,并同患者进行心理疏导及治疗讨论。

(二)面瘫的肉毒毒素注射治疗

以往治疗面瘫多采用面部悬吊或神经移植等手术进行治疗,但手术创伤及风险较大,术后易留瘢痕,并不能获得非常满意的外观矫治效果。在此,近年来不断摸索中的肉毒毒素治疗面瘫,给患者提供了一个较为安全、疗效较好地治疗手段。

治疗前充分了解面部肌肉的解剖结构,明确面神经及其分支与所对应的每一块肌肉的功能是治疗成功的前提。其次,应将面部作为一个整体来评估面部的不对称性,对患者的病情进行系统性评价,以了解面部神经肌肉的损伤情况,在静息状态下观测面部每块肌肉的张力大小,并注意患者不自主的抽搐和痉挛。再次评价面部每一肌群的最大收缩力,根据观测结果进一步诊断痉挛的肌肉,以明确患者的面部肌肉的注射点、注射剂量和组合注射,制订个性化的治疗方案。由于每位患者的痉挛的严重程度及对药物的敏感度不同,首次注射应从小剂量开始,详细记录每次注射治疗的位点及注射剂量,根据患者复诊的恢复情况来不断调整治疗方案,最大限度地降低注射治疗引起降低不良反应,提高疗效。

该疗法需经多次反复注射才能达到一定疗效,但相对手术而言其安全性大大提高,属于低侵入性的治疗手段。该项技术涉及面部多个肌肉群,必须充分掌握面部的神经肌肉结构,细致分析其作用机制,故想要掌握这项技术较难。只有持续不断改进方法,在错误中积累经验,才能更进一步提高疗效。

第四节 面部年轻化与微整形鼻唇部美容外科

一、面部除皱术

(一)手术技术

所有早期的面部除皱手术程序都局限在皮肤的切除与伤口的闭合上,不做皮下分离。Bames 描述了皮下的面颈剥离、皮肤的重新提拉及多余皮肤的切除技术。Skoog 描述了与颈部的颈阔肌相连的面部浅筋膜层的解剖技术,以及肌筋膜单元向后头侧的提升,这标志着现代除皱术的开始。Mitz 和 Peyronie 用尸体解剖来确定面部表浅肌肉筋膜系统的范围，并指出该层的紧致对除皱术有益。SMAS-颈阔肌的除皱术，这项切除多余皮肤以及消除多余脂肪的技术很快风靡全球。面颈部皮肤深层组织的手术目前已是面颈部除皱术的核心。Furnas 在 1989 年对面中部的支持韧带进行了描述。在该区域中，面部软组织得以支撑，同时，也使得人们理解了随着年龄的增大，这些韧带也可导致结构组织的变化。其他学者经过对这些韧带的进一步研究也指出，随着年龄增大，失去支持韧带系统的支持使面部脂肪下垂加深了鼻唇沟并形成了面部的下颌垂肉。支持韧带的重要性与其位置促使对这些手术程序进行修改，使其涉及 SMAS 下剥离中的支持韧带松解。这些程序的主要目标即为将下垂的面部脂肪恢复至其年轻时期组织结构的位置。

1. SMAS 除皱术　1974 年，Skoog 描述了将皮肤和 SMAS 作为一个单一层次进行提升，将整个皮肤-SMAS 层向后推进到颊部及颈部上。Skoog 的方法证实了 SMAS 能作为一个单独的层次，并能够扩大皮肤上提范围。SMAS（面部浅表肌肉筋膜系统）除皱术即是针对面部不同位置的皱纹选择特定切口位置，将皮肤组织与 SMAS 筋膜分别剥离之后并将 SMAS 向后方提紧固定，向上后方拉紧皮肤后切除多余的部分，最后缝合创口的一种除皱手术。整形外科专家们通过大量拉皮除皱手术的临床实践发现，把骨膜上的筋膜层拉紧折叠后，再进行表皮、肌肉的提起，除皱效果就大不一样。这样，面部在同样松弛的状态下，可以提升更多下垂的皮肤，而且通过对筋膜 SMAS 的提升折叠，从深层拉紧皮肤，使面部肌肉、皮肤看起来没有紧绷感，显得真实自然。

2. FAME 技术　FAME 技术（手指辅助进行颧部提升）是一项复合技术，旨在提高皮肤与眼轮匝肌外侧，并使颧脂肪垫复位。该技术与皮肤切除术、SMAS/颈阔肌皮瓣相结合，用以修复面部和颈部松弛的皮肤。其约有 14 年的历史。

3. 深层除皱术　深层（基底层）除皱术，早先被称作深层次拉皮，其特点是由面部和上颈部软组织组成的复合表浅肌肉筋膜系统皮瓣。肌筋膜皮瓣向上外侧翻转后，肌肉组织的松弛问题就能得到极大改善，面部皮肤由此得以恢复青春。深层除皱术对平复鼻唇沟尤其有效。由于所使用的皮瓣有足够的厚度和血供，术后效果持久、自然。

4. MACS 除皱术　MACS 技术（minimal access cranial suspension Lift，MACS-Lift）即小切口面部悬吊提升术（简称 MACS 除皱）是一项简单安全、切口瘢痕较短的除皱术，适合于中下面部除皱。MACS 除皱总的原则是通过耳前和颞部的发际口，用可吸收或不可吸收缝线，以荷包缝合的方式垂直上提悬吊面部下垂的组织，锚状固定在颞深筋膜上。手术有两种不同的形式：①单纯 MACS 除皱术：即用两个荷包缝合提升改善面颈部下 1/3 的老化（下颌纹、木偶纹、颈颏角）；②扩大的 MACS 除皱术：即增加第三个荷包缝合以悬吊颧脂垫，也可提升下睑、中面部及鼻唇沟。其垂直提升的作用及切口无张力，手术创伤小，效果自然。局部麻醉下就可以完成手术，手术时间平均在 2~2.5 小时。通过结合其他的微创手术如激光去皱及脂肪移植手术，除皱的效果可以大大加强。相比于其他大切口的传统除皱术，恢复时间短，并发症少，效果也同样稳定。

5. 骨膜下除皱术　骨膜下除皱手术已有 10 余年的历史。骨膜下除皱术不需要将 SMAS 或皮肤作为一个独立的层次进行分离，而是将中面部的骨膜作为一个单一的层次掀起，然后将这层进行上提和固定来实现组织复位。Little 提倡用结合颞部和口周骨膜下中面部松解，这会把全部颊部软组织一起堆积起来，使得颧部突出，这种技术需要充分地上提前额和颞区。鼻唇沟、下颌及颈部严重皮肤松垂的患者不适合单独进行骨膜下面部提升术。由于骨膜下除皱术存在创伤较大、操作较复杂、术后反应重、并发症较多且重等缺点,所以这种除皱技术的迅速推广和普及受到了限制。

6. 内镜除皱术　内镜除皱术是近年来整形美容外科的重要进展之一,属于微创技术,是指在内镜的指引下,通过位于头皮内的微创小点且为纵向,导入内镜,在显像屏幕监测下进行操作,医师可根据内镜传出的图像,进行准确的分离、切开、止血、缝合等各项手术操作,以特制的工具做深面的准确分离和肌肉的切断或切除。其优点是视野清晰、操作准确,可避免伤及知名神经及血管;且术中切口小(长约1cm)、损伤小、瘢痕少;术后水肿较轻,恢复较快。

(二)面部除皱手术并发症

因除皱手术分离层次多而复杂,分离平面广泛,故各种并发症的发生难以避免。并发症发生率与术者的技术水平、受术者的身体条件,及术前准备、术后处理有直接关系。

1. 血肿　血肿是除皱术后最常见的并发症,往往于术后8~12小时出现,颞部及颌颈部多发。一旦确诊,立即拆开数针缝线引流,或者穿刺抽吸,然后加压包扎,必要时应在手术室进行探查止血。

2. 神经损伤　除皱手术可能损伤的主要神经有耳大神经、眶上神经、眶下神经(骨膜下除皱术)和面神经及其分支(如额肌支)。前三种为感觉神经,因损伤后仅有相应区域的感觉异常,终能代偿或恢复。面神经永久性损伤致相应部位肌肉瘫痪,后果严重,故应十分重视。

3. 秃发　常见原因有头皮瓣分离过薄,损伤了毛囊;或使用电刀分离时损伤了毛囊;张力过大,缝缘瘢痕形成、毛囊变性,即使无明显张力,若边距过宽、针距过密也能引起缝缘秃发带。鉴于上述原因:头皮瓣分离时不宜用电刀;掌握正确的平面,保留一定量的皮下脂肪(内有毛囊);缝合帽状腱膜时减张,缝头皮时边距仅涉及两排毛发,针距约6~7mm为宜。

4. 感觉异常　除皱术后,于耳大神经分布区如颊部、耳垂附近、耳郭后面下部等区域的皮肤出现感觉迟钝或麻木,额部冠状切口术后多有头皮感觉迟钝、麻木、瘙痒等感觉异常(亦称为异感),是由眶上神经分支在切口区被离断所致。个别有顽固性麻木、奇痒等症状,可持续4~6个月。

二、注射美容

(一)肉毒毒素注射美容

肉毒毒素是革兰氏染色阳性厌氧芽胞杆菌在繁殖过程中产生的一种外毒素,它有7种抗原型,即A、B、C、D、E、F、G。其中,A型肉毒毒素毒力最强,但作为治疗用的肉毒毒素A(TOX-A),在临床应用中却十分安全。它可选择性地使肌肉无力或麻痹,并发生神经支配性萎缩。经研究认为其机制是由抑制周围运动神经末梢突触前膜的乙酰胆碱释放,可引起暂时性肌肉松弛麻痹。如果注射在鱼尾纹、额纹与眉间纹处,可出现局部肌肉松弛,皱纹减少,作用维持时间一般在4~8个月。

1. 适应证

(1)眉间皱纹(川字纹)、额部皱纹、眶外侧皱纹(鱼尾纹)、口周皱纹、颈阔肌皱纹等。有重症肌无力、神经肌肉病、过敏体质者及在1周内有饮酒史、2周内服用过阿司匹林或其他解热镇痛药者,或者妇女处在妊娠及授乳期者不宜注射肉毒素。

（2）良性咬肌肥大、颞大肌肥厚、小腿肌肉肥厚、轻度腋臭者。

2. 手术方法　以上面部注射除皱术为例。

不同部位除皱点的选择：

（1）眉间皱纹注射点：根据受术者的性别先设计注射点，并进行画线，女性若眉间皱纹深而明显，也可参照男性注射点。一般女性为 5 个注射点，而男性为 7 个注射点，每点距离 0.5~0.8cm。其具体注射区域为两侧皱眉肌眉内侧上方，眼轮匝肌部分和皱眉肌中央，如若为水平眉，可做眉中央上方 1cm 的注射（图 9-14）。

（2）眼角皱纹（鱼尾纹）注射点：眼角皱纹应将肉毒毒素注射在眼眶外侧眼角皱纹区，一般为每侧 3 个注射点，每点间距约为 1cm，注射点离外眼角 1~1.5cm（见图 9-14）。值得注意的是，眼角皱纹不仅仅是由肌肉引起的，还与光照引起的皮肤老化有关，因此注射量不宜大，因治疗的目的只是使这一区域的眼轮匝肌功能变弱而不是麻痹，以免引起眼睑下垂。

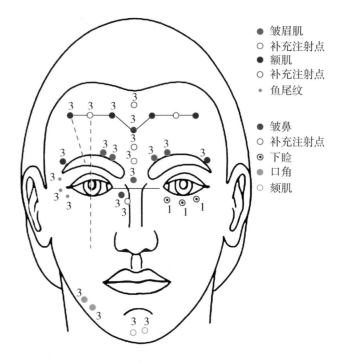

● 皱眉肌
○ 补充注射点
● 额肌
○ 补充注射点
· 鱼尾纹

● 皱鼻
○ 补充注射点
◎ 下睑
□ 口角
○ 颊肌

图 9-14　面部注射点示意图

（3）额部皱纹注射点：根据水平额纹的多少来决定注射点的量，原则是少量多点注射，它只是减弱额肌的收缩力量，并非要完全麻痹额肌，以免由于注射点过多或注射量过大引起眉、睑下垂和表情失落，一般为 4~8 个位点（见图 9-14）。

知识拓展

中面部和下面部的治疗

对普通医师而言，中面部复杂的肌肉组织是解剖学领域的一大挑战。只有经验丰富的医师才可以用肉毒杆菌素对这些区域进行治疗。肉毒杆菌素可以作用于治疗唇部皱纹、非对称笑容、唇歪、露龈笑等病症。中面部肌肉是由颧大肌、颧小肌、上唇举肌、提上唇鼻翼肌、提口角肌、笑肌、鼻肌和降鼻中隔肌组成的。只有在因面部神经功能紊乱或偏侧面肌痉挛而使面部表现出不对称时才使用颧大肌治疗法。如果治疗过度，可能会发生严重的口角下垂。用肉毒杆菌素治疗提上唇肌可以拉平鼻唇沟并且防止微笑时上唇提高。为减少口周细小皱纹，可在唇红边缘上、下方 2~3mm 处的口轮匝肌表面纤维内注入肉毒杆菌素。总之，医师必须非常熟悉面部复杂的肌肉组织等解剖结构，认识到合适的注射技术及本疗法缺陷，将不利事件的发生率降至最低。

3. 并发症

(1) 上睑下垂及眉下垂:2%的人伴有轻度的上睑下垂及眉下垂,通常持续2~3周。术前应向受术者讲明,不必用药。若受术者不能接受,可做额颞除皱术矫正。

(2) 头痛、麻木及眉部肿胀与瘀斑:少数人有暂时性头痛、麻木等感觉或者有眉部肿胀和瘀斑,不必特殊处理。

(3) 皱纹复发:一般通过注射,皱纹消失可维持4~8个月不等。皱纹复发后可再次注射。但最多只可注射3次,且每次间隔在6个月左右为宜。短期内反复注射可造成永久性肌肉麻痹。

(4) 眼睑闭合不全:若同时进行眼袋切除术或眉上提术时有可能造成眼闭合不全,但也只是暂时性的,过几周即可恢复。

(5) 施行注射治疗颈部皱纹时,若注射过深可能造成喉部肌肉麻痹而声音嘶哑,因此要特别注意,但这种并发症也可在几个月内自行恢复。

(6) 复视:在临床中由于注射鱼尾纹可因眼外肌麻痹,视影成像不落在两眼的同一黄斑凹上,可造成暂时复视,2~3个月可自行恢复,没有特效疗法矫正。

(7) 其他:2009年4月,美国食品和药品管理局(FDA)要求所有肉毒毒素产品增加警告标识和风险评估与降低计划,包括肌肉无力、语言障碍、膀胱失控、呼吸和吞咽困难等并发症。

(二)透明质酸注射美容术

透明质酸又称玻尿酸(HA),是一种天然多糖类,外观透明,其具有很强的保湿功能,是支撑皮肤弹性的必要成分。随着年龄增加,体内透明质酸渐渐流失,造成真皮水分减少,皮肤就会产生皱纹松弛。

注射使用的透明质酸是经过纯化的成分,注入后会与体内原有的透明质酸融合,皮肤会膨胀,皱纹变平隆起,安全性高较。透明质酸注射后逐渐被人体代谢吸收,每次可维持6~8个月的效果。

1. 适应证　透明质酸可用于唇部充填,消除鼻唇沟、轻度低鼻的充填,眉间纹等。

2. 注意事项

(1) 各种HA产品由于来源(细菌性或禽源性)、交联剂、微粒大小和浓度不同而有所不同。

(2) 注射HA时保持流量均匀,预防肿块或不平整出现。如果注射中出现肿块,立刻按摩。

(3) 注射HA太表浅可能导致浅蓝色变,即丁达尔效应。

(4) 重复注射HA,持续时间更长,重复注射时需要的量更少。

3. 并发症

(1) 动脉内注射或者HA过量使用:以上两种情况都会导致皮肤因压迫或皮下血管丛栓塞而缺血。在这些案例中,患者皮肤会在几小时内变色,并且24小时内可见皮肤坏死、溃疡。

(2) 过敏反应:极少数人会在注射局部出现红肿发痒,此时即刻涂用皮质激素软膏或用针头插入将透明质酸挤出。

三、面部其他微创年轻化治疗

(一)光子嫩肤

光子又称强脉冲光,是一种宽谱可见光。光子嫩肤技术是利用光子的良好光热能量有效地作用于目标组织,使目标组织受热产生局部组织学变化,从而治疗一些皮肤病,改善皮肤质量和产生脱毛的效果,是对皮肤无损伤的一种光学医疗新技术,它的特点是无创、无痛、无后续护理,不影响工作和生活。

光子临床应用的理论基础是:选择性光热理论,就是光子所释放的一个波段的光能量在到达靶目标时,不会伤害到皮肤及附近的正常组织,或仅有少部分光被正常组织所吸收,而让大部分能量被特定目标所吸收。治疗血管性病变时,光子产生的热能,使病灶的温度上升到足够的高温而被破坏,然后自正常组织中消失。血管中的血液吸收热能后产生热,当血液温度足够高时,则发生凝结并破坏血管壁(血管对表皮的升温比值达到最大时效果最好)。治疗色素性疾病:光子能量被病变或发色团所吸收,对周围组织几乎没有非特异性损伤。黑色素吸收光能被转变成热能,后者将黑色素细胞温度升高,当升到足够高时,这些细胞就被破坏,引起病变崩解。光子除皱:光子能量在通过表皮层后,被真皮网状层血管丛血管吸收,其光能量强度不足以引起血管破碎或血凝,可引发轻微炎症反应,炎症介质从血管壁的内皮细胞中被释放,进入真皮间质中,刺激纤维原细胞活性,这些纤维原细胞开始有效行使组织修复功能,包括胶原重塑,使胶原纤维和弹力纤维重新排列进而恢复和提高皮肤弹性,起到改善细小皱纹的目的。

1. 适应证

(1) 提高面部皮肤的细嫩程度。

(2) 去除或减小毛细血管扩张。

(3) 清除或淡化色素斑。

(4) 改善细小皱纹,增强皮肤弹性。

(5) 收缩毛孔。

(6) 减淡痤疮瘢痕。

(7) 去除多余毛发。

2. 操作方法

(1) 受术者洁面平卧诊疗床。

(2) 戴眼罩保护受术者眼睛。

(3) 治疗部位涂冷凝胶。

(4) 在耳垂下方施行测试光斑(小治疗能量)。

(5) 观察测试反应,选择合适治疗参数。

(6) 依次在治疗部位施行治疗。

(7) 随时局部冷敷。

(8) 依反应情况,可做重复治疗。

3. 注意事项

(1) 测试光斑的应用:从小能量起,逐渐增加能量,同一部位不做重叠。

(2) 局部的冷敷:治疗前治疗部位应用冷凝胶外敷,治疗完一局部时应及时用冰毛巾冷敷。

(3) 注意敏感部位:下颌、口周、额头应减少治疗能量 20% 左右。

(4) 局部反应:受术者感觉治疗部位有温热、刺痛感。观察治疗部位有轻度红斑,经冷敷以逐渐减轻和消散。

(5) 重复光斑的应用:首次治疗完成后,如无明显反应时,经 5~10 分钟后可做重复光斑治疗。

（6）设置参数原则：皮肤黑，脉冲延时要增加；皮肤薄、敏感，能量密度要减小；皮下组织较少部位，能量密度要减小；随治疗次数增加，能量可渐增。

4. 并发症　光子治疗的并发症主要是发生不同程度的灼伤并引起色素沉着发生。因此，必须试行小治疗能量治疗后再逐步增加能量。一旦发生应按灼伤局部涂药治疗。色素沉着则主张服用维生素 C，并让其自行消退。

（二）射频美容

传统的激光技术虽然能够消除皱纹和使松弛的皮肤变紧，但术后恢复期长且有持续性的红斑、色素改变、感染和瘢痕形成等副作用。而射频作为一种非侵入式的治疗方式其疗效好，副作用少。射频（radio frequency，RF）除皱法的原理是：射频波穿透表皮基底黑色素细胞的屏障，加热真皮层胶原纤维至 55~65℃，胶原纤维收缩，使松弛的皮肤皱纹拉紧，同时热效应使胶原增生，新生的胶原重新排列，数量增加，修复老化受损的胶原层，从而达到除皱紧肤的目的。以射频除皱（1.75MHz）为例，操作如下。

1. 适应证　前额、眼眶周围，鼻唇沟和面颊皱纹及皮肤松弛。

2. 操作方法

（1）患者不需麻醉，也不必戴眼罩，在需治疗部位涂抹配套的橄榄油。

（2）将射频的治疗数定为单极方式，频率18Hz，能量100W。

（3）将机头在治疗区域皮肤上连续地移动扫描，当激光温度计量显示皮肤的温度达到40℃时，维持 3 分钟。

（4）每个区域治疗一次，再移到相邻的区域继续治疗。

（5）每次治疗约需 30 分钟，4~6 次为 1 个疗程，每次治疗间隔 2~3 周。

3. 注意事项

（1）在结束治疗后可用清水做简单清洗。

（2）射频治疗有一定局限性，年轻患者比年龄大一些的患者反应好，不同的部位疗效不同。

4. 并发症　治疗后一般未出现副作用，是较安全的。

第五节　鼻唇畸形的整复

一、唇裂术后继发鼻唇畸形的整复

唇裂术后的鼻唇畸形常常难以避免。因唇裂通常合并有面中份骨性结构的发育不良、牙槽突裂或腭裂，随着生长发育，有可能会出现新的畸形，常常需要多次的畸形整复手术。

唇裂术后较常见的唇畸形通常有红唇切迹、患侧唇峰上移、口哨畸形、上唇过紧以及上唇中份唇红不足。这些畸形通常可以用 Z 瓣（图 9-15，图 9-16）或 V-Y 瓣加以矫正，当发生上唇过紧以及上唇中份唇红不足时，通常采用 Abbe 瓣（图 9-17）加以矫正，Abbe 瓣存活的关键在于该瓣一定要包含有下唇动脉。

唇裂术后继发的鼻畸形有鼻翼软骨错位、鼻翼基底的过宽或过窄、鼻孔过小等，纠正鼻翼软骨错位需将患侧鼻翼软骨复位，并与健侧鼻翼软骨穹隆顶紧密缝合（图 9-18）。鼻翼基底的纠正可通过 Z 型瓣或 V-Y 等转瓣技术（图 9-19）加以纠正。

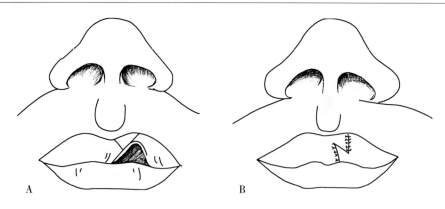

图 9-15　不对称 Z 型瓣纠正红唇切迹

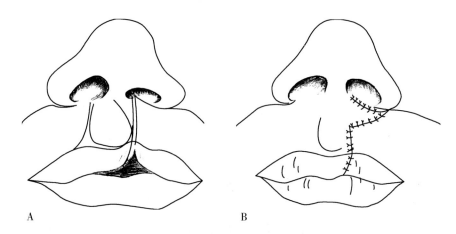

图 9-16　Z 型瓣唇峰上移的整复术

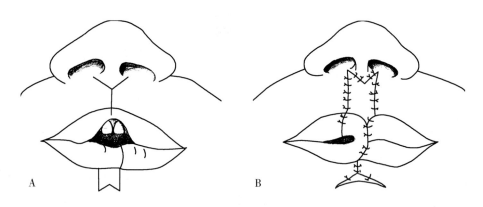

图 9-17　Abbe 瓣修复上唇中份不足

二、重唇及厚唇的美容外科治疗

重唇是一种先天畸形。患者在张口时可见明显的二层唇缘,其面有深浅不等的唇沟,内层红唇呈较松弛而肥厚的皱襞,并受上唇系带的牵拉而分为左右两半。

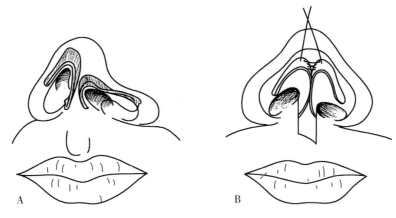

图 9-18　正鼻翼软骨错位的手术

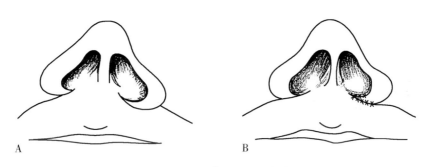

图 9-19　矫正鼻底过宽的整复

颊黏膜也呈松弛下垂状。组织学检查,内层红唇由正常黏膜被覆增生的如葡萄状的黏液腺所组成,不含肌肉组织。好发于上唇。

厚唇是指红唇部过厚,下唇的宽度大于上唇,侧面观下唇突于上唇前方,或上下唇均较正常偏厚,外观不美,无明显病理改变。多见于下唇。

厚唇的治疗通常在口腔中于基线上方 4~5mm 处作一条与唇红缘平行的线。两条线间呈梭形区,为预计切除部分,重唇则要更宽一些。下唇切口线与下唇弓平行,去除的黏膜形状近似弯月形。手术时尽量少用局部麻醉剂量,以防组织肿胀,切口线不齐。

三、大口畸形及小口畸形的整复

(一) 小口畸形美容术

小口畸形美容术又称小口症,多为烧伤、感染或肿瘤切除后所致,少部分是先天性的。一般先天性的小口症,手术效果比因挛缩引起者效果好。临床上多表现为口裂小,张口受限。其程度大小不等,有的仅余一小孔直径约 3cm,呈鱼口样,既造成美观问题又严重影响语言及进食。

手术方法主要依据病因、严重程度及口周皮肤情况而定。

1. 唇红瓣法　适用于仅口角部皮肤粘连性瘢痕,唇红组织量不足者为禁忌。切除患侧口角部瘢痕上、下唇红部各形成一块舌状组织瓣,切开并充分游离,使唇红瓣能在无张力的情况下向口角滑行。将两唇红瓣尖端分别用丝线作褥式缝合,固定于口角外侧正常皮肤处,唇红瓣创缘则与口腔黏膜及皮肤创口缝合。

2. 颊黏膜瓣法　适用于唇红组织损失较多而颊黏膜正常者。颊黏膜有瘢痕挛缩者为禁忌。手术采用局麻,正常口角定点(瞳孔垂直线与口裂水平线之交点)至口裂画一水平线。按画线切开皮肤,皮下达颊黏膜下,向上、下剥离,然后"一"字形切开黏膜,在黏膜部切口外侧端作成横 Y 形切口,形成三块黏膜瓣。切除表面皮肤,将外侧小膜瓣翻出缝于口角部皮肤创面,上、下黏膜瓣分别与皮肤创面缝合。唇红组织太少时,可于同侧颊黏膜部设计一双叶状黏膜瓣,并将其分别转移至上、下唇口角部,形成新口角。

3. 黏膜瓣与唇红瓣联合修复法　手术采用局麻,适用于唇红组织的量不是很充裕但无瘢痕者。唇红组织瘢痕明显者为禁忌。按口裂到正常口角距离设计蒂在上的唇红瓣,作新口角的上唇红唇组织。切除口角至口裂的三角形皮肤,并将下方口腔黏膜水平剪开,创缘下充分剥离,形成黏膜瓣作下唇红组织。将唇红瓣向外上旋转与上唇皮肤、口腔黏膜缝合。黏膜瓣翻转后与下唇创缘缝合形成新口角。

4. 黏膜瓣与皮瓣联合修复法　手术采用局麻,适用于口周环行瘢痕所形成的鱼口状的严重小口症。按画线切开并切除上、下唇瘢痕组织,口角部留一块三角形皮瓣。其下口腔黏膜两侧各作一水平切口,并将两侧口角部三角形皮瓣翻向内插入,与黏膜缝合形成新口角。口角处瘢痕,可按黏膜瓣法重建口角。游离上、下唇口腔黏膜,将两黏膜瓣向外翻出,分别与上、下唇缘切口缝合,形成上、下唇(图 9-20)。

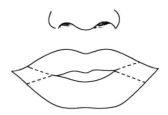

图 9-20　黏膜瓣与皮瓣联合修复法

(二)大口畸形美容术

大口畸形是先天少见的颌面部畸形,单侧多见,男性多于女性,严重者形成面横裂。根据裂隙程度分轻、中、重三度,口角裂至颊部者为轻度;裂至咬肌前缘者为中度;裂至下颌骨甚至外耳道者为重度。往往合并一侧颜面萎缩症及附耳畸形。手术宜早不宜迟。以 3~6 个月为宜,太晚影响面部发育。

1. 直接缝合法　手术采用局麻,定出假想口角位置(图 9-21),并在上、下唇定点,此两点缝合为新口角的位置,并以此两点为起点按唇纹切开上、下唇。

切开红白唇交界处至裂隙缘,按黏膜、肌层及皮肤分层缝合,在裂隙做两个附加切口,对偶瓣换位缝合。

2. "Z"成形法　手术采用局麻,可在预定口角至裂隙外缘之直线切口上作一对或多对对偶三角瓣(防止直线挛缩),故适用于重度大口畸形。黏膜与肌层均不用作对偶瓣,而直接缝合,仅将皮肤按"Z"成形术设计,切开,皮瓣换位缝合。如果肌

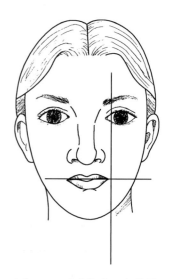

图 9-21　确定标准口角位置

肉按"Z"成形术切开换位缝合,则肌纤维方向改变,术后出现新的畸形(因肌肉收缩方向不一致所致)。又因面部切口瘢痕多,实非理想方法。

四、鼻部美学及畸形的整复

鼻位于面部正中,高耸突出,对颜面美观的影响极大。面貌在一定程度上反映人的性格。鼻体矮小,给人平庸之感。鼻头肥大,人显得笨拙。鼻背隆起如驼峰,鼻尖下钩如鹰嘴,给人

奸诈之感。因此,目前鼻整形术已成为整形外科医师施行最多的手术之一。

（一）综合隆鼻术

隆鼻术是目前我国美容外科手术中数量仅次于重睑术的一种美容手术,它主要适用于各种鼻梁平坦凹陷的低鼻、鞍鼻及鼻尖低塌、鼻小柱短小的成年人。我们所讲的综合隆鼻包括鼻背低平、鼻尖肥大、鼻翼过宽、驼峰鼻等畸形的矫正。目前,综合隆鼻术运用材料基本分为两派,一方面随着工艺的进步,人工材料得以迅速发展,硅橡胶、膨体等材料在鼻整形中得到广泛应用。但自体软骨,以其低排异性、低感染率、自然美观、安全等优点,仍受到广大整形医师及患者的偏爱和青睐。其中应用最多的为肋软骨、鼻中隔软骨、耳软骨。

切口可选择边缘切口（图9-22）或鼻前庭鼻小柱联合切口（见图9-22）。用2%的普鲁卡因或利多卡因。按选择好的切口设计线切开皮肤或黏膜至皮下组织,用眼科剪均匀剪开鼻头部组织,转向对准鼻梁中线,边推进边分离,至鼻软骨与鼻骨交界处时,抬高剪刀尾部横形剪开鼻背深筋膜,然后推进剪刀至黄金点（左右眉眉头中点与左右内眼角中点连线的中点）上1cm处,用左手固定两侧鼻背要分离范围,分开剪刀尖,边分边退至鼻尖,分离时用力要均匀,隧道剥离宽度要适中。植入假体,止血缝合（图9-23）。

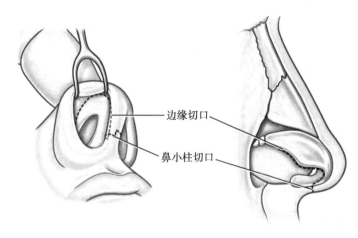

图9-22 开放式入路的标准切口

有些患者因异小柱短,隆鼻术后鼻尖不能隆起,反而造成鼻尖向下形成陡坡,因此需要作一个鼻小柱延长术,沿两侧鼻小柱切开后再在上唇与鼻小柱皮肤作一V形切开,形成一个"V-Y",缝合,即能加长鼻小柱,使鼻尖抬高。

（二）鼻尖缩窄

鼻尖肥大可能是由于鼻头的皮肤厚及脂肪多而导致,也可能由于外鼻软骨过大所引起。局麻下作两侧鼻前庭切口延至鼻小柱基底部沿皮下层分离暴露出鼻翼软骨,可修剪软骨表面的脂肪组织于两侧鼻翼软骨穹隆部切除部分软骨及皮下组织缝合鼻翼软骨缺损并将两侧鼻翼软骨拉拢缝合（图9-24）,并于鼻孔向鼻翼作固定压迫缝合,避免形成无效腔。

（三）鼻翼过宽矫正

鼻翼过宽表现为鼻子低塌、肥大。局麻下沿鼻翼软骨外侧脚的前缘作鼻孔缘皮肤切口通过切口,用小剪刀将皮肤与其下面的鼻翼软骨潜行分离,去除软骨表面组织,切除软骨上部和外部。于鼻孔内鼻其基部的内侧面切除一块菱形前庭皮肤和鼻黏膜缝合即可。

（四）宽鼻缩窄

当骨性鼻背过宽,需要通过截骨术来重塑鼻部支架结构。内侧截骨是分离鼻骨和骨性鼻中隔。关于内侧截骨有很多手术技巧,包括上斜行、旁正中、横向、向下,用2mm骨凿外斜向截骨,向上内斜行截骨和高位的鼻中隔截骨。外侧截骨是为了将鼻外侧壁内移,缩窄鼻背的骨性畸形。通常做法是在骨性锥体最外侧面沿骨厚度变化的过渡带切开或凿孔,继之内向、横

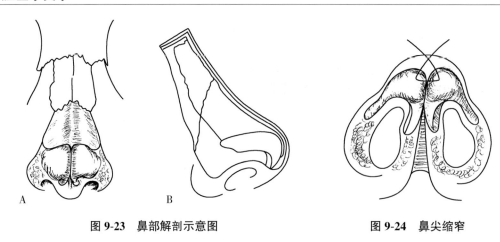

图 9-23 鼻部解剖示意图   图 9-24 鼻尖缩窄

向或手压青枝骨折断开骨附着处的外侧和(或)上方,产生足够的移动范围使鼻骨缩窄或复位。

(五) 鹰钩鼻、驼峰鼻矫正

驼峰鼻多由先天性鼻梁部鼻骨和软骨发育高大畸形所致,多见鼻梁突出、鼻宽而长,常表现为棘状突起,若伴有中隔软骨和鼻侧软骨生长,鼻尖下垂,我们又称它为"鹰钩鼻",手术原则是切除突出部分,缩短长度,同时行鼻尖整形。

若受术者的鼻过长,通常在鼻翼软骨的上缘和中隔软骨下部适当地切除一块软骨,以缩短鼻的长度。若受术者的鼻背有隆起的驼峰,可用骨凿将侧鼻软骨和鼻骨的突起部分截除,以消除驼峰畸形。术毕,用胶布条和石膏绷带对外鼻进行固定。胶布条的作用是帮助潜行分离的鼻部皮肤重新与其骨架贴合,以便愈合。

小　结

美容外科是一门以人体美学理论为基础,运用审美、心理与外科技术相结合的手法,对人体美加以修复和再塑,或对一些损容性疾病给以治疗,在保持功能完整的基础上以增进其形态之美感为目的的学科,口腔颌面美容外科是美容外科的一个分支。与其他科医师略有不同,对美容外科医师来讲,在审美、患者心理、沟通能力等方面有更高的要求。其次,医师应对颌面部解剖有十分清晰的理解,如:SMAS 筋膜层的解剖在面部除皱术中有十分重要的意义,面部肌肉的解剖在肉毒素注射治疗中有十分重要的意义,面部的层次解剖在透明质酸注射中有十分重要的意义等。总之,颌面部解剖对于颌面部美容外科医师来讲十分重要,应注意掌握。

(王　杭)

思 考 题

1. 矫治下颌发育过度的术式有哪些?
2. 什么是面部软组织脂肪充填术?
3. 面部除皱有哪些治疗方法?
4. 面部年轻化的微整形方法有哪些?
5. 隆鼻术切口选择有哪些?

第十章 口腔美容保健

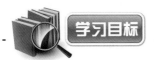

口腔医学专业、口腔医学技术专业：

1. 掌握：牙齿健康美观的标准；牙龈健康美观的标准；美学保健的定义及作用。
2. 熟悉：常用口腔美学美容保健方法；特殊人群的口腔美学美容保健；美学保健方法。
3. 了解：美学保健的起源及发展。

第一节 口腔美学美容保健

一、普通人群的口腔美学美容保健

口腔健康是全身健康的基础，但口腔疾病的发病率在所有疾病中是最高的。口腔疾病本身具有的慢性、进行性的特点决定了其预防保健比治疗更加重要。随着生活水平的提高，口腔保健逐渐成为人们日益关心的问题。现代医学证明，口腔疾病可以引发或加重冠心病、糖尿病等全身性疾病，因此，健康的牙𬌗系统不仅使人能充分地咀嚼，享受美味佳肴，为身体提供充足的营养，还能避免和减少冠心病、糖尿病、胃病、新生儿低体重等病症的发生。与此同时，美观健康的牙齿已成为现代人衡量美的重要标准之一，能给人留下深刻美好的印象，可以说牙齿是一个人最好的装饰品，牙齿好，赋予的不仅仅是一个健康的形象，更是个人无可取代的魅力名片。

（一）牙齿健康美观的标准

1. **颜色** 正常牙齿的牙冠呈淡黄、淡白和浅黄色，随着年龄的增长，牙齿的颜色会发生改变。乳牙透明度低，呈乳白色，比替换的恒牙显白。年轻人的牙齿又比老年人的显白。

2. **形态** 牙齿的大小形态左右对称，正面观，上颌中切牙宽度与侧切牙宽度比为1：0.618（图10-1），每颗牙齿颈缘的形态相似。

3. **排列** 无牙齿缺失，全口牙齿排列整齐，上下颌中线对正、居中，无扭转牙齿，牙列中无间隙,𬌗曲线正常,无其他错𬌗畸形。
微笑时上颌牙齿切缘连线与下唇上缘
一致,牙弓形态与面型相协调。

4. 咬合关系　上下颌牙齿呈尖窝
咬合,最好为中性咬合,即上颌第一恒
磨牙的近中颊尖咬合于下第一恒磨牙
的近中颊沟,上颌第一恒磨牙的近中舌
尖咬合于下第一恒磨牙的中央窝。除
下颌中切牙与上颌最后一颗磨牙外,下
颌每颗牙齿保持着与上颌两颗牙齿的

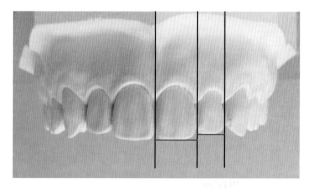

图 10-1　上颌中切牙、侧切牙宽度比

接触关系;反之,上颌每颗牙齿也同时保持着与下颌两颗牙齿的接触关系。

5. 健康　无龋坏、无疼痛感,无变色牙。牙齿清洁,无牙菌斑、色素沉着、牙结石等,口
气清新。

（二）牙龈健康美观的标准

1. 颜色　健康的牙龈呈粉红色,部分人群牙龈表面有点彩。炎症时,牙龈呈深红色或
紫色。

2. 形态　牙龈边缘菲薄紧贴牙面,龈缘线呈反波浪状,牙龈乳头呈锥形,整齐的充满牙
间隙(图 10-2)。炎症、疾病或药物影响时,牙龈肿胀,边缘钝厚或肥大增生,龈乳头缘可能会
出现溃疡或坏死(图 10-3)。

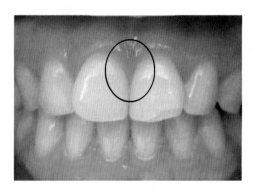

图 10-2　健康的牙龈乳头

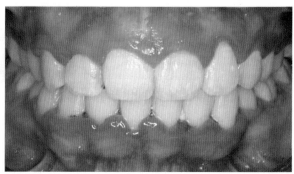

图 10-3　牙龈炎

3. 质地　正常牙龈组织质地坚韧。炎症时牙龈变软,或进而纤维化使牙龈组织变坚韧。

4. 健康　探诊不出血,无龈沟溢脓,无龈袋、牙周袋、无牙龈退缩。健康牙龈的龈沟探
诊深度不超过 2~3mm;牙龈炎时,龈沟探诊可超过 3mm,但没有牙周袋形成。

（三）常用口腔美学美容保健方法

1. 正确刷牙　刷牙是去除牙菌斑、软垢、食物残渣,保持口腔清洁和健康的有效方法,
与其他口腔保健措施相比,刷牙适用于所有人群,是开展自我口腔保健的重要手段。具体的
刷牙方法可详见本系列教材《口腔预防医学》。此外,选用电动牙刷可以有效控制刷牙的时
间和力度,达到较好的刷牙效果。

2. 叩齿　轻微闭口,上下牙齿相互轻轻叩击数十次,所有的牙都要接触,注意用力不可

过大,保持一定的节奏,轻重交替,早晚各做一次。叩齿可以发挥类似咀嚼运动形成的刺激,有益于口腔健康。经常叩齿,还可以维持咬肌丰满度,在一定程度上减缓因年老机体萎缩造成的凹脸状。但需要注意的是,已经患有牙周炎症的患者不能采用此种保健方法。

3. 鼓漱及运舌　闭口鼓腮做漱口动作 1~2 分钟,使口腔中的唾液分泌,同时以舌尖在牙齿的内外上下进行按摩 1~2 分钟,每天进行 2 次。鼓漱及运舌时口内唾液分泌增多,等唾液满口时,再分几次慢慢下咽,初时可能唾液不多,多加练习就会增加。唾液有杀菌、清洁口腔、防治牙龈炎的作用,故此方法能清洁牙齿及口腔黏膜,增强口腔的自洁作用,使牙齿更加牢固健美,防止口苦口臭。

4. 牙龈按摩

(1) 口外按摩:刷牙后,将示指放在牙龈相应的口外皮肤上,由左至右按摩各个部位的牙龈,按摩方向为上颌牙向下、下颌牙向上,轻轻按揉,或做小圈状旋转按摩(图 10-4)。

(2) 口内按摩:刷牙后,用清洁的示指放在口内牙龈上,上颌牙向下、下颌牙向上,轻轻按揉,或做小圈状旋转按摩。但是,在炎症急性发作时不能按摩。如牙石积结较多,还应先进行洁治,方可采用牙龈按摩。若有条件,可戴消毒指套按摩(图 10-5)。

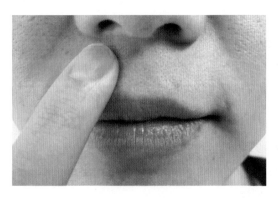
图 10-4　口外按摩

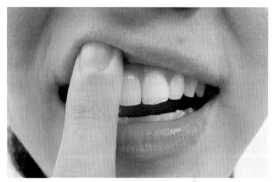
图 10-5　口内按摩

牙龈按摩法可以加快牙龈组织的血液循环,提高牙周组织对外界损伤的抵抗力,减少牙周疾病的发生,对牙龈退缩有一定效果,但需要长时间坚持才能见效。

5. 正确咀嚼　双侧咀嚼,如经常使用单侧牙齿咀嚼,不用的一侧缺少生理性刺激,易发生牙周组织的废用性萎缩;另外,偏侧咀嚼易引起颌面部不对称,影响美观。

6. 纠正口腔不良习惯　常见的口腔不良习惯有吮指、舔牙、咬物、口呼吸、唇习惯、下颌前伸、偏侧咀嚼等,儿童口腔不良习惯是形成错𬌗畸形的主要病因之一,长期得不到纠正会影响颌面部的生长发育和美观。治疗首先从教育引导着手,说服儿童自觉纠正口腔不良习惯,如果说服无效则应采取一些强制措施,如佩戴矫治器等。

7. 慎重用药　怀孕、哺乳期和婴幼儿慎服某些药物,如四环素、金霉素、多西环素等,此类药物可使牙齿釉质发育不良,影响牙齿美观。

8. 合理膳食　合理摄入各种食物,粗细粮、荤素搭配,多吃谷类,保证鱼、肉、蛋、豆类、蔬菜和水果的摄入,多吃富含维生素的食物,维生素具有调节机体物质代谢作用,并且与口腔的健康也有密切的关系。

知识拓展

食物与牙齿保健

　　木糖醇口香糖、茶叶、牛奶可以保健牙齿。咀嚼木糖醇口香糖可以刺激口腔唾液分泌,使口腔自洁,减少牙菌斑,降低龋病的发病率。儿童喜欢甜品,但蔗糖致龋率高,木糖醇具有与蔗糖一样的甜味,且不被菌斑中产酸菌利用,可以用木糖醇代替蔗糖作为食品甜味剂。茶叶防龋主要是茶水能清洁牙齿表面的软垢,茶叶里含有的茶多酚,可杀灭口腔细菌,茶叶中含有的氟离子,具有防龋作用。钙对牙齿发育关系很大,人体中 99% 的钙集中在骨骼和牙齿内,钙、磷和维生素 D 是牙齿和骨质正常矿化的基础,参与机体骨骼与牙齿组织的构成,牛奶中钙含量较高,又易被人体吸收,对牙齿健康有益。

二、特殊人群的口腔美学美容保健

(一) 幼儿及儿童期口腔美学美容保健

　　乳牙是儿童咀嚼器官的重要组成部分,健康的乳牙才能发挥正常的咀嚼功能,有利于消化和吸收,并给颌面部的骨骼和肌肉功能性的刺激,使颌面部正常发育。同时,正常的乳恒牙替换对恒牙列的完成也很重要,乳恒牙替换障碍可导致多种错𬌗畸形。龋坏的乳牙治疗不及时,可引起牙髓和根尖病变,上颌前牙过早缺失或颜色变化,对美观影响很大,会给儿童心理带来不良影响(表 10-1)。

　　重视口腔健康美观的态度和行为直接关系到儿童的口腔状况,足够的口腔健康知识能够大大降低儿童口腔疾病的患病率。有针对性地对儿童进行口腔健康教育,对不健康行为进行早期干预和纠正,是预防儿童口腔疾病发生的行之有效的重要途径,且对儿童颌面部的生长发育和美观极为有利。

(二) 老年人口腔美学美容保健

　　人到老年,由于口腔在生理功能和解剖形态方面产生退行性改变,容易患口腔疾病,因此老年人是口腔疾病发病率最高的人群,且保健意识相对薄弱,口腔病情较复杂,但只要老年人积极预防和治疗口腔疾病,还是能维持良好的口腔健康状况。现在,越来越多的老年人也开始注重生活品质,与青年人一同关注并追求颌面部的美观,心理学家也认为,老年人恰当而适宜地修饰与美容,会给他们带来青春与活力,使他们感到年轻,从而给老年人带来愉悦感和满足感,对促进其健康、延年益寿很有益处。

　　1. 预防和治疗牙周病　牙周疾病是中老年人丧失牙齿的主要原因,每天早晚使用保健牙刷进行有效地刷牙,使用牙线。每 6 个月进行一次口腔检查和牙齿洁治,清除牙石和牙菌斑,治疗牙周病,保持骨组织和牙周组织健康。

　　2. 修复缺损或缺失牙齿　牙齿缺损或缺失者要及时进行修复治疗。如牙齿缺失又长期得不到修复,会造成缺牙间隙邻近牙齿向缺牙侧倾斜,对颌牙齿伸长移位,给将来牙列修复造成困难并影响美观,而且也给日常的生活带来不便。

　　3. 预防根面龋　牙龈退缩,牙根暴露后,根面易发生龋坏。选用含氟牙膏刷牙,定期检查,早发现,早治疗。

表 10-1　乳牙至恒牙期牙齿美学美容保健

年龄	口腔主诉问题	形成原因	健康美观标准	保健措施
3 岁以前	乳牙龋坏,变色、疼痛、影响进食,牙齿迟萌或不萌	很难自觉维护口腔卫生,家长不重视;甜食多,黏着性强,睡眠时间长,唾液分泌量少,有利于细菌繁殖;个体发育	乳牙列萌出正常,牙列完整、颜色、功能正常	对家长进行宣教,建立合理的膳食饮食结构,正确摄取食物,尽可能减少糖的摄入和次数,养成良好的饮食习惯和口腔卫生习惯
3~6 岁	乳牙龋坏,变色、疼痛、早失,偏侧咀嚼、反𬌗,影响颌面部发育及美观	多食黏、甜食物或碳酸饮料;牙齿龋坏,疼痛,牙髓坏死,牙齿变色;多数乳牙缺失,偏侧咀嚼及其他口腔不良习惯	乳牙列完整,颜色、功能正常,颌面部生长发育正常	对家长进行宣教,建立合理的膳食饮食结构,正确摄取食物,尽可能减少糖的摄入和次数,养成良好的饮食习惯和口腔卫生习惯,家长每 3~6 个月带儿童到口腔门诊进行一次常规检查,尽早发现问题,及时治疗龋坏牙齿,纠正口腔不良习惯
6~12 岁	乳牙龋坏,变色、疼痛、牙齿迟萌或不萌,各类错𬌗畸形,影响颌面部发育及美观	乳牙早失,乳恒牙替换障碍、口腔不良习惯等导致各类错𬌗畸形,牙齿排列不齐不易清洁或口腔卫生不良导致龋坏,牙龈炎;个体发育	恒牙列萌出正常,牙列完整,颜色、功能正常,颌面生长发育正常	少食零食,食物应有一定硬度,有利于颌骨发育和牙齿萌出;家长每 3~6 个月带儿童到口腔门诊进行一次常规检查,尽早发现问题及时治疗;纠正口腔不良习惯,错𬌗畸形早期治疗;养成良好的口腔卫生习惯,应用氟化物和窝沟封闭剂

4. 重视牙本质过敏　牙齿咀嚼面由于长期咀嚼食物,可出现磨耗的情况,牙齿的釉质被磨损,牙本质暴露,会出现对冷、热、酸、甜敏感的症状。可以使用脱敏牙膏刷牙,或到医院进行脱敏治疗。此外,经常咀嚼生核桃仁或茶叶,对牙本质过敏也有一定效果。

5. 充填楔状缺损　长期使用硬毛的大头牙刷横刷,经常食用酸性食物,有胃病经常反酸,容易造成牙齿楔状缺损。可以选用保健牙刷,采用竖刷或旋转刷法,少吃酸性食物,治疗胃病。在进行充填治疗时,尤其是前牙充填宜采用与牙齿颜色接近的材料,避免影响美观。

6. 防治口腔癌　50~60 岁是口腔癌发病率最高的年龄组。口腔癌的发生和下列因素有关:吸烟、嚼烟叶、嚼槟榔、空气污染、放射线、饮酒、局部刺激、遗传因素等。需要戒除烟酒,尤其是不嚼烟草和槟榔;不吃过烫或有刺激性的食物;处理残根、残冠、磨平锐利的牙尖,去除不良的修复体;接触有害工业物质的工作要加强防护。

（三）妊娠期妇女口腔美学美容保健

长期以来,我国孕产期保健内容主要为定期产科检查、孕期营养指导、妊娠监护、分娩指导、母乳喂养等,很少涉及口腔美容保健。但口腔疾病会影响孕妇进食、睡眠,导致精神焦虑;口腔局部感染还易致或加重其他全身疾病,致龋菌在母婴间传播致胎儿宫内感染、胎儿畸形、早产、低出生体重。妊娠期妇女的口腔问题主要为龋齿和牙龈炎,其中牙龈状况不良不仅给日常生活带来不便,也严重影响妊娠期妇女的牙齿美观。

1. 龋齿　妊娠期妇女是龋病的高风险人群,其主要原因有:

(1) 妊娠呕吐使唾液 pH 值略下降,增加了龋病的易感性。

(2) 妊娠反应造成刷牙时间短,刷牙次数减少,导致较多的菌斑和软垢滞留于牙面。

(3) 妊娠期饮食结构改变及进食次数的增加,影响口腔内环境。

(4) 妊娠后放松口腔卫生的维护。

(5) 妊娠早期及晚期存在流产及早产的风险,不能及时进行口腔疾病治疗而使病情加重。

2. 牙龈炎症　妊娠期牙龈炎的患病率随着妊娠时间的延长而升高,妊娠期牙龈炎的发生与孕妇口腔卫生措施及妊娠前牙龈状况有关。妊娠期间,孕妇体内黄体酮的水平大大增高,使牙龈组织中的毛细血管扩张、血管渗透性增加,炎症细胞和液体渗出增多,导致牙龈肿胀,还有部分孕妇会发生牙龈增生,甚至妊娠性牙龈瘤,不仅影响日常生活,也影响美观。所以,在妊娠期间,孕妇应该比平时更注意保持口腔清洁,选择软毛牙刷,刷牙时要轻柔,避免伤及牙龈;每次进餐后及时清除口腔内的食物残渣。妊娠期牙龈炎及牙龈瘤一般都会随着妊娠结束而自行消退,只有极其严重的妊娠性牙龈瘤才需要手术切除,但一般不主张在妊娠期使用药物。所以女性在怀孕以前应该进行口腔检查,提前去除牙龈炎等口腔隐患。

此外,需要通过媒体、医疗卫生机构及社区广泛开展宣传教育,提高社会、家庭对妊娠期妇女口腔美容保健的重视;对妊娠期妇女进行口腔美容保健指导,倡导妊娠期妇女学习口腔美容保健知识,树立正确的就诊观念,加强自我保健,纠正不良口腔卫生习惯,改善孕期口腔卫生状况;培训妇产科医生及基层口腔医务人员,提高医疗保健机构及其人员主动提供妊娠期口腔美容保健服务的意识与能力;倡议政府及卫生行政部门,通过试点,将妊娠期口腔美容保健列为围生产期保健及牙病防治的重点项目;口腔科及产科开展专业合作,主动提供便利的专业妊娠期口腔美容保健服务。

(四)残疾人口腔美学美容保健

残疾人也有追求美的权利,但其口腔的健康美观问题很少被关注。在日常生活中,预防口腔疾病和口腔感染是维护残疾人口腔健康美观的关键。每一个残疾人的残疾情况是不同的,应该因人而异制订个性化的计划。

残疾人的口腔疾病和非残疾人一样是可以预防可控制的,因为两者病因基本相同,所不同的是残疾人由于生理或精神方面的缺陷缺乏自我口腔美容保健能力,需要口腔医务人员、家庭成员与其他社会服务人员的帮助。相比较之下,残疾人的口腔美观保健比较容易做到,口腔疾病治疗要相对困难,因此残疾人的口腔美容保健十分重要,可以采取以下方式:

1. 家庭口腔卫生保健　对于缺乏生活自理能力的残疾人,至少应帮助其每天彻底刷牙或清洁口腔一次,在睡前进行最好。清洁口腔的方法和用具的选择主要根据残疾的程度和配合能力。

2. 早期口腔卫生指导　从低龄儿时期开始功能训练和口腔卫生指导,有助于良好口腔卫生习惯的养成,只要形成了习惯,残疾人能自己使用牙刷刷牙,或接受家人的帮助。

3. 常规预防　使用窝沟封闭剂,用于残疾儿童预防龋病,应用原则同正常儿童。严格限制摄入糖与甜食,只在一日三餐时食用,可适当使用甜味剂,如木糖醇。

4. 定期口腔保健　由口腔专业人员定期为残疾人提供检查、洁治、健康教育等服务,至少每 0.5~1 年做一次口腔检查,发现问题及时处理。

第二节　美学保健方法

一、概述

(一) 定义

美学保健是将美学与医学保健巧妙结合,运用幽默、色彩、音乐、舞蹈等多种手段促进人体健康美观的一种保健方法,是目前发展极为迅速的一种保健方法。

(二) 起源及发展

美学保健方法历史悠久,例如其中的幽默保健、音乐保健、舞蹈保健、芳香保健等在我国书籍中早有记载。如《医》:"笑则气舒畅";《素问》:"喜则气缓";《儒门亲事》:"喜者少病,百脉舒和故也" 等,国人一早就认识到" 一笑舒忧"的健康价值。

音乐治疗疾病的历史则更加久远,如中国古代集祭祀、占卜和医疗为一体的"巫",已经开始使用音乐来调节精神和治疗疾病。《黄帝内经》中将宫、商、角、徵、羽五音,归属于脾、肺、肝、心、肾五脏,指出五音能平衡机体阴阳,调节人体气机的升降,达到脏腑畅达、神志摄养的调节作用。19 世纪中期,音乐保健曾在欧洲一度风行。现在,音乐保健在世界范围内应用广泛,如英国剑桥大学口腔科就利用音乐方法代替麻醉施行拔牙术。

《吕氏春秋·古乐篇》中有记载道:"远古地阴,凝而多寒,民气郁瘀而滞着,筋骨瑟缩而不达,故作舞以宣导之。""久郁成疾,可用舞蹈以渲泄。"由此可以看出,舞蹈自创作之初就具有明显的健身目的。舞蹈保健最早兴起于 20 世纪 40 年代的美国,随后传入欧洲国家。目前,阿根廷、古巴等国的舞蹈保健已趋完善,美国、加拿大、荷兰等国家都形成了系统的舞蹈保健培训体系,并得到社会认可。

对于芳香保健,我国殷商甲骨文中即有熏燎、艾蒸和酿制香酒的记载,《本草纲目》更是丰富了芳香药物的记录,记载"香木" 35 种,"芳草" 56 种,还有涂法、擦法、敷法、扑法、吹法、含漱法、浴法等芳香疗法的给药方式。

(三) 美学保健的作用

1. 调节身体功能　美学保健是一种完美的健康调节方法,能十分有效地调节神经、内分泌、免疫等系统的功能,建立正常的生理循环。有助于降低高血压,减轻疲劳,缓解失眠,可以抑制精神过度兴奋,有助于集中注意力、增强记忆力,提高工作效率。

2. 维护心理健康　通过促进活跃的生理过程来创造健康的感觉,制造令人满足的健康的心情,克服忧虑、恐怖、愤怒及其他反面情绪,使人放松精神,减轻忧郁、不安和焦虑,缓解心理压力,促使人们用积极的心态面对各种矛盾冲突,维持情感平衡,唤起对美感的追求和幸福生活的向往。

3. 强身健体　促进血液循环,强健肌肉,骨骼,对防治消化不良、骨质疏松症、骨关节炎、肌肉萎缩、动脉硬化、血液循环障碍和心血管疾病有一定效果,对身体健康有益。

4. 美容抗衰老　可以延缓大脑衰老,促进面部血液循环,改善皮肤状况,使皮肤细嫩有光泽。美学保健还可以减少腹部脂肪的沉积,使人线条匀称。

二、美学保健方法

(一)幽默保健

幽默保健从广义上说,凡是能使人保持轻松愉快的状态的方法,都可以称为幽默保健。从狭义上说,幽默保健是专指医护人员有意图、有计划、有针对地使用"笑剂",并以此获得良好效果的保健方法。幽默保健凭借其生理、心理方面的特殊优势,作用于患者,使其躯体发生相应的良性反馈,从而达到心理调节和健康维护的目的。

生命不同于机器,但两者有相通之处。机器在于保养,生命需要调节。健康其实就是一种良好的调节状态。幽默的直接效果是产生笑意,令人如坐春风,神清气爽。微笑可以缓解紧张、消除郁闷、促进体内各系统良性循环、改善免疫系统功能。轻松而发自肺腑的微笑,可使面部、胸部及四肢肌群得到充分放松,改善皮肤营养,促进面部血液循环,促进皮肤细胞再生,使皮肤细嫩有光泽,减少老年斑。

(二)色彩保健

色彩保健,也称颜色保健,是指人体对各种颜色产生刺激,从而促进其身心健康的一种保健方法。不同的颜色具有不同的能量,能对人体相应组织器官及心理状态产生独特的影响。当然,色彩所带给人的视觉心理活动会受到年龄、性格、经历、民族、地区、环境、文化、修养等诸多因素的影响。一个人所处的色彩环境不同,所表现出来的心理和身体的感受也会不同。有学者认为,未来的药物将是颜色、声音和光线的结合。

知识拓展

五色理论

中医五色理论是将青、赤、黄、白、黑五类色彩与五脏肝、心、脾、肺、肾联系起来,用于诊断、调养人体脏腑疾病的理论。五行配五色最早记载于《逸周书·小开武》:"周公旦日:在我文考,顺明三极,躬是四察,循用五行。五行:一黑位水,二赤位火,三苍位木,四白位金,五黄位土。"

"青"指绿、浅黄绿等颜色,入肝经,肝主怒,喜条达而恶抑郁,青色可增强食欲,帮助消化、镇静与松弛神经,稳定与调节血压,缓解疲劳,控制过激情绪。"赤"指红色,入心经,心主喜,功能正常,面色红润,心率、血压正常,有高血压、冠心病等患者,要避免长期接触红色。"白"主要指白色,入肺经,肺主忧,肺气虚,则面色苍白,适当接触白色能使人心情舒畅与平静,但若接触过久,会引起或加重悲忧的情绪。"黄"指黄、橙等颜色,入脾经,脾主思,思则气结,黄色能促进消化,改善神经和分泌系统功能,避免思虑过度,缓解神经衰弱。"黑"指黑色,入肾经,肾主恐,肾色外露,为劳伤肾阴;黑色食物有润肤美容和乌发的作用,对延缓衰老有一定作用,但长时间接触黑色容易让人感觉到黑暗、悲哀、恐惧与无助。

(三)娱乐保健

娱乐保健是指通过各种娱乐活动来陶冶性情、增进身心健康的一种保健方法。

1. 音乐保健　音乐保健是指借助音乐的旋律、节奏和感受调节人体功能的过程。音乐保健的效应源于音乐的音频、力度、音色等音乐成分对人的生理和心理活动的作用,如急促的音频振动可以使人产生强烈的精神兴奋或紧张,缓慢的音频振动可以松弛人的神经与肌肉;洪亮高亢的旋律给人以强壮有力的感觉,温柔低缓的乐曲给人以亲切温馨的感受。反复接受这些音乐的刺激就会引起人们强烈的生理和心理反应。

"开启人类智慧有三把钥匙:一把是数字,一把是文字,一把是音符"。音乐对医学人员自身也会产生正面影响,比如合适的音乐在减轻医学人员精神压力、发挥创造力、提高注意力等方面都发挥了它的益处,同时也能提高医学人员的工作效率。医学人员在紧张的科学思维之后,聆听音乐可以转换兴奋中心,弱化外界影响,缓解自身的精神压力,提高工作效率。有研究认为,借助优美的音乐旋律,可以使人心绪平衡、记忆力及创造力是平常的2.17~2.5倍。

2. 舞蹈保健　舞蹈对于人体来说首先是一种运动,"生命在于运动"世人皆知,肢体的运动是生命体保持活力的重要途径,在舞蹈中人体各个部位都被充分地调动并运用,能加速周身血液循环,舒松关节肌肉,减轻体力和脑力的疲劳。其次,舞蹈是一种人体的艺术,它最丰富的语言便是身体语言(图 10-6),极具感染力,相较于其他运动形式来说更容易坚持,强度适中,可有效增强新陈代谢,适合于不同年龄、不同体质的人群练习。像我国的民族民间舞,有广泛的群众基础,动作简单易学,并且大多节奏欢快,互动性强,能使人在集体的感染下释放自己,对性格内向不善言辞、郁郁寡欢的人有排解郁闷的作用,也可帮助缺乏锻炼的人扩大肢体活动范围,起到舒筋活络的作用。

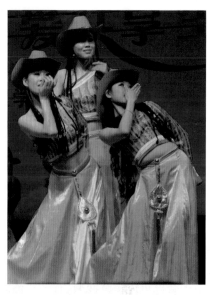

图 10-6　身体语言

3. 书画保健　是指通过练习、欣赏书法、绘画来促进身心健康的一种保健方法。我国的书画,讲究动静结合,刚柔并济,习字作画时,身心处于一种恬适娴静的环境;从生理角度来看,习书作画时头部端正,两肩平齐,胸张背直,目光集中,心正气和,全神贯注,意念倾于纸墨,使用手、腕、肘、臂,气力运于腰,通过按、压、钩、顶、抵等动作,于提、转、顿、挫、扭之中将全身之力灌于笔端。因此,运笔的参差错落、轻重缓急、刚柔相济、疏密相同就能使身体各部位得到锻炼,有利于舒经活络、柔韧肌肉、保持挺拔身姿和促进血液循环。

医学研究发现,人的衰老是从大脑开始的,对手部灵活性的锻炼可以延缓大脑衰老,而书画活动正好符合这一点。另一方面,欣赏书画也是一种高尚的艺术享受,从书画艺术中吸取精神食粮,陶冶人的性情,排除忧虑和烦恼,提高审美能力和艺术素养,达到调节神经、消除疲劳的目的。

(四)自然保健

1. 芳香保健　又名香薰保健,是指由芳香植物萃取的精油作媒介,以按摩、沐浴、香薰等方式,经呼吸道或皮肤吸收进入体内,以促进身体健康美观的一种保健方法。芳香植物指兼有药用植物和香料植物的共同属性,含有芳香的精油成分,并且能够通过物理或化学的方法将其提取出来,用于医疗保健、食品添加、化妆品、香料等行业的一类植物总称(图 10-7)。

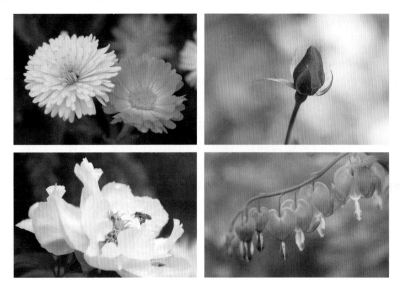

图 10-7　芳香植物

目前已发现多种鲜花的香味对人体有益。例如，菊花香味能改善头痛、感冒和视力模糊等症状；茉莉花香味可以减轻头痛、鼻塞、头晕等症状；丁香香味能净化空气、杀菌，有助于缓解哮喘；天竺花香味有镇静安神、减轻疲劳、促进睡眠的作用，有助于治疗神经衰弱；玫瑰花、栀子花香味有助于减轻咽喉痛和扁桃体炎；桂花香味有助于缓解支气管炎；郁金香香味可辅助治疗焦虑症和抑郁症；牡丹花香味可使人产生愉快感，还有镇静和催眠作用。

我们日常生活中，日化工业特别是在化妆品制造中较多体现出芳香植物的功能性。如将罗马柑橘精油添加入晚霜中，不仅可以使人镇静、安定，对于皮肤还有修复、抗敏的功效；将薰衣草精油添加入面霜、手霜中可以效修复瘢痕、抗皱防衰老，还能舒缓皮肤；玫瑰精油作用于眼部可以缓解疲劳，有助于消除细纹和眼袋，并有美白保湿的功效。

2. 森林保健　森林保健指以利用森林环境增进身心健康，预防疾病为目的的保健方法。森林中远离污染，气流活跃，降雨较多，是人类活动的理想环境，是天然的"负离子发生器"（图 10-8）。空气中的负离子对人体的影响主要有：改善肺器官功能、增强心肌功能、抗菌杀菌、使人精神振奋、增强免疫系统功能，以及对呼吸道疾病、慢性鼻炎、鼻窦炎、偏头痛、更年期综合征、慢性皮肤病等具有显著的辅助治疗作用。

不同的森林群落，空气中负离子浓度差异很大。群落结构复杂的森林空气中负离子浓度比群落结构简单的森林空气中负离子浓度高。水体的大小、类型以及距离水体的远近不同，空气中负离子浓度也不同。一般来讲，瀑布附近空气中负离子浓度最高，江河等动态水体次之，湖泊、水塘等静态水体空气中负离子浓度最低，

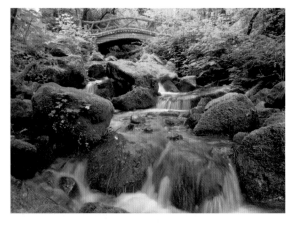

图 10-8　神农架森林

距离水体越远其空气中负离子浓度越低。一天中白天空气中负离子浓度的平均值大于夜间。

小　结

口腔健康是全身健康的基础,健康的牙颌系统不仅可以行使功能,还能减少一些全身性疾病的发生。同时,健康美观的牙齿也是现代人衡量美的重要标准之一,越来越多的人开始关注并追求口腔的健康美观。本章中讲授了牙齿和牙龈的健康美观标准以及常用的口腔美容保健方法,对维护口腔的健康美观很有帮助,但需要注意的是,保健并不能代替治疗,对已经发生的口腔疾病要采取相应的治疗措施。

美学保健是将美学与医学保健巧妙结合,促进人体健康美观的一种保健方法,可以调节身体功能、维护心理健康、强身健体、美容抗衰老,是目前发展极为迅速的一种保健方法。本章中只简单介绍了美学保健的基本情况,详细内容可参看本教材的增值服务。

（周　芳）

思　考　题

1. 口腔美学美容保健与口腔保健有什么异同点?
2. 结合自身的实际情况,谈谈在日常生活中如何使用美学保健方法?

参考文献

1. 潘可风.口腔医学美学.第2版.北京:人民卫生出版社,2003.

2. 韩红英.医学美学.北京:人民卫生出版社,2002.

3. 张渝成.美容心理学.北京:人民卫生出版社,2010.

4. 余占海.口腔颌面美容修复学.北京:军事医学科学出版社,2003.

5. 朱大为.生理学.第7版.北京:人民卫生出版社,2008.

6. 赖维铁.人机工程学.武汉:华中科技大学出版社,1997.

7. 胡心怡.色彩构成.上海:上海人民美术出版社,2007.

8. 金捷.视觉形态基础色彩.南京:凤凰出版传媒集团江苏美术出版社,2007.

9. 李昆仑.色彩概论.武汉:武汉理工大学出版社,2007.

10. 朱海燕.对比色配色图典.北京:科学出版社,2011.

11. 于世凤.口腔组织病理学.第7版.北京:人民卫生出版社,2012.

12. 谢铄.显色性、色温和白平衡理论及其应用研究.浙江教育学院学报,2004,(1):56-60.

13. 朱津蓉,赵云凤,朱红.410颗上颌活体前牙的颜色测量及分析.中华口腔医学杂志,1998,33(9):658-659.

14. 孙剑,王忠义.自然前牙冠的颜色.牙体牙髓牙周病学杂志,1996,6(3):186-188.

15. 陈英伟,吴平洋.背景及色彩培训对比色效果的影响.临床口腔医学杂志,2005,21(5):301-303.

16. 吴华,王新知,高承志.口腔修复临床医生与患者目视比色的差异对比.实用口腔医学杂志,2003,19(6):627-629.

17. 牛忠英,史俊南,肖明振,等.上颌前牙牙冠色彩学的初步研究.牙体牙髓牙周病学杂志,1996,6(1):18-19.

18. 熊芳,巢永烈.天然牙和牙科修复材料的半透性.国外医学口腔医学分册,2005,32(6):411-413.

19. 傅海君.广州青年前牙美学特征及不同人群前牙美学观点比较研究.广州:中山大学口腔临床医学系,2008.

20. Aston SJ,Steinbrech DS,Walden JL. Aesthetic plastic Surgery. Singapore:Elsevier,2009.

21. Gunter JP,Rohrich RJ,Adams WP.达拉斯鼻整形术.第2版.李站强,译.北京:人民卫生出版社,2009.

22. Papel ID. 面部整形与重建外科. 第2版. 曹谊林, 译. 济南: 山东科学技术出版社, 2004.

23. 邵佳龄, 蔡中. 微笑美学的研究与进展. 中国实用美容整形外科杂志, 2005, 16(5): 296-298.

24. 微笑正面像正畸美学特征计算机测评系统的研发及临床应用研究. 西安: 第四军医大学口腔临床医学系, 2007.

25. 杰睿, 米丛波, 张双. 中国美貌汉族女性的微笑特征研究. 中国美容医学, 2014, 23(2): 138-140.

26. 于海洋. 口腔固定修复工艺学. 北京: 人民卫生出版社, 2014.

27. 万乾炳. 全瓷修复技术. 北京: 人民卫生出版社, 2009.

28. 韩晓辉, 牟月照. 个性化排牙与传统性排牙的临床效果分析. 口腔颌面修复学杂志, 2005, 7(1): 48-50.

29. 于海洋, 熊芳, 屈依丽, 等. 仿生制作与仿真制作. 中国口腔医学年鉴, 2007: 20-23.

30. 于海洋. 口腔活动修复工艺学. 北京: 人民卫生出版社, 2014.

31. 潘可风. 口腔医学美学. 北京: 人民卫生出版社, 2011.

32. 杜晓岩, 商维荣. 口腔医学美学. 北京: 人民卫生出版社, 2012.

33. Tarnow DP, Magner AW, Fletcher P. The effect of the distance from the contact point to the crest of bone on the presence or absence of the interproximal dental papilla. J Periodontol, 1992, 63(12): 995-996.

34. Sharma AA, Park JH. Esthetic Considerations in Interdental Papilla: Remediation and Regeneration. J Esthet Restor Dent, 2010, 22: 18-30.

35. Lindhe J. Clinical Periodontology and Implant Dentistrt. 3rd edition, 2002. Copenhagen: Munksgaard.

36. 孟焕新. 牙周病学. 第4版. 北京: 人民卫生出版社, 2012.

37. Dibert S, Karima M. Practical Periodontal Plastic Surgery. Munksgaard: Blackwell Publishing Company, 2006.

38. Cairo F, Graziani F, Franchi L, et al. Periodontal Plastic Surgery to Improve Aesthetics in Patients with Altered Passive Eruption/Gummy Smile: A Case Series Study. International J Dentistry, 2012, Article ID 837658: 1-6. doi: 10.1155/2012/837658.

39. Singh VP, Uppoor AS, Nayak DG, et al. Black triangle dilemma and its management in esthetic dentistry. Dent Res J (Isfahan), 2013, 10(3): 296-301.

40. 束蓉. 牙周生物型对口腔多学科治疗的影响. 中华口腔医学杂志, 2014, 3(49): 129-132.

41. Motta AFJ, Mucha JN, Souza MMG. Influence of certain tooth characteristics on the esthetic evaluation of a smile. Dental Press J Orthod, 2012, 17(3): 25.e1-7.

42. 董雯. 复合树脂美学修复临床设计与操作要点. 中国实用口腔科杂志, 2012, 5(1): 22-30.

43. 孙少宣. 前牙间隙的美学修复. 医学美学美容, 1999: 43.

44. 尹仕海. 前牙间隙分类及修复方法. 中国实用口腔科杂志, 2009, 2(12): 709-712.

45. 丁农乐. 瓷贴面修复的临床研究进展. 口腔颌面修复学杂志, 2007, 8(1): 71-73.

46. 刘天爽. 应用CAD-CAM制作全瓷贴面的临床研究. 口腔颌面修复学杂志, 2006, 7(2): 95-97.

47. 候潇. 牙齿磨耗的研究进展. 口腔颌面修复学杂志,2007,8(2):156-158.

48. 徐可卿. 牙列重度磨耗与修复. 中华口腔医学杂志,1994,29(2):112-114.

49. 樊明文. 牙体牙髓病学. 北京:人民卫生出版社,2003.

50. 韩科. 美学口腔医学. 北京:人民卫生出版社,2010.

51. 韩科,刘峰. 美容口腔医学. 北京:人民卫生出版社,2010.

52. 林久祥. 口腔正畸学. 北京:人民卫生出版社,2011.

53. Wiechmann D,Rummel V,Thalheim A,et al. Customized brackets and archwires for lingual orthodontic treatment. Am J Orthod Dentofacial Orthop,2003,124(5):593-599.

54. Giuseppe Scuzzo,Kyoto Takemoto. 隐形口腔正畸治疗——当代舌侧正畸学的新概念与治疗技术. 徐宝华,主译. 北京:中国医药科技出版社,2005.

55. 俞立英. 临床口腔医学——新进展、新技术、新理论. 上海:复旦大学出版社,2008.

56. 徐佳瑛. 舌侧正畸的进展. 口腔材料器械杂志,2007,16(2):86-90.

57. Eliades T,Lekka M,Eliades G,et al. Surface characterization of ceramic Brackets:a multitechnique approach. Am J Orthod Dentofac Orthop,1994,105(1):10-18.

58. 白玉兴,王邦康. 无托槽隐形矫治技术——口腔正畸的机遇与挑战. 华西口腔医学杂志,2007,25(6):21-24.

59. 傅民魁. 口腔正畸学. 第5版. 北京:人民卫生出版社,2007.

60. Levin L,Samorodnitzky-Naveh GR,Machtei EE. The association of orthodontic treatment and fixed retainers with gingival health. J Periodontol,2008,79(11):2087-2092.

61. Joss-Vassalli I,Grebenstein C,Topouzelis N,et al. Orthodontic therapy and gingival recession:a systematic review. Orthod Craniofac Res,2010,13(3):127-141.

06检